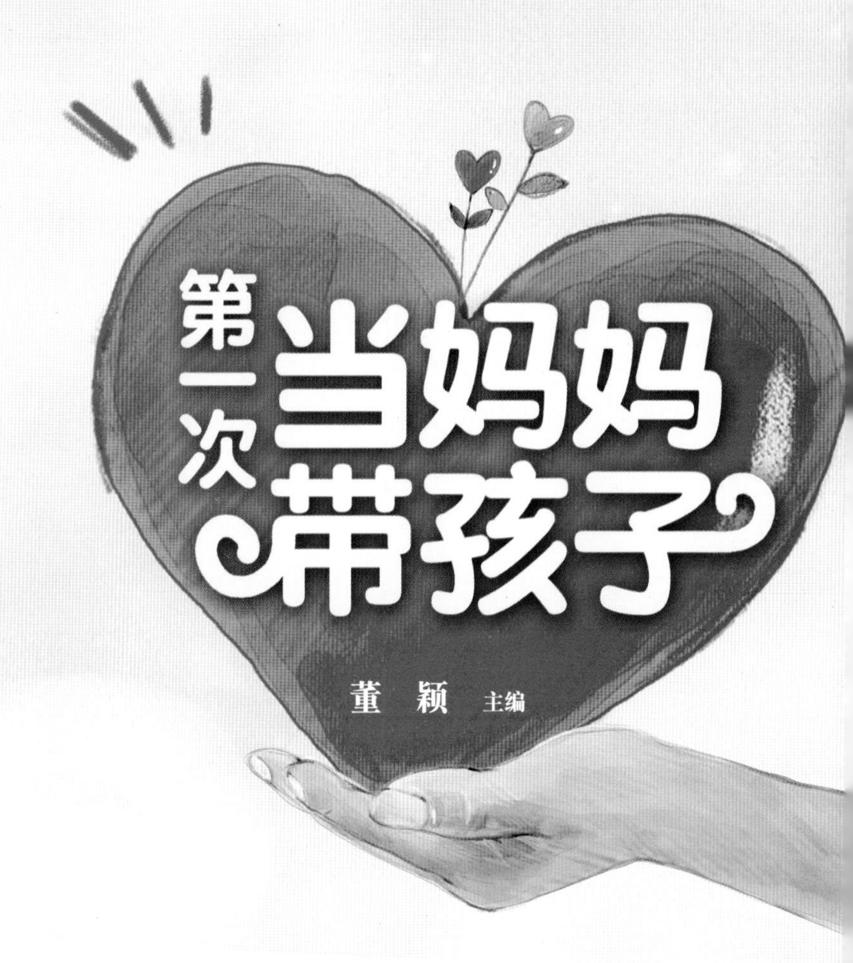

吉林科学技术出版社

图书在版编目（ＣＩＰ）数据

第一次当妈妈带孩子 / 董颖主编. -- 长春 : 吉林科学技术出版社, 2015.10
ISBN 978-7-5384-9868-4

Ⅰ. ①第… Ⅱ. ①董… Ⅲ. ①婴幼儿—哺育 Ⅳ. ①R174

中国版本图书馆CIP数据核字(2015)第233437号

第一次当妈妈带孩子

Diyici Dangmama Daihaizi

主　　编　董　颖
出 版 人　李　梁
责任编辑　孟　波　端金香　高千卉
封面设计　长春市一行平面设计有限公司
制　　版　长春市一行平面设计有限公司
开　　本　889mm×1194mm　1/20
字　　数　240千字
印　　张　12
印　　数　1—6000册
版　　次　2016年7月第1版
印　　次　2016年7月第1次印刷

出　　版　吉林科学技术出版社
发　　行　吉林科学技术出版社
地　　址　长春市人民大街4646号
邮　　编　130021
发行部电话/传真　0431-85635177　85651759　85651628
　　　　85652585　85635176
储运部电话　0431-86059116
编辑部电话　0431-85635186
网　　址　www.jlstp.net
印　　刷　长春百花彩印有限公司

书　　号　ISBN 978-7-5384-9868-4
定　　价　35.00元

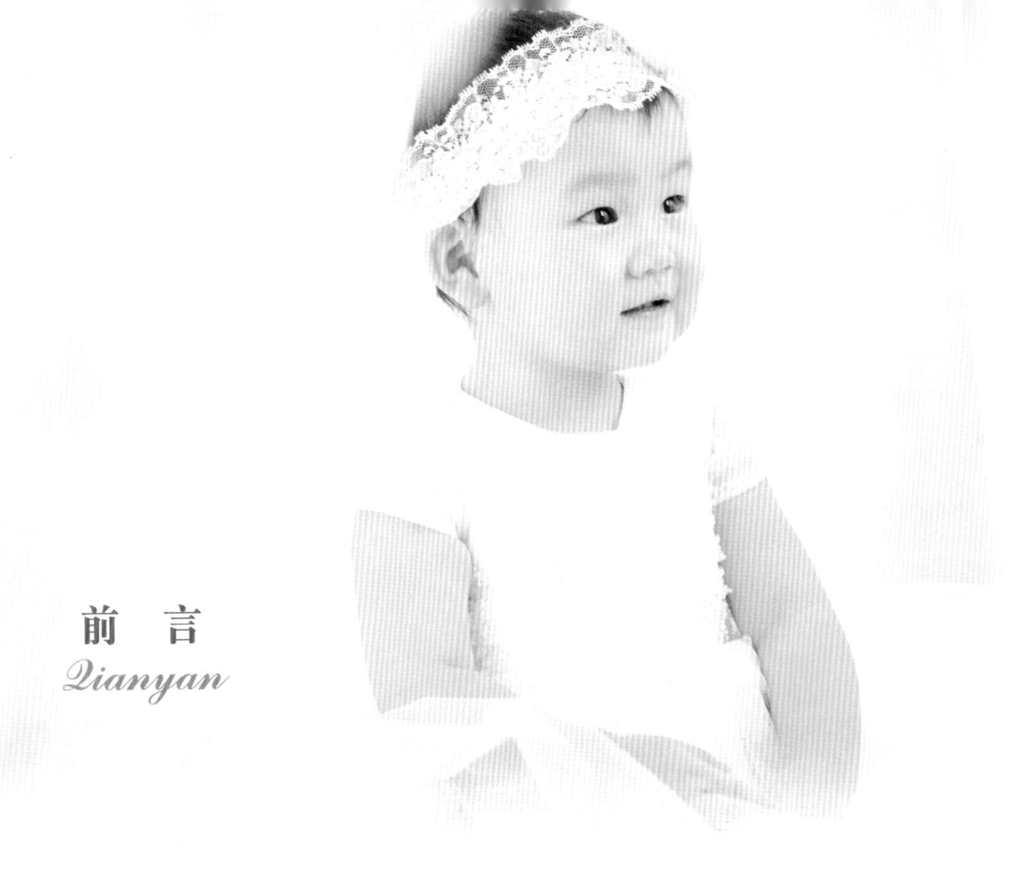

前 言

Qianyan

请所有正处于孕期的妈妈一定要相信，遇见了孩子，就是世界上最美好的幸福。

也许，宝贝只是在你不经意间来到了你的身边，也许你会有惊讶，会有喜悦，会有犹豫，但是做过当了妈妈的过来人，我真心的想要告诉所有的孕妈妈，不要害怕。因为在你还在犹豫的时候，这个小生命已经在你的身体里扎根，以一颗温柔的心守护着你。

怀孕的种种反应让孕妈妈难受不已，为了宝宝，妈妈受了很多苦，其实宝宝也在和妈妈一起坚守，在妈妈叹息的时候，用自己小小的手臂拥抱着妈妈，以飞速的成长回报妈妈的辛苦。

都说妈妈的爱是无私的，其实每一个已经有了孩子的妈妈都是最幸福的收获者，生命中因为有了他而证明存在，生活中因为有了他而丰富多彩，这不是宝宝对妈妈巨大的奉献吗?

六月的阳光、红色的玫瑰、缤纷的彩虹，都美的那么动人，却远不及孩子的每一个笑容，只有当了妈妈的人才能体会。

所以，我说所以，精心的照顾好自己的宝宝，用最科学、最健康、最用心的方式，让孩子健康成长，是每一个妈妈必做的事情，爱他就给他最幸福的未来。

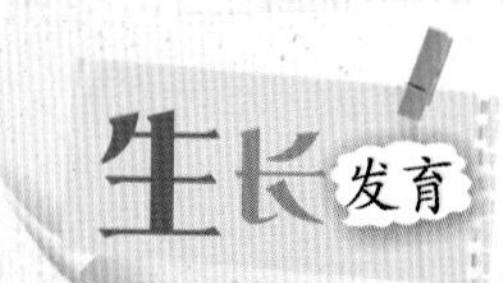

1 新生儿阿普加评分 16
评分的项目 16
详细了解新生儿的状况 16

2 新生儿生理现象 17

3 新生儿的先天反射 18
觅食、吮吸和吞咽反射 18
握持反射 18
行走反射 18
紧抱反射 18
爬行反射 18

4 新生儿的体格标准 19
身体发育状况 19
身体活动能力 20

5 抬头运动练习 21
俯卧抬头 21
竖抱抬头 21
俯腹抬头 21

6 宝宝巧手训练 22
宝宝能力特点 22
宝宝能力培养方案 22

7 宝宝对光线的视觉反应 23
宝宝能力特点 23
宝宝能力培养方案 23

8 宝宝对声音的反应 24
宝宝能力特点 24
宝宝能力培养方案 25

9 宝宝学翻身大训练 25
宝宝能力特点 25
宝宝能力培养方案 25

10 宝宝学坐大训练 26
宝宝能力特点 26
宝宝能力培养方案 26

11 训练宝宝直立跳跃 27
宝宝能力特点 27
宝宝能力培养方案 27

12 让宝宝顺利度过认生期 28
宝宝能力特点 28
宝宝能力培养方案 28

13 耐心地训练宝宝学爬行 29
宝宝能力特点 29
宝宝能力培养方案 29

14 翻滚及拉站动作训练 30
训练翻身打滚 30
拾物训练 30
拉物站起 30

15 不要剥夺宝宝吃手的权利 31
宝宝能力特点 31
宝宝为何喜欢吃手 31
如何戒掉“吃手”爱好? 31

16 宝宝站立训练 32
宝宝能力特点 32
宝宝能力培养方案 32

17 宝宝站立、迈步练习 33
站起、坐下、翻滚训练 33
宝宝蹒跚学步 33
宝宝练习迈步前走 33
宝宝练习双脚站立 33

18 帮助宝宝学会走路 34
宝宝学走路的4个阶段 34
灵活施教，安全学步 34

19 抓住孩子学语最佳时期 35
宝语言发展的规律 35
鼓励孩子多说话的技巧 36

健康育儿

1 新生儿护理 38
脐带护理要谨慎 38
眼部护理要谨慎 38
口腔护理要谨慎 38

2 新生儿的保暖护理 39
新生儿的体温特点 39
新生儿的保暖措施 39

3 让宝宝停止哭闹 40
宝宝哭闹的原因 40

4 安抚宝宝的方法 41
安抚哭闹宝宝的方法 41

5 新生儿的睡眠 42
睡眠的特点 42
宝宝睡姿有讲究 42
新生儿睡觉不应用枕头 43
宝宝要睡自己的床 43
营造好的睡眠环境 43

6 宝宝睡眠不安 44
睡眠的特点 44
哄睡的方法 44

7 宝宝皮肤很重要 45
皮肤的特点 45
皮肤的护理 45

8 排泄的量和次数 46
新生儿的排便与排尿 46
尽早培养宝宝排便的习惯 46
把宝宝大小便的技巧 46

9 抱孩子的方法 47
抱孩子的几种方法 47
抱起孩子的方法 47

10 给宝宝沐浴的技巧 48
做好沐浴前的准备 48
沐浴后的工作 48
沐浴过程 49

11 尿布对宝宝至关重要 50
擦屁股的方法 50
如何选择尿布 50
洗尿布的方法 50
更换尿布的方法 51
如何选择纸尿裤 51
更换纸尿裤的方法 51

12 呵护宝宝的小指甲 52
宝宝健康指甲的样子 52
如何为宝宝剪指甲 52
修剪指甲的选用工具 52

13 头发护理要得当 53
洗头发时的注意要点 53
在家剪头发的步聚 53

14 保持良好的室内环境 54
用空调调节 54
室内每隔3～4个小时换气1次 54
打造安全的厨房环境 54
睡眠与睡房环境 54

15 妥贴应对宝宝用品 55
婴儿用品要耐用，功能要全 55
不要过早过多地给宝宝买玩具 55
如何处理别人送的东西 55

16 如何给宝宝穿衣 56
宝宝穿衣原则 56
衣物的选择 56
衣物的清洗 56
给宝宝穿脱衣物的方法 57

17 给新生儿照相需注意 58
避免强光刺激 58

18 别让宝宝口水流不停 59
为什么会流口水 59
宝宝2岁了还流口水怎么办 59
流口水宝宝的居家护理 59

19 宝宝出汗的护理 60
生理性出汗和病理性出汗 60
出汗怎么办 60

20 清理宝宝鼻屎有窍门 61
清除鼻屎工具 61
清除宝宝鼻屎步骤 61

21 宝宝护肤品的选择 62
宝宝皮肤特性 62
宝宝护肤品的特点 62

22 找到适合宝宝的枕头 63
什么时候用枕头 63
安全使用宝宝枕 63
应挑选什么材质的枕芯 63

23 喜欢踢被子的宝宝 64
导致宝宝踢被子的因素 64
如何帮助宝宝不再踢被子 64

24 座椅的选择方法及使用方法 65
选择专用的轿车椅 65
安全座椅的安全保证 65
安全座椅使用方法 65

25 让宝宝多晒太阳 66
晒太阳也有原则 66
带好外出要物品 66

26 入园的年龄 67
2岁半上幼儿园最合适 67
2～2岁半就读小小班最合适 67
低龄宝宝适应能力强 67

27 幼儿园的选择 68
公办幼儿园的优势、劣势 68
民办幼儿园的优势、劣势 68

28 让宝宝提前了解幼儿园 69
训练宝宝与家人的分离 69
给宝宝积极的心理暗示 69
让宝宝对幼儿园无限憧憬 69

29 入园前调整作息时间 70
帮助宝宝调整起床时间 70
让宝宝睡自己的小床 70
睡觉时间的调整 71
继续调整宝宝的吃饭时间 71

30 提前准备入托体检表 72
入园前必须体检吗 72
体检不合格会影响入园吗 72
在哪里体检 72
体检注意事项 72

科学喂养

1 一定要坚持母乳喂养 74
母乳营养丰富 74
一定要尽早哺喂 74

2 坚持母乳喂养有技巧 75
母乳喂养的正确步骤 75
拒绝母乳的应对方法 75
如何知道宝宝吃饱了 76
预防宝宝呛奶的方法 76

3 混合喂养 77
混合喂养的时间 77
混合喂养的方法 77

4 了解配方奶 78
按照相应月龄择配方奶 78
奶粉的标识 78

5 与配方奶相关的操作技巧 79
如何冲泡配方奶 79
如何消毒 79
奶瓶喂养的姿势 79

6 早产儿的喂养方法 80
早产儿分类 80
早产儿出院后的喂养方法 80

7 让宝宝喝健康的母乳 81
加强乳房的保护 81
患乳腺炎的妈妈 81
妈妈用药要注意 81

8 宝宝拒绝母乳怎么办 82
乳头的味道 82
母乳是否太多太冲 82
过早用奶瓶产生错觉 82
宝宝可能生病 83
宝宝是否患有口腔疼痛 83
宝宝得到的乳汁是否过少 83
宝宝患感冒，鼻子是否堵塞 83

9 宝宝厌奶怎么办 84
什么是厌奶期 84
找到厌奶的原因 84
厌奶的解决方法 85

10 辅食的添加原则 86
添加辅食的标志 86
市面上的辅食食品要谨慎选择 86
不要过早的给宝宝添加辅食 86
不要很快让辅食替代乳类 86
1周岁内不要添加任何调料 86
用勺子喂养 87
不要勉强宝宝进食 87
吃流食的时间不宜过长 87
固定时间有规律的喂养 87
将宝宝的食物记录下来 87
使用蒸和煮的方法制作辅食 87

11 辅食添加的喂养过程 88

12 各类辅食的喂养过程 89
喂水果的过程 89
喂肉蛋类的过程 89
喂谷类的过程 89
喂菜的过程 89

13 常见辅食汤料的制作过程 90
牛肉汤 90
蔬菜汤 90
鸡肉汤 90
鱼肉汤 90

14 让宝宝爱吃辅食的方法 91
示范如何咀嚼食物 91
保持愉快的心情 91
准备一套儿童餐具 91
品尝各种新口味 91

15 怎么让宝宝不挑食 92
偏食的原因 92
偏食的解决方法 92

16 让宝宝定时、定量进食 93
养成定时、定量进餐的习惯 93
定时、定量喂养需灵活掌握 93

17 培养吃早饭的好习惯 94
很多宝宝不愿吃早饭的原因 94
早饭不吃的不良影响 94
如何使宝宝开心地吃早饭 94

18 让宝宝自己动手吃饭 95
允许宝宝用手抓着吃 95
把小匙交给宝宝 95
能自己吃饭就不要再喂着吃 95

19 教会宝宝有条理地用餐 96
礼貌用餐调教有道 96
不能过分地溺爱孩子 96

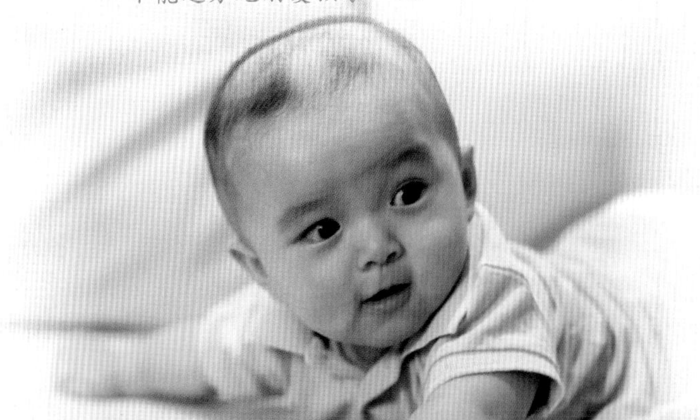

营养小灶

1 提高免疫力的营养餐 98

银鱼白菜羹 98
菜香煎饼 98
百合煮香芋 99
鸡肉芝麻棒 99
丝瓜冬菇汤 99

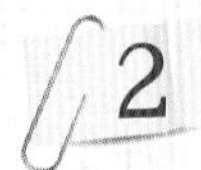

2 促进大脑发育的营养餐 100

酥炸甜核桃 100
油菜海米豆腐 100
胡萝卜排骨汤 101
芝麻面包 101
芦笋烧蘑菇 101

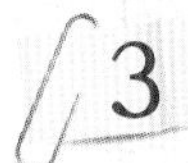

3 提高宝宝注意力的营养餐 102

煮鱼丸 102
白菜豆腐牛肉汤 102
松子豆腐 103
鲫鱼汤 103
软煎鸡肝 103

4 预防宝宝贫血的营养餐 104

嫩肉丸子 104
清蒸大虾 104
虾皮清炖豆腐 105
琵琶豆腐 105
沙锅豆腐 105

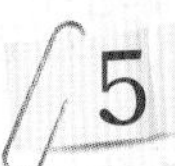

5 帮助宝宝长个的营养餐 106

羊排粉丝汤 106
笋尖猪肝粥 106
海米拌油菜 107
香干烧芹菜 107
竹笋炒鸡片 107

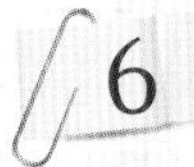

6 预防宝宝便秘的营养餐 108

雪菜豆腐汤 108
胡萝卜煮蘑菇 108
清拌苦瓜丝 109
菠菜汤面 109
烧菜心 109

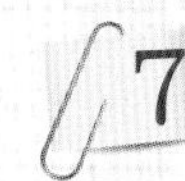

7 预防宝宝腹泻的营养餐 110

莲藕粥 110
胡萝卜热汤面 110
豌豆布丁 111
小米山药粥 111
姜丝鸡蛋饼 111

8 宝宝感冒时的营养餐 112

橘皮茶 112
白萝卜瘦肉粥 112
鲜笋嫩鸡汤泡饭 113
香菇豆腐汤 113
红汁番茄米粉 113

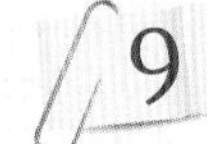

9 宝宝过敏时的营养餐 114

白菜粥 114
南瓜黑芝麻粥 114
胡萝卜鸡茸豆腐羹 115
海带小银鱼饭 115
胡萝卜炒肉 115

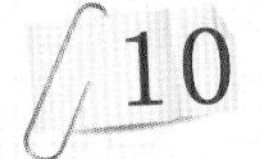

10 预防宝宝龋齿的营养餐 116

牛肉汤 116
香菇菜心 116
豌豆蛋炒饭 116

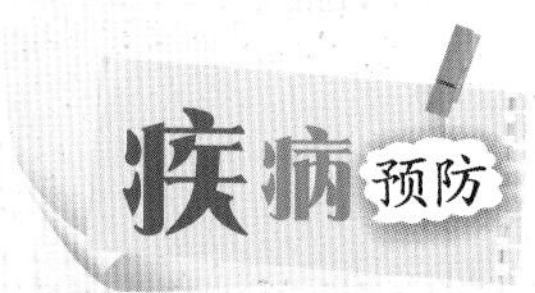

疾病预防

1 新生儿黄疸 118

症状表现 118
母乳性黄疸 118
生理性黄疸和病理性黄疸 118
父母能做些什么 118

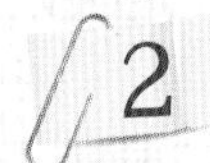

2 新生儿低血糖症 119

新生儿低血糖症的类型 119
警惕预防信号 119

3 乳糖不耐受 120

发病原因 120
替代方法 120

4 脐周炎 121
有流脓、出血的现象 121
注意消毒并保持肚脐干燥 121

5 急性肠套叠 122
肠套叠的发生信号 122
预防肠套叠的发生 122

6 感冒 123
了解感冒 123
父母护理最重要 123
感冒的预警信号 123
就诊指南 124

7 水痘 125
水痘患儿的典型表现 125
水痘的病情 125
出水痘的居家护理 125

8 哮喘 126
症状表现是剧烈的咳嗽和喘 126
治疗护理 126
应对方法 126

9 百日咳 127
百日咳强患儿的典型表现 127
应住院治疗的情况 127
百日咳患儿居家护理 127

10 热性痉挛 129
发病原因 129
症状表现 129
治疗护理 129

11 流行性腮腺炎 130
流行性腮腺炎典型表现 130
流行性腮腺炎居家护理 130

12 鹅口疮 131
患鹅口疮的表现 131
鹅口疮患儿居家护理 131

13 婴儿湿疹 132
确认湿疹的方法 132
治疗及居家护理 132

14 肥胖症 133
肥胖的预警信号 133
肥胖产生的原因 133
健康减肥的方法 133

15 尿路感染 134
没有患感冒却出现高热现象 134
尿频、排尿时疼痛伴有高热 134
尿路感染的家庭护理 134

16 幼女阴道炎 135
妇科病不是成年女性的专利 135
妇科病预防才是关键 135
预警信号 135

17 阴茎包皮炎 136
龟头前端受到细菌感染发炎 136
症状表现 136
使用含抗生素的软膏涂抹 136

18 肺炎 137
发病原因 137
症状表现 137
护理要点 137

19 腺样体肥大 138
腺样体肥大的典型表现 138
处理方法 138
预警信号 138

20 胃炎 139
常见的症状 139
日常照顾 139
预警信号 139

21 荨麻疹 140
症状表现 140
家庭护理 140

22 急性扁桃体炎 141
发病原因 141
症状表现 141
治疗护理 141

23 慢性扁桃体炎 142
扁桃体炎患儿的典型表现 142
发病后如何照顾 142

24 中耳炎 143
中耳炎的症状 143
家庭护理方案 143

25 脑膜炎 144
预警信号 144
预防办法 144

26 小儿便秘 145
便秘的多种特征 145
护理要点 145
就诊指南 146

27 小儿腹泻 147
宝宝的粪便因个体差异而不同 147
腹泻由多种原因造成 147
就诊指南 147

28 手足口病 148
手足口病的特征 148
如何应对手足口病 148

29 自闭症 149
什么情况下会患自闭症 149
自闭症的早期特征 149
自闭症的典型症状 150
预防儿童自闭症，我们能做什么 150

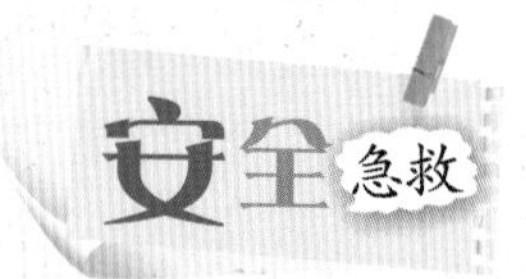

1 心跳呼吸骤停 152
如何确保宝宝的呼吸通畅 152
如何进行人工呼吸 152
如何使用心脏起搏术 152

2 溺水 153
紧急救护措施 153
预防常识 153

3 跌伤 154
紧急救护措施 154
需送医院处理的情况 154

4 惊厥 155
惊厥分为两种 155
小儿惊厥如何处理 155

5 中暑 156
怎样判断宝宝是否中暑了 156
发现中暑时的急救方法 156
怎么预防宝宝中暑 157

6 触电与雷击伤 158
引起触电的可能 158
电击对人体的伤害 158
被电击后父母应该这样做 159

7 煤气中毒 160
煤气中毒的典型症状 160
煤气中毒后如何处置 160

8 被叮 161
紧急救护措施 161
需送医院处理的情况 161

9 被咬 162
紧急救护措施 162
需送医院处理的情况 162

10 烫伤 163
紧急救护措施 163
需送医院处理的情况 163

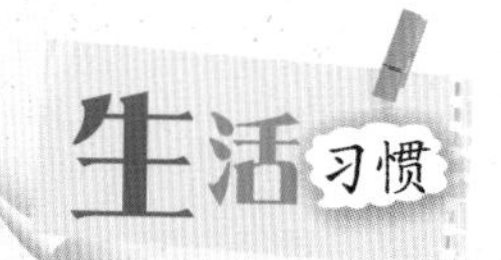

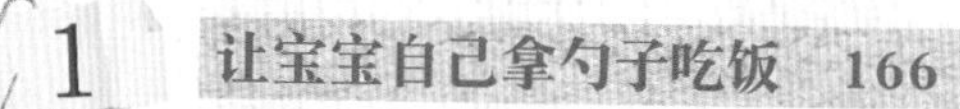

1 让宝宝自己拿勺子吃饭 166
拿勺吃饭也会有个过程 166
留意练习过程中出现的问题 166

2 学会使筷子 167
用筷子有利于宝宝大脑发育 167
促进视觉发育 167
如何教宝宝使用筷子 167

3 让宝宝自己用杯子喝水 168
何时适宜让宝宝使用杯子 168
拿不稳杯子需要注意事项 168
用水杯的训练过程 169

4 教宝宝自己上厕所 170
什么时候开始大小便训练 170
让宝宝养成自己大小便的习惯 170

5 让宝宝自己穿衣 171
教会宝宝分前后 171
教会宝宝穿上衣 171
教会宝宝穿况裤子 171

6 让宝宝学会扣扣子 172
学会穿系扣的上衣 172
教会宝宝系扣子 172
使用布娃娃当练手 172

7 让宝宝自己穿鞋 173
练习穿鞋的步骤 173

8 让宝宝自己穿袜子 174

9 让宝宝勤洗热水澡 175
宝宝怕洗澡的原因 175
水温和室温要合适 175
营造轻松愉悦的洗澡氛围 175

10 养成勤洗手的习惯 176
饭前便后要洗手 176
便前也要洗手 176
父母要提醒宝宝勤洗手 177
宝宝洗手的步骤 177

11 让宝宝养成爱干净的习惯 178
培养宝宝良好的卫生习惯 178
衣袋卫生不可忽视 178

12 让宝宝保护好自己的牙齿 179
不刷牙的危害 179
睡觉前刷牙极为重要 179

13 让宝宝珍视自己的眼睛 180
严格控制看电视时间及距离 180
严格控制玩游戏时间 180
经常提醒宝宝不要用手揉眼睛 180
沙尘眯眼后不要乱揉 180

14 让宝宝从小养成健康的睡姿 181
有利于宝宝健康的睡姿 181
婴儿最健康科学的睡姿 181
欧美国家的婴儿俯卧 181

15 让宝宝学会独立睡觉 182
独立睡眠的必要 182
宝宝不肯独立睡眠的原因 182
帮助宝宝独立入睡的方法 183

16 养成吃干净食物的习惯 184
远离路边摊上的小食品 184
远离廉价而包装好看的儿童零食 184
教宝宝一些选择常识 184

17 把用过的东西放回原处 185
培养思维的有序性 185
建立宝宝的秩序感 185

18 进别人的房间先敲门 186
父母进宝宝的房间先敲门 186
敲门要讲究规矩 186

19 养成帮忙做家务的好习惯 187
培养自理能力必须从小事做起 187
让宝宝多干一些力所能及的事 187

20 养成不拖拉的好习惯 188
多给宝宝一些鼓励和奖赏 188
让宝宝知道拖拉要付出代价 188

21 自己招待小客人 189
父母的言传身教很重要 189
多了解宝宝的特点 189
让宝宝主动招待客人 189

22 让宝宝正确认识钱 190
让宝宝知道金钱来之不易 190
让宝宝自己管理一点钱 190
为宝宝的目标设定期限 190
在尊重宝宝的基础上给予建议 190

23 培养宝宝的时间观念 191
制订科学合理的作息时间表 191
让宝宝认识时间 191

24 不让宝宝养成说谎的习惯 192
分析宝宝谎言背后的真实原因 192
不要惩罚说实话的宝宝 192
采取冷处理的方式 192

25 让宝宝爱上分享 193
让宝宝看到分享的好处 193
从亲子开始培养分享习惯 193
与宝宝一起商量如何分享 193

26 教宝宝保持公共环境卫生 194
做个不乱丢垃圾的宝宝 194
做个不随地吐痰的宝宝 194
做个不乱涂乱画的宝宝 194

27 要宝宝从小养成阅读习惯 195
为宝宝精心选择阅读的图书 195
一切从兴趣出发 195
让宝宝学习古诗词 195

28 教宝宝正确地对待陌生人 196
有陌生来电怎么办 196
陌生人搭话怎么办 196
有陌生敲门怎么办 196
不要把自己的情况随便告诉陌生人 196

29 让宝宝学会尊敬老人 197
要充分发挥榜样的教育作用 197
从生活中的点点滴滴做起 197
纠正宝宝的不良行为 197

30 积极鼓励和同伴合作玩 198
教给宝宝一些基本的交往技能 198
多鼓励宝宝参加集体活动 198
让宝宝远离自私与霸道 198

31 让宝宝学会谦让 199
鼓励宝宝学会谦让 199
表扬宝宝时感情要适度 199
指导宝宝学会欣赏他人 199
谦让不是懦弱，也不是退缩 199

32 学会使用礼貌用语 200
教宝宝掌握常用的礼貌用语 200
事前提醒和教导宝宝 200
多鼓励宝宝参加集体活动 200

33 做个遵守诺言的好宝宝 201
大人们首先要说到做到 201
鼓励宝宝说到做到 201
及时夸奖宝宝的成绩 201

34 遇到危险要沉着冷静 202
不安全的隐患 202
在商场或者超市走失 202
独自卡在电梯里 202
马路上走丢怎么办 202

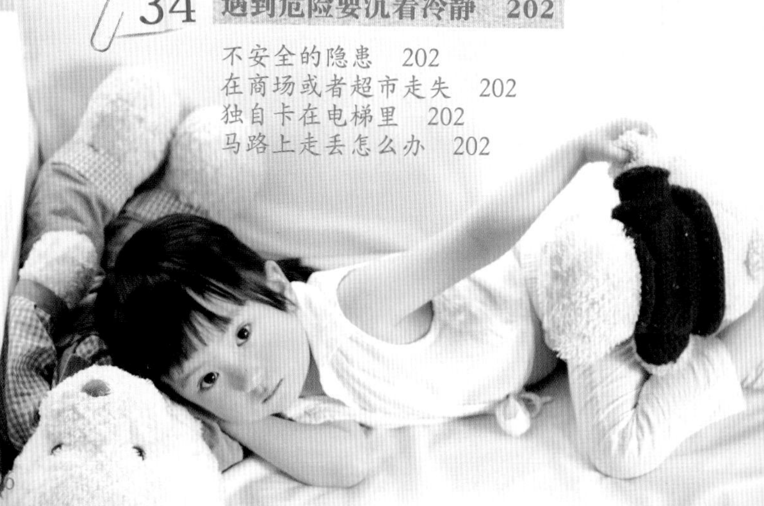

亲子游戏

1 0~1个月 204
看玩具或字画 204
帽子的秘密 204

2 1~2个月 205
小鼓 205
看漂亮小火车 205

3 2~3个月 206
大树和小树 206
电话游戏 206

4 3~4个月 207
给宝宝搔痒 207
泡泡在哪里 207

5 4~5个月 208
模仿发音 208
电视在这儿 208
谁大谁小 208

6 5~6个月 209
感觉不一样 209
爸爸在哪儿 209
表扬和批评 209

7 6~7个月 210
握手游戏 210
翻滚游戏 210
雨滴游戏 210

8 7~8个月 211
“八爬” 211
碰碰头 211
手语示意 211

9 8~9个月 212
练习说话 212
拿和放 212
宝宝自己玩 212

10 9~10个月 213
过山洞 213
双手碰碰 213
动物运动会 213

11 10~11个月 214
小手拨电话 214
食物图形 214

12 11~12个月 215
宝宝1岁 215
指认动物 215

13 1岁1~3个月 216
对识图卡进行配对 216
知道“两个” 216

14 1岁4~6个月 217
手指“偶” 217
追赶泡泡 217

15 1岁7~9个月 218
猜猜猜 218
知道“你”“我”“他” 218

16 1岁10~12个月 219
闭眼尝味道 219
你的工作是什么 219
不让水撒出来 219

17 2岁1~3个月 220
“小鸡”出壳 220
学会夹豆豆 220
令行禁止 220

18 2岁4~6个月 221
拼火柴游戏 221
和宝宝对歌 221
列车玩具 221

19 2岁7~9个月 222
修补破书 222
飞机游戏 222
宝宝扩音器 222

20 2岁10~12个月 223
学会盖手印 223
换位讲故事 223

21 3岁1~6个月 224
敲打听声响 224
互相拍照片 224

22 3岁7~12个月 225
量的相对性 225
看动作连词组 225
小番茄跳舞 225

23 4岁1~6个月 226
转转小陀螺 226
喜怒哀乐 226
观察影子 226

24 4岁7~12个月 227
颜色总是变化无穷 227
4变化的小手 227

25 5~6岁 228
打拍子 228
头顶气球 228
小小灭火器 228

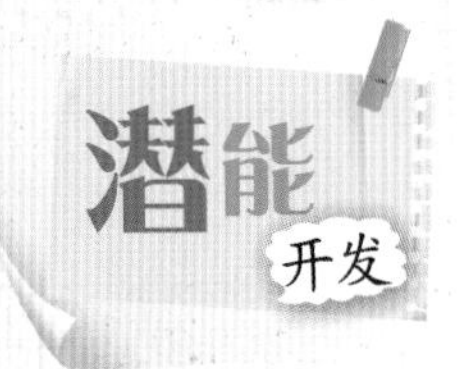

1 选择什么乐器去学习 230

年龄方面的因素 230
选择乐器的注意事项 230

2 发现宝宝的音乐潜质 231

宝宝打小就喜爱唱歌吗 231
宝宝唱歌是否非常有乐感 231
宝宝能够模仿唱出乐句吗 231
宝宝平时很喜欢摆弄乐器吗 231
宝宝听到音乐时表现专注吗 231
宝宝具备出色的音乐记忆力吗 231

3 认识乐器 232

4 选择适合的老师 233

科班出身的老师 233
老师是不是强调节奏 233
多交谈 233
能让孩子力争上游 233

5 了解音乐大师 234

巴赫 234
勃拉姆斯 234
舒伯特 234
莫扎特 234
亨德尔 235
瓦格纳 235
柴可夫斯基 235
舒曼 235
贝多芬 235
海顿 235

6 宝宝天生就是数学家 236

要培养宝宝的数学能力 236
数学让宝宝更聪明 236

7 培养宝宝数的概念 237

数的基本概念 237
数的概念是什么 237
数数练习 237

8 培养宝宝学习数学的兴趣 238

激发宝宝的好奇心 238
让宝宝爱上学数学 238

9 宝宝会用画来表达想法 239

正确看待宝宝的作品 239
在绘画中开发宝宝空间视觉智能 239
让孩子学会用画来表达 239

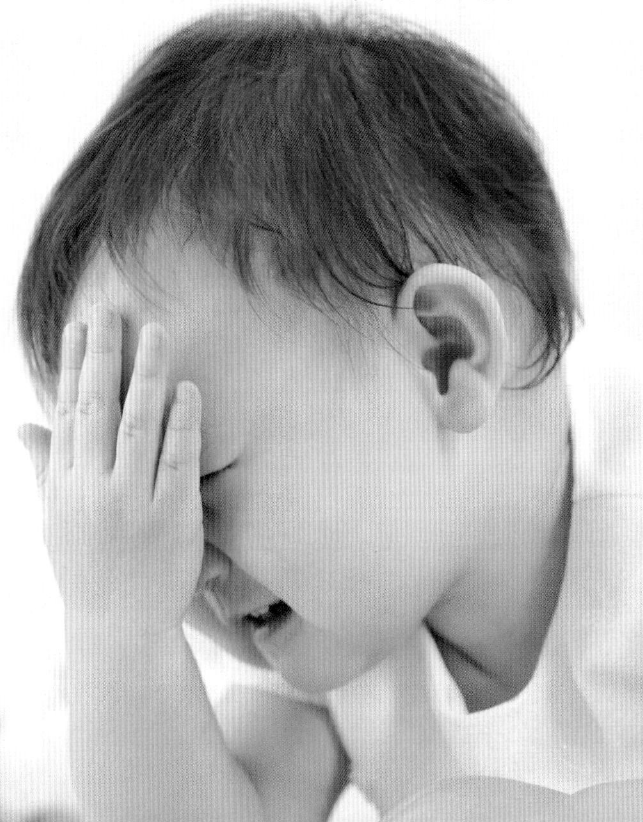

生长发育

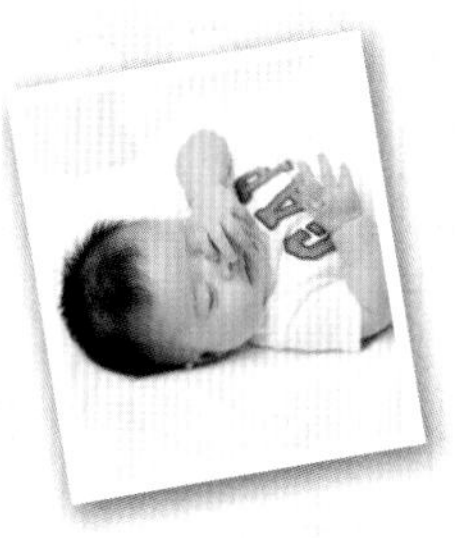

婴儿出生时，大脑在细胞数目，形态结构上大体已与成人相近，已经具有了视、听、触、摸等各种感觉能力，但是大脑的发育还不完全，脑的功能尚待改善，运动能力相对成人来说还很差，各种感觉水平也有待提高。7个月以后，各项指标都会有所提高。

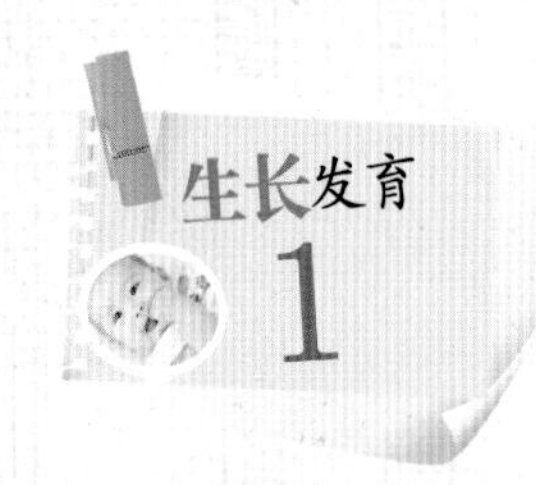

新生儿在出生后需要接受人生中第一次测试评分

新生儿阿普加评分

为了适应新的环境，宝宝的身体会不断地发生变化。爸爸妈妈要了解其中的变化，帮助宝宝更加健康地成长。

育儿要点

评分的项目

◎关键点：测试项目 评分标准…

这次测试包括对新生儿的肤色、心率、反射应激性、肌肉张力及呼吸力、对刺激的反应等项进行测试。然后，护士会给新生儿称体重、量身长，护士会用听诊器检查新生儿的心脏和肺部，给他测体温，并检查他是否有异常症状，如脊柱裂等。之后，护士还会再次测量新生儿的身长、体重和头围，然后给他洗个温水澡。

项目	评分标准
皮肤的颜色	全身皮肤粉红为2分；躯干粉红，四肢青紫为1分；全身青紫或苍白为0分
心率	心跳频率大于每分钟100次为2分；小于每分钟100次为1分；没有心率为0分
对刺激的反应	用手弹新生儿足底或插鼻管后，新生儿出现啼哭，打喷嚏或咳嗽为2分；只有皱眉等轻微反应为1分；无任何反应为0分
四肢肌张力	若四肢动作活跃为2分；四肢略屈曲为1分；四肢松弛为0分
呼吸	呼吸均匀、哭声响亮为2分；呼吸缓慢而不规则或者哭声微弱为1分；无呼吸为0分

育儿要点

详细了解新生儿的状况

◎关键点：出生时的情况…

一般情况下，宝宝出生后3～7天就可以出院回家了。产科的医生对产妇在产时和产后的情况是十分清楚的，产妇在出院前，应该向医生详细了解宝宝在出生前后的情况，以及回家后应该注意的问题。

出生时的情况

宝宝出生时有无缺氧、窒息、产伤；宝宝出生时的身长、体重和头围大小，身体有无畸形等。

出生后的情况

- □宝宝出生后医生检查的情况怎样?
- □有没有发现什么畸形或发育不良?
- □是不是早产儿或低体重儿?
- □出现了黄疸没有?
- □应该进行的新生儿遗传代谢病筛查、听力筛查、新生儿神经行为测定做了没有?
- □结果怎样?
- □有没有问题?
- □乙肝疫苗和卡介苗预防注射打了没有?
- □宝宝是不是“高危儿”?
- □出院后什么时候到医院来检查?

这些问题都要问个清楚。

宝宝脸色发黄，体重不升反降，这是正常现象吗？

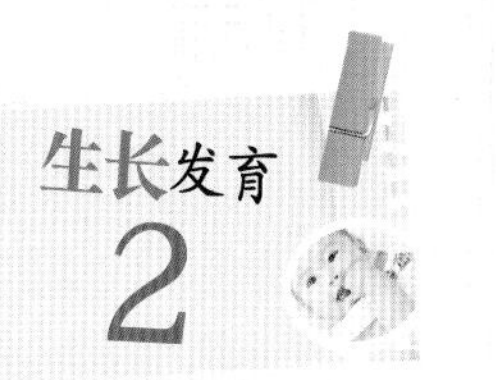

新生儿生理现象

刚出生的宝宝有一系列特殊状态，所谓特殊状态是刚出生的宝宝出现的似病理或接近病理，但还属于生理性的现象。

育儿要点

现象	特点
生理性黄疸	出生后1周左右皮肤发黄，第七天开始消退，10～12天退尽。生理性黄疸对宝宝生长发育无影响
水肿	出生后3～5天在手、脚、腹部、耻骨处、眼窝周围有轻度水肿，持续2～3天后消失。继之出现皮肤松弛，表皮形如皱纹纸
粟粒疹	粟粒疹是由于皮脂腺堆积形成针尖样黄白色的高出皮肤的表面小疹，蜕皮后自然消失。多见于鼻尖、鼻翼、面额、颏等处
白色颗粒	尿道口附近皮肤上有白色颗粒，数周后自然消失
色素斑	宝宝的骶、臀、背部可见蓝绿色斑。是由于特殊细胞沉着所致，随年龄增长而消退
出血点	头、面部有小出血点
青紫和发凉	生后1周内，在宝宝的口周围、手掌、指甲床、足趾等部位出现青紫和发凉现象，以后自然消退
“板牙”或“马牙”	是由于上皮细胞堆积或黏液腺潴留肿胀所致。见于上腭中线上软硬腭交界处或齿龈切缘上，对吸奶和出牙无碍
螳螂嘴	在宝宝两侧面颊部各有一个脂肪垫隆起，以利于吸奶
乳头肿大	男女宝宝均可发生，形如蚕豆至鸽蛋大小，并可能有初乳样黄色分泌物溢出。多在出生后2～3周内消退，对宝宝无害
假月经及白带	刚出生的女宝宝或出生后1周内有时可见阴道白色黏液及少量出血
脱水热	是宝宝早期一次性发热，多发生在夏季，体温骤升达39℃～40℃，持续数小时或1～2天。宝宝一般状态良好，或仅有轻度烦吵、尿少。喂饮开水后热度即退，但应注意与疾病所引起的发热区别开来
生理体重下降	出生后3～4天，有时可延至第六天，体重可下降出生时的6%～10%。经两周左右体重恢复至初生时的水平
呼吸节律的变化	宝宝期呼吸表浅，次数多且不规律，呼吸每分钟可波动为40～80次

生长发育
3

所有健康的新生儿都具有一些本能的反射活动

新生儿的先天反射

小宝宝的先天反射，它可以帮助新生儿度过离开母亲子宫的最初几个星期。

育儿要点

觅食、吮吸和吞咽反射

◎关键点：帮助进食…

当你用乳头或奶嘴轻触新生儿的脸颊时，他就会自动把头转向被触的一侧，并张嘴寻找。这种动作就是觅食反射。每个新生儿出生时都具有吮吸反射，这是最基本的反射行为，这种反射使新生儿能够进食。将奶嘴放进新生儿口中，他就开始吸吮。

育儿要点

握持反射

◎关键点：逐渐消失…

医生把手指放在新生儿的手心，看看他的手指会不会自动握住医生的手指。很多新生儿的反应都很强烈，紧紧攥住别人的手指。这种反射一般在3～5个月消失。当你轻触他的脚底时，他的脚趾也蜷起来，好像要抓住什么东西似的，这样的反射将持续一年。

育儿要点

行走反射

◎关键点：与行走无关…

用双手托在新生儿腋下竖直抱起，使他的脚触及结实的表面，他会移动他的双腿做出走路或跨步动作。如果他的双腿轻触到硬物，他就会自动抬起一只脚做出向前跨步运动。这种反射会在1个月消失，与孩子学走路没有关系。

育儿要点

紧抱反射

◎关键点：2个月消失…

也被称为“惊吓”反射或莫罗氏反射。将新生儿的衣服脱去，儿科医生会用一只手托着新生儿的臀部，另一只手托着他的头，然后突然使新生儿的头及颈部稍向后倾，正常的宝宝会四肢外展、伸直，手指张开，好像在试图寻找可以附着的东西，然后新生儿会缓缓地收回双臂，握紧拳头，膝盖蜷曲缩向小腹。紧抱反射消失的时间是在宝宝2个月的时候。

育儿要点

爬行反射

◎关键点：2个月消失…

当孩子趴着的时候，会很自然地做出爬行姿势，撅起屁股，膝盖蜷在小腹下。这是因为他的双腿就像在子宫里面一样仍然朝向他的躯体蜷曲。当触碰他的双腿时，他或许能够以不明确的爬行姿势慢慢挪动，实际上只是在小床上作轻微的向上移动。一旦他的双腿不再屈曲且能躺平，这种反射即行消失，通常为2个月。

新生儿的身体在不断变化

新生儿的体格标准

生长发育 4

这段时期对婴儿来说，最重要的莫过于安静、保温、营养和防止感染等，须精心护理。

育儿要点

身体发育状况

◎关键点：正常范围…

项目	平均值	宝宝数值	说明
体重	平均体重为3.12～3.21千克，男婴比女婴略重些	____千克	新生儿出生后一周有体重减轻的现象，称为生理性体重下降，这是暂时的，10天内会恢复
身长	平均身长为49.60～50.20厘米	____厘米	男婴比女婴略长。有些宝宝身高与遗传有关，当然过高或过低还要求助于医生明确诊断
头围	男婴为34.4厘米，女婴为34.01厘米	____厘米	你的宝宝其头围只要不低于33.50～33.90厘米的均值就视为正常
胸围	男婴为32.65厘米，女婴为32.57厘米	____厘米	宝宝其胸围只要不低于32.57厘米的均值就视为正常
头部	囟门呈长菱形，开放而平坦，有时可见搏动	____情况	父母注意保护新生儿的囟门，不要让它受到碰撞。大约1岁以后它会慢慢闭合
腹部	腹部柔软，较膨隆	____情况	新生儿的腹部很柔弱，不要磕着、碰着，尤其不要着凉
皮肤	皮肤柔软、红润，表面有少量胎脂，皮下脂肪丰满	____情况	有些新生儿出生时浑身沾满黄白色的胎脂，这对皮肤有保护作用，无须擦掉或洗去
四肢	双手握拳，四肢短小，并向体内弯曲	____情况	有些新生儿出生后会有双足内翻，两臂轻度外转等现象，这是正常的，大多满月后缓解，双足内翻大约3个月后就会缓解
呼吸	新生儿以腹式呼吸为主。每分钟可达40～45次	____情况	新生儿的呼吸浅表且不规律，有时会有片刻暂停，这是正常现象，不用担心
心率	每分钟为90～160次	____情况	新生儿的心率比成人快，当你发现这个现象后，不要大惊小怪

育儿要点

身体活动能力

◎关键点：正常特点…

项目	特点
1	轻轻移动身体并调整姿势
2	当他趴着的时候，他会稍微抬起双脚并且弯曲膝盖
3	在趴着的情况下，他会试图把头稍微抬起1秒钟（这个动作对新生儿来说是相当不容易，因为他的头相对他背部和颈部的肌肉力量来说实在是太重了）
4	躺着的时候，把头偏向他喜欢的一侧
5	当被竖立抱着的时候，新生儿可以晃动、扭动身体，并且可以做出踩、踏的动作
6	躺下的时候保持双腿的弯曲，就好像在妈妈的子宫里一样
7	当被抱着靠在妈妈或其他大人的肩膀上的时候会猛地抬起头

育儿小提示

◎生长发育得规律

首先宝宝生长发育有阶段性，年龄越小，体格增长越快。

如宝宝出生后的身长前半年每月平均增长2.5厘米，后半年平均每月增长1.5厘米，而1～2岁每月平均增长0.83厘米。其次生长发育是由上到下，由近到远，由粗到细，由低级到高低，由简单到复杂。如宝宝出生后的运动发育规律为：先抬头，后抬胸，再会坐、站、走；从臂到手，从腿到脚的活动；先全手掌拿物，发展到手指的灵活运动等，各器官系统发育不平衡。大脑的生长发育先快后慢，生殖系统的发育先慢后快，淋巴系统的发育先快后回缩，皮下脂肪的发育先快后慢，以后再稍快，肌肉组织到学龄期才加速发育。

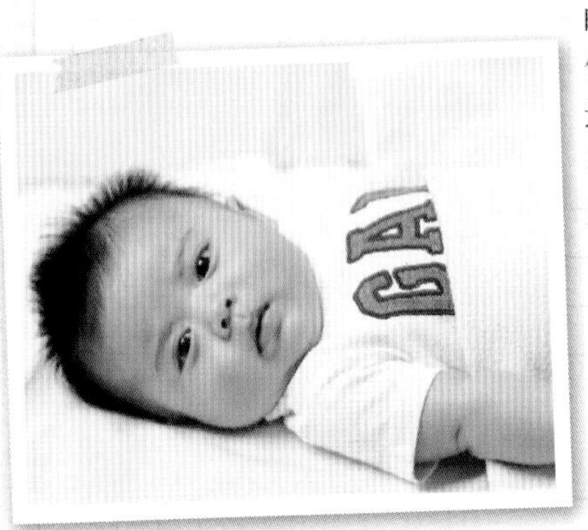

问答

问：宝宝不到40天，晚上连续睡8～9个小时，半夜会撒尿，但不会醒，也不用喂奶，这种情况正常吗？

答：每个宝宝的情况不同，不用担心。爸爸妈妈要注意宝宝白天吃奶是否正常，是否2～3个小时喝1次奶，大便是否正常，1天最少1次，如果没有，那就要带宝宝去医院看一下了。

宝宝的视野更加广阔

抬头运动练习

生长发育 5

宝宝在出生后的第一年里，动作能力发展比较快，动作的协调和发展，对心理与智力的发育有着重要的意义。

育儿要点

俯卧抬头

◎关键点：练习方法…

一般在宝宝出生的10天左右就可以进行，时间最好选在两次哺乳之间，每天让宝宝俯卧一会儿，并用玩具逗引他抬头，注意床面要尽量硬一些，但时间不要太长，以免宝宝太累。

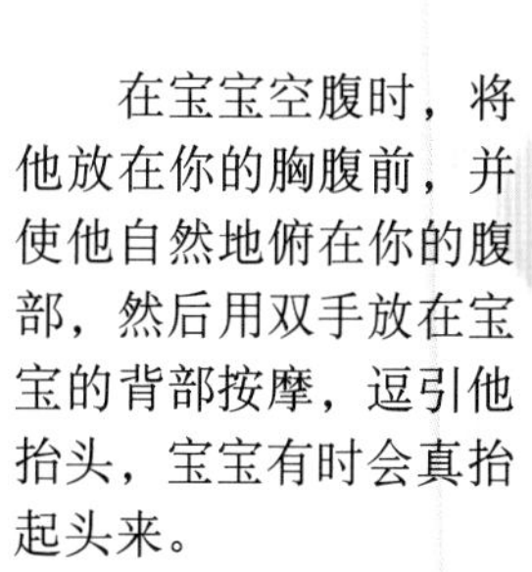

育儿要点

竖抱抬头

◎关键点：练习方法…

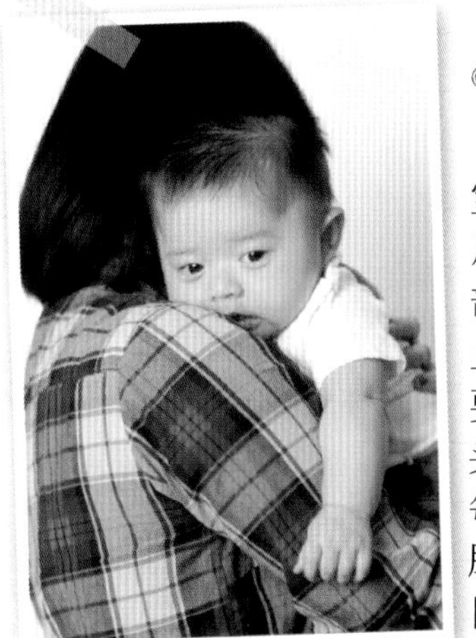

在哺乳后，可竖抱宝宝，使他的头部靠在你的肩上，并轻轻地拍几下背部，使宝宝打个嗝，以防止刚吃饱而溢乳。然后不要扶住头部，而让宝宝的头部自然立直片刻，如此每天4～5次，以促进颈部肌力的发展，使头部能早日抬起。

育儿要点

俯腹抬头

◎关键点：练习方法…

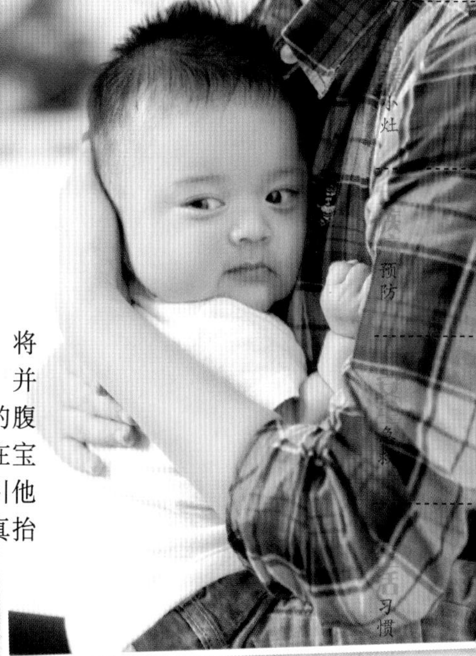

在宝宝空腹时，将他放在你的胸腹前，并使他自然地俯在你的腹部，然后用双手放在宝宝的背部按摩，逗引他抬头，宝宝有时会真抬起头来。

育儿小提示

◎练习抬头是宝宝的必学课程

抬头运动，是宝宝动作训练中首要的一课，爸爸妈妈对宝宝进行得越早越好。及早对宝宝进行抬头运动训练，可以锻炼颈、背部肌肉，促使宝宝可以早一点将头抬起来，也可扩大宝宝的视野。

生长发育 6

手部精细动作的练习

宝宝巧手训练

促进手指的灵活运动，是提高大脑两半球皮质机能的有效手段。因此，它提醒爸爸妈妈应有意识地训练宝宝拥有一双巧手。

育儿要点

宝宝能力特点

◎**关键点：为手部动作打基础…**

新生儿的手部发育特点是，一直呈握拳状，如果把东西放在他的手掌中，他会抓住。手是认识事物的重要器官，手的活动可以促进大脑的发育。训练抓握动作便是发展最初步的手的动作。

育儿要点

宝宝能力培养方案

◎**关键点：抓握 撕纸…**

为了从出生起就开始训练宝宝手的能力，妈妈要时常抚摸宝宝的手掌，让宝宝能够抓住妈妈的手指。

训练抓握能力

抓握训练，把有柄的玩具塞在宝宝手中，让宝宝练习抓握；也可以用妈妈的手指触碰宝宝的手掌，让宝宝能紧紧握住，可在手中停留片刻后放开。

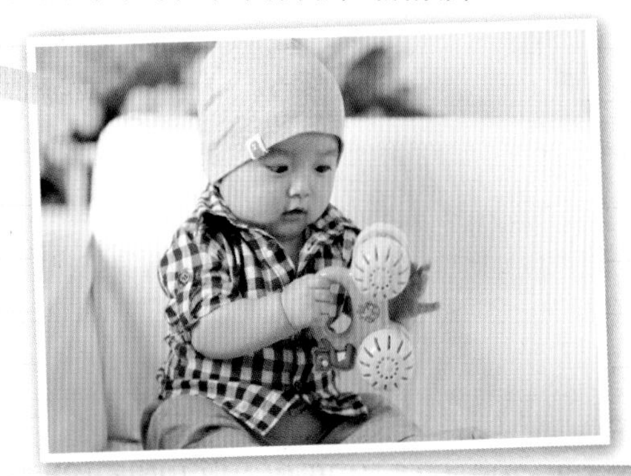

撕纸运动训练

当宝宝的小手可以做动作时，就要让他做撕纸的动作，每天都要做，宝宝会很高兴做这个动作的，并且撕得越小越好，你要及时鼓励。

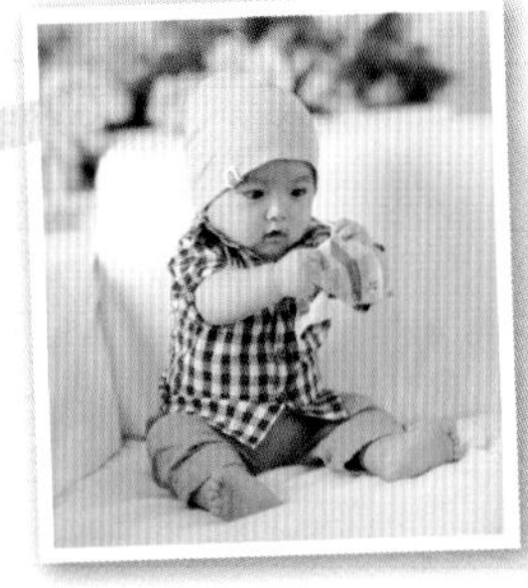

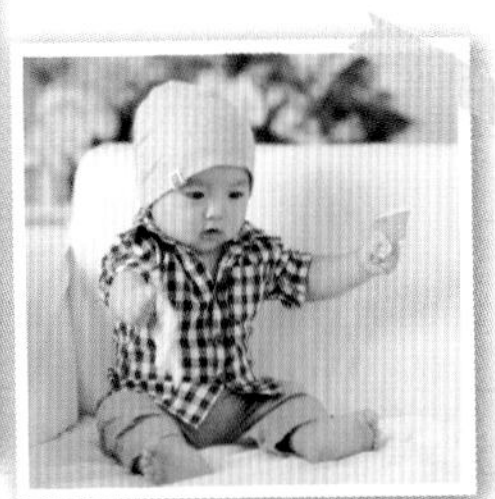

如果宝宝再大一点，就可以让他玩细沙子，可以买一些沙滩玩具，用一个纸盒或盆子装一些沙放在家里，这对指尖的摩擦效果也很好。

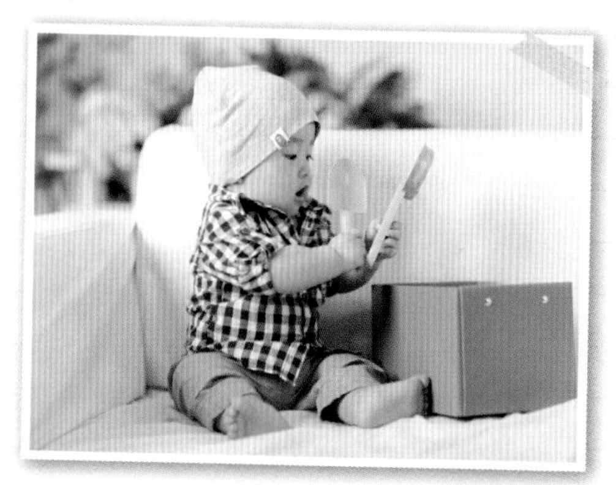

新生儿对光的刺激十分敏感

宝宝对光线的视觉反应

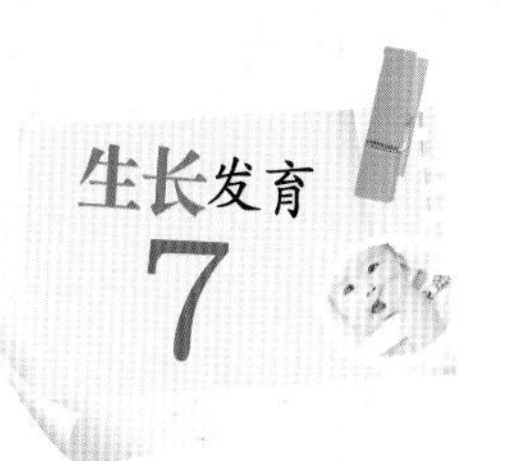

刚出生的宝宝还不能对发光或只发声的物体做出反应，只能对同时既发光又发声并活动的物体表现出模糊、笼统的反应。

育儿要点

宝宝能力特点

◎关键点：躲避反应…

宝宝出生后，他眼睛朝向发光处，但不会追随光源移动；当光和声音同时出现了5～6秒钟后，宝宝才把头转向发出光和声响的方向。这也就是说，这时的新生儿只能用全部感觉器官来接受整体性的刺激，这种带有原始意义的整体性，在新生儿的行为中屡见不鲜。宝宝出生后的前几天内还可以观察到环境状态。当眼前有光在闪烁时，宝宝就会眯起眼睛；如果光线突然加强，宝宝的瞳孔就要缩小。所有这些反应都是为了“躲避”对眼部的刺激，或者是减轻刺激的影响。

育儿要点

宝宝能力培养方案

◎关键点：视力 发育 方案…

视线距离20厘米

要发展宝宝看东西的能力，必须将物体放在距宝宝眼约20厘米的距离。也相当于妈妈抱宝宝哺乳时妈妈的脸和宝宝的脸之间的距离。并且，这种状态会一直持续到生后3～4个月才会改变。一般情况下，宝宝在4个月才有调节视焦距的能力。

训练时间的安排

这种状态常在吃奶后1小时左右做视力训练，因为状态变化和睡眠周期有关。最好不要在刚吃完奶以后，因为这时宝宝很困。也要避免在第二次哺乳前，因为这时宝宝被叫醒后很饿、想吃奶、容易哭闹。其次，室内光线不能过亮，因为强光使新生儿睁不开眼。

能追随物体

有的宝宝能追随移动的物体，而有的宝宝似乎不会看，这主要是和他们所处的状态有关，他们在安静觉醒状态才会看东西。有的新生儿的机敏觉醒时间是很短暂的，必须善于抓住时机培养。

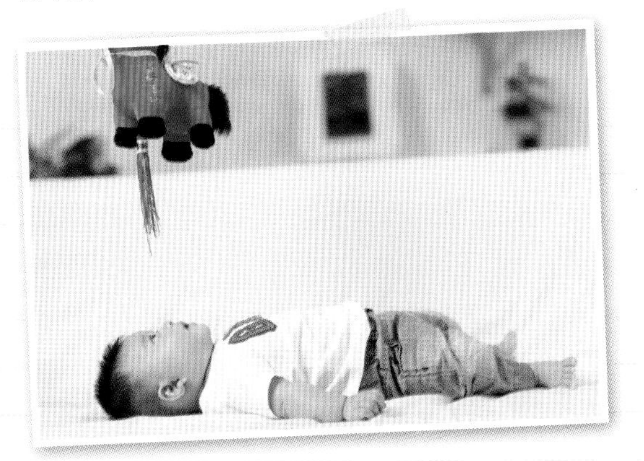

胎儿早在6个月时就能听到声音了

宝宝对声音的反应

新生儿出生一周后，即能分辨出人声或物声。这是因为，宝宝自出生起，便有声响需要，并能从各声响中产生“诱发效应”，从而很快以声音辨别是不是妈妈。

育儿要点

宝宝能力特点

◎**关键点：**胎内印象 不安…

当宝宝脱离母体后，他的听觉和视觉还保留有胎内的印象。出生3天的新生儿，当他正在大哭时，如果能听到高频率的持续的声音在呼唤他，宝宝便会把头慢慢地侧向呼唤声的一侧，且能暂时地停止哭声。而当新生儿离开母体产生不安而哭闹时，妈妈把他抱起来并贴近左侧胸壁靠近心脏时，宝宝又能听到熟悉的心音，便会安静下来。

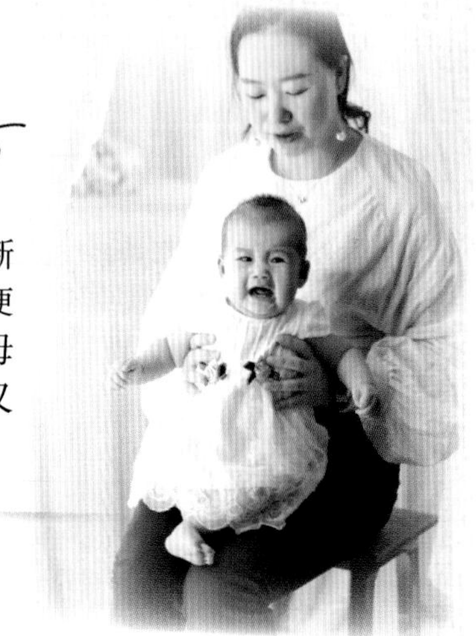

育儿要点

宝宝能力培养方案

◎**关键点：**噪音 节奏 对话…

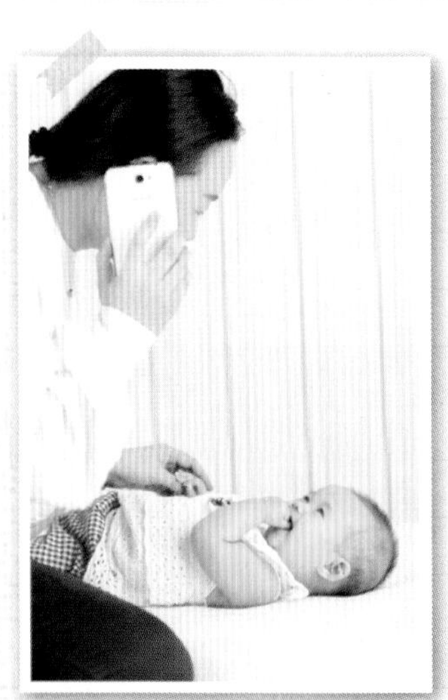

避免强刺激

当听觉开始发挥作用时，对宝宝的智力开发非常重要。此时，他对噪音往往显得不耐烦，却喜欢听人的说话声。如果房门砰地一响，或铃声突然响起，新生儿往往会吓得一哆嗦。因此，还要注意保护宝宝免受强音的刺激。

听有节奏的声音

在宝宝吃饱睡足后，妈妈要常和宝宝对话，亲切地呼唤宝宝的名字或放轻柔流畅的音乐，这时宝宝会手舞足蹈，咿呀学语。当宝宝烦躁的时候，让他听节拍器或时钟规律的嘀嗒声，常可以使他安静。用高低不同的音调对宝宝说话，语调高低比字句内容重要。不论是帮宝宝洗澡、穿衣、喂养时，可同时跟他唱歌或说话。

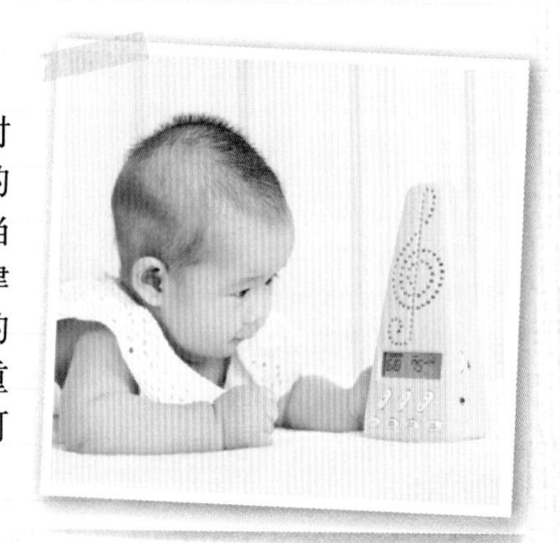

3个月是宝宝翻身训练的关键时期

宝宝学翻身大训练

生长发育 9

宝宝通过运动才使身体强壮起来，才使自己成长，渐渐长大。要在适当保暖的情况下使宝宝能够自由地活动，特别是翻身训练。

育儿要点

宝宝能力特点

◎关键点：发育规律…

3个月的宝宝在动作与智能方面，出现了真正的抓握动作，并出现手眼协调和眼头协调的前奏，在俯卧时抬头较稳定，能持久注视物体。

首先，宝宝的运动发育规律先是由头部逐渐向下发展的，头部的发育领先于躯干、四肢。先能抬头，两手取物，然后会坐、直立、走路……

其二是由近到远，即离躯干近的肌肉动作先发育、然后掌握肢体远端的肌肉活动，如先能抬肩，然后手指取物。

其三是从泛化到集中、由不协调到协调，如宝宝看到胸前的玩具，表现为手舞足蹈，但不能把玩具拿到手。随着神经不断完善，协调能力的加强，慢慢地宝宝可以准确地拿到东西。

其四是规律，正面的动作先于反面的动作发育，例如，宝宝先学会手抓东西，以后才会放下手中的东西；先会从坐位站起，然后会从立位坐下来，先学会向前走，以后才会倒着走。

育儿要点

宝宝能力培养方案

◎关键点：练习方法…

宝宝翻身训练

通常，宝宝在3个月时就能够从仰卧翻到侧卧，所以这时大人要训练宝宝的翻身动作。

如果宝宝有侧睡的习惯，那么学翻身就比较容易，只要在他左侧放一个有意思的玩具或一面镜子，再把他的右腿放到左腿上，再将其一只手放在胸腹之间，轻托其右边的肩膀，轻轻在背后向左推就会转向左侧，重点练习几次后，就不必再推动，只要把腿放好，用玩具逗引，宝宝就会自己翻过去。

用玩具逗引翻身

如果宝宝没有侧睡的习惯，那么妈妈可让宝宝仰卧在床上，自己手拿宝宝感兴趣并能发出响声的玩具分别在两侧逗引，并亲切地对宝宝说：“宝宝，看多好玩的玩具啊！”宝宝就会自动将身体翻过来。

训练宝宝的翻身动作，要先从仰卧位翻到侧卧位，然后再从侧卧位翻到仰卧位，一般每天训练2～3次，每次训练2～3分钟即可。

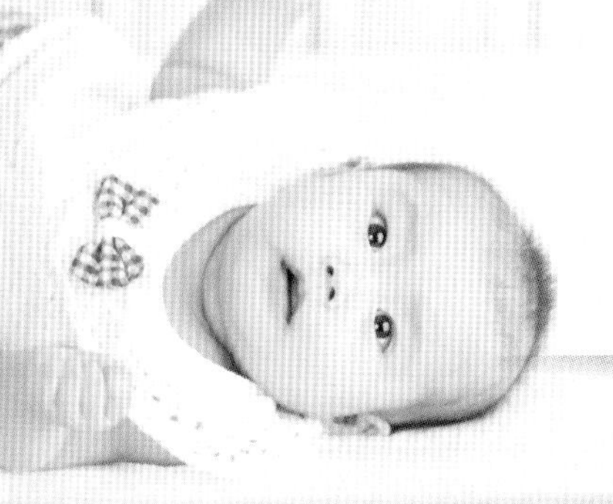

生长发育 10

5个月是宝宝学坐训练的关键时期

宝宝学坐大训练

运动是宝宝健康成长发育的第一步，因此，爸爸妈妈一定训练好宝宝的运动能力。使宝宝尽早学会坐起来，能锻炼宝宝的颈部和背部的肌肉力量，增加肺活量等。

育儿要点

宝宝能力特点

◎关键点：动作过程…

宝宝仰卧时，能抬起伸直的两腿，看着自己的脚，还能从仰卧位翻滚到俯卧位，并把双手从胸下抽出来。

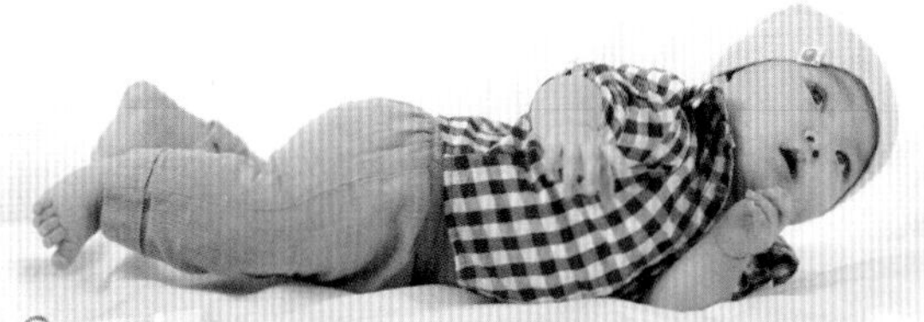

育儿要点

宝宝能力培养方案

◎关键点：坐起来 靠坐 独坐…

宝宝已经基本上学会翻身了，可有的时候还是翻不过去，在这时，妈妈可以对他进行滚动运动的训练。

坐起来的练习

在宝宝仰卧位时，妈妈双手的大拇指插入宝宝手中，让他握着，其他手指则轻轻抓着宝宝的手腕，使宝宝双手伸直前举，手掌向内相对，两手距同肩宽，然后轻轻向前拉起宝宝双手，使头、肩膀离开床面抬起。

此时，宝宝可能会试图屈肘用力坐起来，保持此姿势5～6秒，再轻轻让宝宝躺下，重复2～3次。

靠坐练习

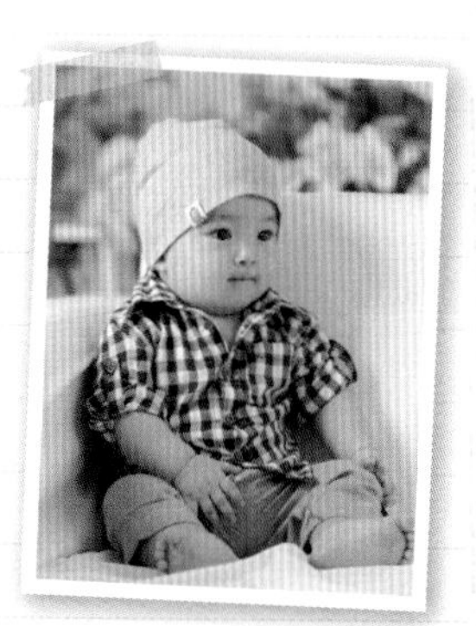

宝宝5个月以后，可以练习靠坐了，把宝宝放在有扶手的沙发上，也可以在有靠背的小椅子上或在宝宝身后放些枕头、棉被练习靠坐，以后逐渐减少宝宝靠垫的东西，每日1～2次，每次2～3分钟。

独坐练习

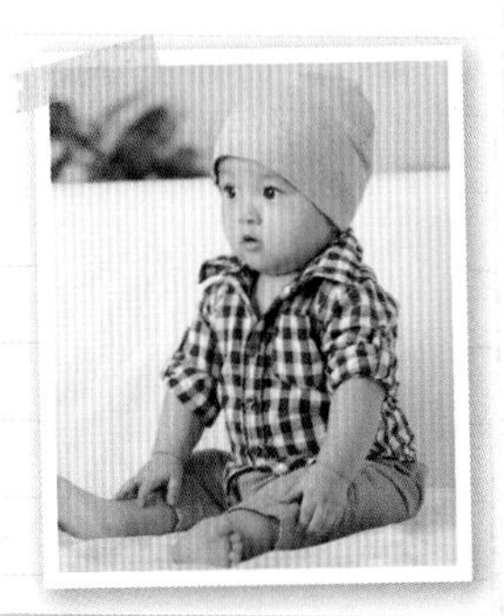

在靠坐的基础上让宝宝练习独坐，父母可先给予一定的支撑，以后逐渐撤去支撑。或首先让宝宝靠坐，待坐得较稳后，逐渐离开靠背，渐渐地宝宝就能坐稳。

育儿小提示

◎坐姿标准

能够离开床面并抬起，腰背能较直挺并主动举头，能自由活动，身子不摇晃。坐在椅子上能直起身子，不倾倒。当身子倾倒后，能自己再坐直，这才算会“坐”。爸爸妈妈在教宝宝练坐时，千万不可过于着急，不要渴望宝宝一下子就能坐稳，不可急于求成。

6个月的宝宝可以练习

训练宝宝直立跳跃

让宝宝做直立跳跃，不但可以训练他直立行走能力，还锻炼了宝宝前庭系统，使他能在站位、摆位和高位都保持身体平衡。

育儿要点

宝宝能力特点

◎关键点：下肢力量…

6个月的宝宝，扶站时，腿已能支持住身体的大部分重量，这时候可让其练习直立跳跃，既锻炼他下肢的肌肉力量，为以后独站、行走做准备，同时又是宝宝欢乐情绪的体验。

育儿要点

宝宝能力培养方案

◎关键点：直立跳跃的方法…

站在腿上

在刚开始让宝宝练习直立跳跃时，爸爸或妈妈要呈坐位，并将两手放在宝宝的腋下，让宝宝站直在自己的双腿上。

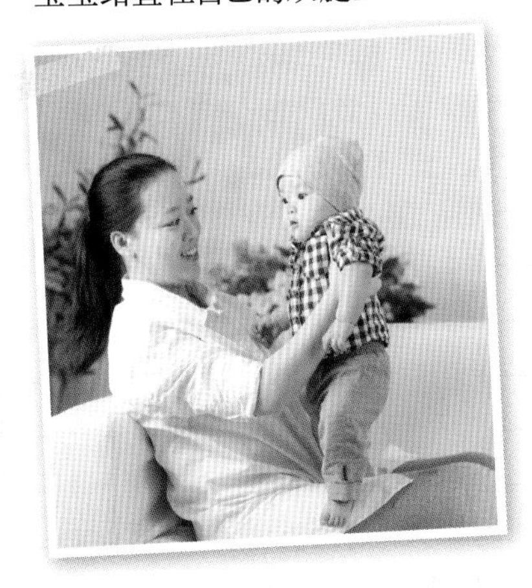

形成习惯跳跃

这样练习一定时间后，只要你一抱起宝宝，他就会自动地出现直立跳跃动作，同时还能表现出欢快情绪。蹦跳一会儿之后，爸爸妈妈还可以站起来握紧宝宝的腋下，悬空提起，一面说："摆了，摆了"，一面使他身体左右摆动，宝宝渐渐会适应摆的方向配合你摆动，最后爸爸妈妈可以将宝宝"举高高"。

注意事项

妈妈有力量，运动幅度大，能让他感到高兴。这些运动都需要身体平衡，锻炼时，爸爸妈妈还要注意自己应自始至终用手扶住宝宝的腋下，并且每次站立时间不宜过长，以免宝宝疲劳。一般每天练习2～3次即可。

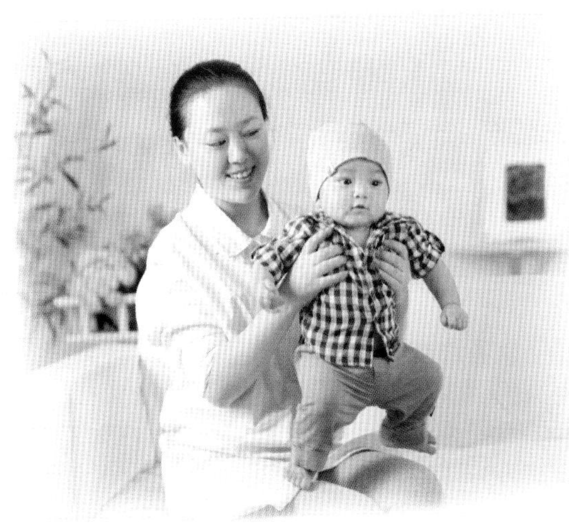

生长发育 12

认生，也叫“陌生恐惧症”

让宝宝顺利度过认生期

认生，标志着宝宝意识情感的发展，意味着宝宝开始跟周围环境建立起联系。这时，爸爸妈妈要想办法帮宝宝度过认生期。

育儿要点

宝宝能力特点

◎关键点：接触陌生人少…

在5个月之前，宝宝与周围人的关系基本上都是出于生理需要，不存在熟悉和陌生的概念。但随着视觉和听觉器官的发育，情感意识的逐渐明晰，宝宝跟他的主要看护者开始建立起一种熟悉的情感联系，从而产生从生理到心理的依赖感。因此，对那些没见过或极少看见的人，会感到非常陌生，会因未知而产生恐惧心理，进而开始排斥陌生人，寻求亲近人的保护。

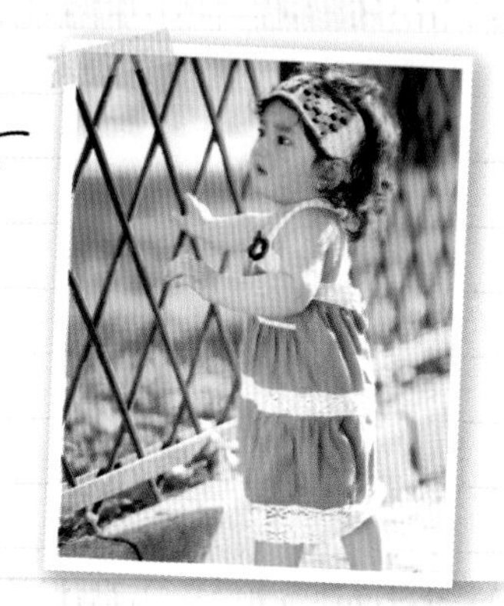

育儿要点

宝宝能力培养方案

◎关键点：认生期是可以度过的…

安度认生期

一般来说，“乖宝宝”比“淘宝宝”更容易产生认生情绪，内向的宝宝在感受到陌生人的“侵犯”时，可能不会有明显大哭大闹的反抗行为，或睁大惊恐的眼睛死死地盯着陌生人或者妈妈，或直接寻求妈妈的保护。认生期是宝宝成长里程中的重要标志之一，爸爸妈妈应根据自己宝宝的个性，有目的性地帮他度认生期。

性格活泼宝宝的安度妙法

通常，性格外向的宝宝在遇到陌生人与其示好的时候，往往反应比较强烈，会大哭着挣脱陌生人的怀抱，企图得到妈妈的“救援”。

父母可以经常带着宝宝去别人家做客，或者邀请亲朋好友到自己家里来，最好有与宝宝年龄相仿的小朋友，这样同龄之间的沟通障碍要小得多，渐渐让宝宝习惯于这种沟通，提升交际能力。

遇到宝宝认生时，妈妈要马上让宝宝回到安全的环境，比如抱到自己怀里，放回到婴儿车里，不要勉强或强迫他接受陌生人的亲热，这样只会让他更加紧张，认为妈妈不要他了，所以要及时安抚。

性格内向宝宝的安度妙法

性格内向的宝宝，往往更怕生，怕陌生的环境与事物，对此，爸爸妈妈一定要多加开导。

对于宝宝的认生反应，妈妈要温柔、声音愉快地向他介绍：“这是李阿姨，她可喜欢宝宝了！”让宝宝从妈妈的口气中寻求到安全感。

七八个月是宝宝学爬的关键期

耐心地训练宝宝学爬行

生长发育 13

爬既能锻炼宝宝全身肌肉的力量和协调能力，又能增强小脑的平衡与反应的联系，这种联系对宝宝日后学习语言和阅读会有良好的影响。

育儿要点

宝宝能力特点

◎关键点：爬行准备…

在之前的五六个月，宝宝就在为爬行做准备了，他会趴在床上，依赖腹部为中心，向左右挪动身体打转转，渐渐地他会匍匐爬行，但腹部仍贴着床面，四肢不规则地划动，往往不是向前爬而是向后退。到了七八个月时，宝宝就会爬了。在真正会爬时，宝宝是用手和膝盖爬行，头颈抬起，胸腹部离开床面。

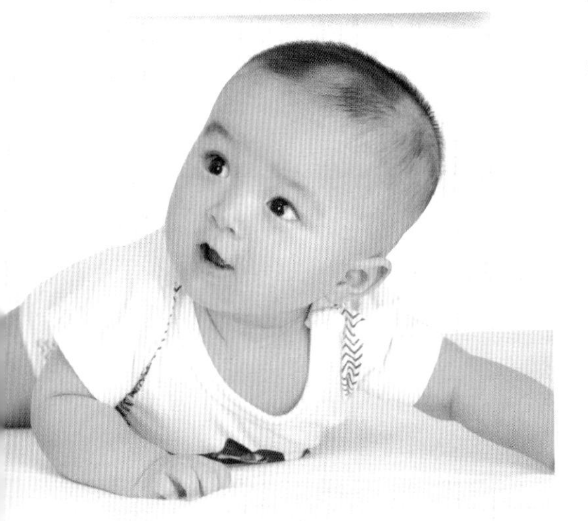

育儿要点

宝宝能力培养方案

◎关键点：爬行方法…

宝宝学爬行的3个阶段

刚开始宝宝学爬有3个阶段：有的宝宝学爬时向后倒着爬；有的宝宝则原地打转，只爬不前进；还有的是在学爬时匍匐向前，不知道用四肢撑起身体；这都是宝宝爬的一个过程。因此，在这个时期父母一定要配合并教好宝宝练习爬行。

宝宝爬行训练方法

在教宝宝学爬时，父母可以一个拉着宝宝的双手，另一个推着宝宝的双脚，拉左手的时候推右脚，拉右手的时候推左脚，让宝宝的四肢在被动中协调起来。这样教导一段时间，等宝宝的四肢协调以后，他就可以立起手和膝来爬了。

对于爬行困难的宝宝，可以让他从学趴开始训练，然后父母再帮助宝宝学爬行。

宝宝学爬贵在坚持

父母在训练宝宝爬行时要非常的默契，使宝宝的四肢协调才好。如果爬行过程中宝宝的脚不动了，父母可以把手放到他的膝盖上，帮助他弯一下小腿，也不一定非要推他的脚。

对于匍匐爬行的宝宝，我们要让他尽快学会正确的爬行姿势。最好能拿一个他非常喜欢的玩具逗引宝宝向前爬，以激发宝宝的兴趣。

会爬的宝宝能在一定范围内相当自由，想爬到哪儿就去哪儿，只要能爬到的地方，再远的玩具也能够拿到，比起不会爬的宝宝就能接触到更多的物体，这样就能促进认知能力的发展，对他的智力发育有相当大的好处。

生长发育 14

站立的基础

翻滚及拉站动作训练

让宝宝训练翻身打滚的动作，可以训练大动作的灵活性以及视听觉与头、颈、躯体、四肢肌肉活动的协调。

育儿要点

训练翻身打滚

◎**关键点：**方法…

先让宝宝仰卧，用一件新的有声有色的玩具吸引他的注意力，引导他从仰卧变成侧卧、俯卧，再从俯卧转成仰卧。玩时要注意安全，最好在干净的地板上或在户外地上铺席子和被褥，让宝宝练习翻身打滚。

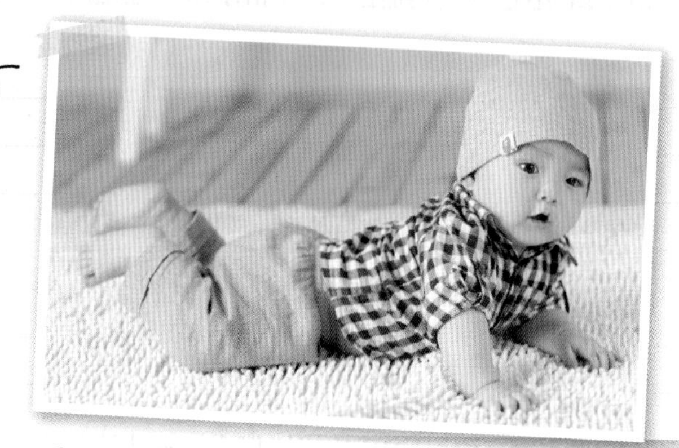

育儿要点

拾物训练

◎**关键点：**手眼协调…

把宝宝放在床上，妈妈在后面用双手分别抱着宝宝的胸、腹部及膝部，把宝宝喜欢的玩具放在他前面的床上，然后用语言逗引宝宝弯腰去捡玩具，捡到玩具后再直起身，反复多次训练。

等宝宝学会扶站后，可将宝宝扶站在有栏杆的小床边，让宝宝一只手扶栏杆，如没有小床，妈妈可以抓住宝宝一只手，使宝宝站稳后，在他的脚边放一个玩具，引导宝宝弯下腰用另一只手捡身边的玩具。

拾到玩具后，妈妈可以亲吻一下宝宝说："宝宝真能干！"这时宝宝就会很高兴地再次去捡玩具。

拾物训练，可以训练宝宝弯曲及直立身体，还可促进宝宝的手眼协调能力。

育儿要点

拉物站起

◎**关键点：**竖直身体…

妈妈将宝宝放入护栏床内，先让宝宝练习自己从仰卧位扶着栏杆坐起，然后再练习拉着床栏杆，逐渐达到扶栏站起，锻炼平衡自己的身体和站立的能力。熟练后可训练宝宝拉站起来，再主动坐下去，而后再站起来和坐下去……

通过训练主动拉物，能使宝宝竖直身体，练习腿部力量。

育儿小提示

◎小游戏

妈妈搂着宝宝顺势平躺，让宝宝从一侧爬越到妈妈身体的另一侧，并说"宝宝爬山喽，宝宝好厉害！"这个游戏会使宝宝很高兴，并能锻炼他爬行动作的灵活性。

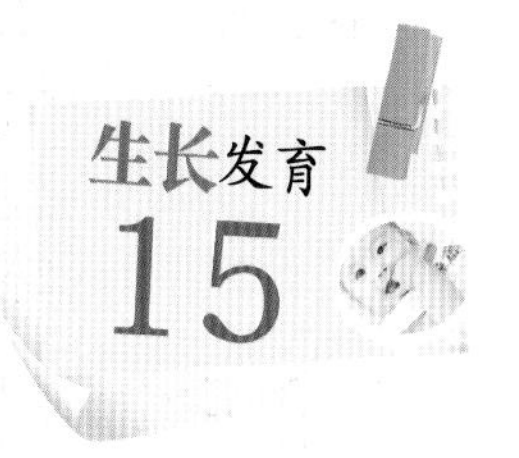

宝宝认识这个世界首先是通过嘴开始的

不要剥夺宝宝吃手的权利

著名心理学家弗洛伊德把婴儿出生后第一年称为“口腔期”，是人格发展的第一个基础阶段。吃手活动是婴儿期获得满足的最佳、最主要途径。

育儿要点

宝宝能力特点

◎关键点：手指能力…

宝宝逐渐学会拿东西时，大拇指和其他四指分开，特别是示指的能力有很好的发展，如伸示指进瓶口，掏出里面的东西；会用手伸进盒子里捡起掉入的玩具等。

育儿要点

宝宝为何喜欢吃手

◎关键点：口欲满足期…

如果您的宝宝已经3～4岁了还在吸吮手指，这是一种倒退的行为表现。一旦宝宝感觉到焦虑紧张时就会主动倒退回婴儿时期，那时的他们会采用吸吮满足口腔的欲望，进而降低他们内心的忧虑。导致出现这种忧虑状态的因素有很多种：生理方面的可能会是宝宝体内缺少如铁、锌等微量元素；心理上的可能是宝宝的心理出现压抑、焦虑、强制、逆反等不良表现；别的方面可能是孩子觉得无聊了开始吃手指；当然还可能单纯的好奇使得孩子养成吃手的习惯。

育儿要点

怎么戒掉“吃手”爱好？

◎关键点：方法…

1.阶段不同，处理方法也不同。假如宝宝还没到一周岁，那么，吮吸手指是一种本能的举动，完全没有必要去干涉。

2.如果宝宝已经两三岁大了，还在吮吸手指，可以用鼓励的方法告诉他“宝宝大了，不该再咬手指啦”，当然也可以直接地告诉宝宝那样做太脏，容易生病。

3.平时应该留心观察宝宝一般会在什么情形下吃手指，及时地做出针对性的纠正与帮助。

4.一旦发现宝宝正在吃手，不要急躁，应该耐心地拉出他的手，陪他玩一会儿别的，分散宝宝注意力，这样就可制止。

5.万一家长发现自己无法帮助宝宝纠正吃手的坏习惯，应该及时带孩子到医院寻找专业的儿童口腔科进行有效的措施帮助他们戒掉这不良的习惯。

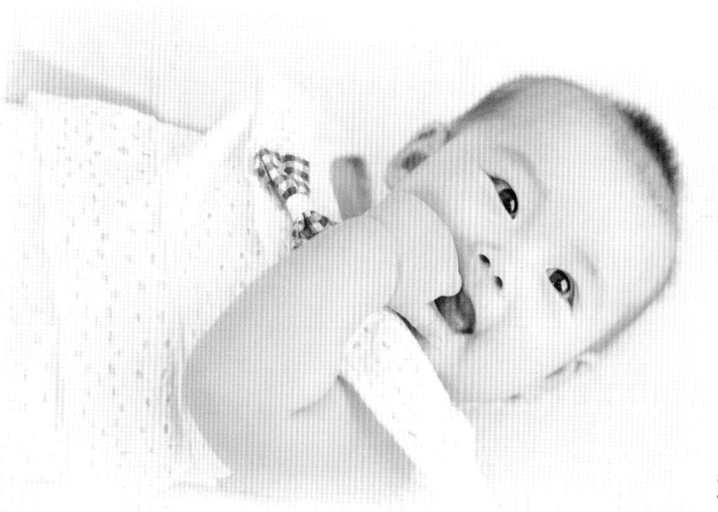

生长发育 16

10个月之后的主要特点就是独自站立

宝宝站立训练

宝宝10个月，拉着栏杆能自己站立起来，扶住宝宝站立后松开手，宝宝能独站2秒以上。并且让宝宝扶着椅子、床沿或小推车，鼓励其迈步，能迈3步以上。

育儿要点

宝宝能力特点

◎关键点：时间…

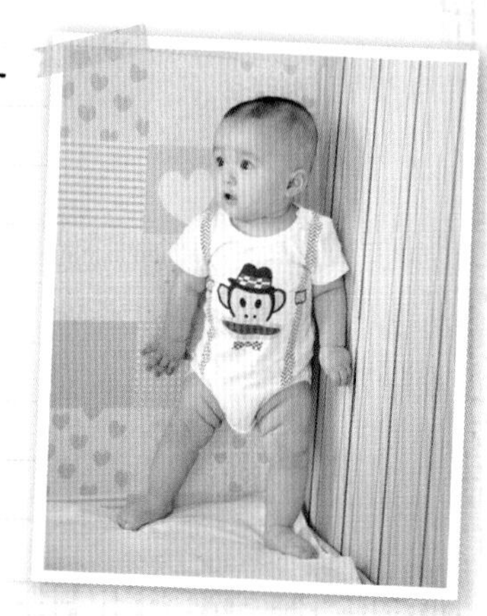

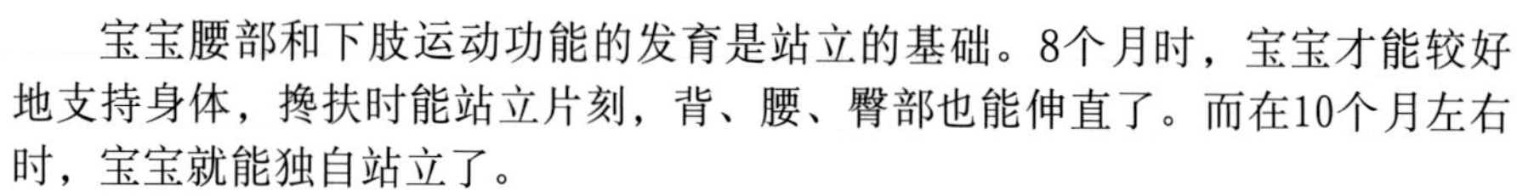

宝宝腰部和下肢运动功能的发育是站立的基础。8个月时，宝宝才能较好地支持身体，搀扶时能站立片刻，背、腰、臀部也能伸直了。而在10个月左右时，宝宝就能独自站立了。

站立不仅仅是运动功能的发育，同时也能促进宝宝的智力发展。当宝宝能很自若地坐着玩时，他就开始不再满足于坐了，他会主动地想学站，他会向上站起，这时候学站的时机已经成熟了。爸爸妈妈应抓住宝宝运动发育的时机，在此阶段帮助和训练宝宝站立。

育儿要点

宝宝能力培养方案

◎关键点：学站 独站…

训练宝宝学站立

宝宝开始学站时，爸爸妈妈可以扶着宝宝的双手让他站，或者让他扶着凳子、床沿站，经过一段时间的锻炼，宝宝就能很轻松地扶着东西站了，甚至可以手上拿着玩具，只需身体稍稍靠着一点就行了。到了这个水平，宝宝可以练习独站了。

训练宝宝站立时，要由易到难逐渐进行。刚开始时，爸爸妈妈可用双手支撑在宝宝的腋下，让其练习站立。在比较稳定后，可让宝宝扶着床栏站立。慢慢地宝宝就能很稳地扶栏而立，并能自如地站起坐下或坐下站起。

放手让宝宝独站片刻

在宝宝刚开始学站时，爸爸妈妈应注意给予保护，同时要注意检查床栏，防止发生摔伤、坠床等意外事故。在大人的保护下，可以脱手让宝宝站上1～2秒钟，慢慢地可以站的时间久一些，几乎在宝宝学独站的时候，他就已经在学扶着东西走了。

这时候，爸爸妈妈可以在宝宝前方放一玩具逗引他，让他学会挪步，移动身体。当宝宝具备了独站、扶走的能力后，就离会走不远了。

应加强练习与训练

宝宝站立、迈步练习

生长发育 17

对于宝宝的动作发育是有个体差异的，只要在一段时间范围内完成宝宝动作的发育都算正常。

育儿要点

站起、坐下、翻滚训练

◎关键点：坐稳 扶站 打滚…

10个月宝宝可以坐得很稳，当能独站或扶站时，可有意识地从站到坐，并控制身体坐下时不跌倒。并还能够由坐位换成俯卧位，或由俯卧位换成坐位。把宝宝放在活动栏内，训练宝宝由坐位主动拉栏杆站起，接着练习让宝宝扶栏蹲下去拾玩具，拾了玩具再练习坐下，最后练习从坐位躺下成俯卧位，继而训练翻身打滚。

育儿要点

宝宝练习迈步前走

◎关键点：帮助迈步…

妈妈两手握住宝宝的手，然后，自己一步一步往后退，让宝宝慢慢迈步向前走，或让宝宝扶着推车，慢慢向前推，学会迈步。

育儿要点

宝宝蹒跚学步

◎关键点：过渡阶段…

让宝宝扶物或扶手站立，并训练宝宝扶着椅子或推车迈步，可将若干椅子或凳子相距30厘米让宝宝学走，也可让宝宝在爸爸妈妈之间学走，距离渐渐加大。

此外，妈妈扶宝宝学走时，先用双手，然后单手领着走。以后可用小棍子各握一头，待宝宝走得较稳时，妈妈再轻轻放手，宝宝以为有人领着棍子，放心地走，渐渐过渡到独自走稳。

育儿要点

宝宝练习双脚站立

◎关键点：学会站立…

妈妈用双手扶在宝宝腋下，帮助宝宝站稳后，妈妈将双手慢慢收回并拍着手说："宝宝乖，宝宝快站好。"这样地反复训练，或让宝宝靠着栏杆或背靠墙站立片刻，渐渐地在无扶栏的条件下学会站立。

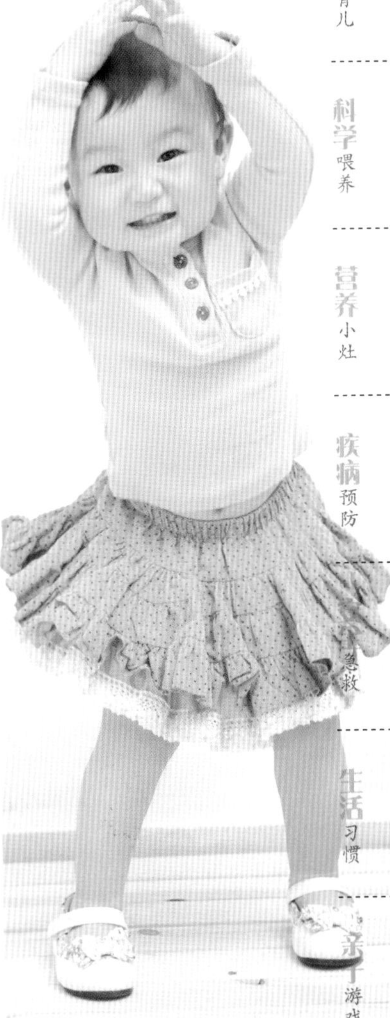

生长发育 18

11个月的宝宝是学习走路的最佳时期

帮助宝宝学会走路

到了11个月，从会爬、会坐、能扶站到双腿直立行走，宝宝经历了人生的一个很重要的阶段。

育儿要点

宝宝学走路的4个阶段

◎关键点：过程…

阶段	解释
单手扶物	当宝宝能单手扶物，或是能够离开支撑物独自站立时，就意味着宝宝已经具备了独自站稳的能力
蹲下站起	当宝宝能够单手，最好是双手离开支撑物，蹲下捡起玩具又顺利地再站起来，并且能够保持身体平衡时，就说明已经到了宝宝学走路的最佳时期。因为宝宝如果学走路，需要腿部肌肉具有足够的力量，这样蹲下站起，正是锻炼的最好办法
扶持迈步	妈妈离开宝宝一段距离，用玩具吸引宝宝迈步。这时，宝宝常会用手抓牢家具的边缘、扶着墙壁或推着小椅子，或是让其他人拉着一只手，一点一点地向前挪动
独自行动	慢慢地，爸爸妈妈会发现：当宝宝确定他没有危险时，就会大胆地把身体的重量都放在双脚上，开始摆脱一切束缚，迈出他在这个世界上完全属于自己的第一步

育儿要点

灵活施教，安全学步

◎关键点：注意事项…

保护好宝宝

最初练习行走的时候，爸爸妈妈一定要注意保护宝宝。待他步伐灵活以后，才可以撤开手，与宝宝相隔约50厘米，以随时保护他。

保持正确姿势

爸爸妈妈应该从宝宝学走第一步起，就让他有个正确的姿势。行走能促进宝宝血液循环，加快呼吸，锻炼下肢肌肉。宝宝开始走路的同时还能迅速成长起来。

注意关节脱臼

当教宝宝学走步时，爸爸妈妈应该站到宝宝身后，两手托住宝宝的腋窝，不要牵着宝宝的两只手。因为宝宝的关节很娇嫩，容易脱臼。如果牵着宝宝的手，一旦宝宝摔倒，爸爸妈妈就会不由自主地猛拽他一下，极易把宝宝的关节拉脱臼。

学用脚尖走路

只要宝宝能走几步，就要让他每天练习，但是走路的时间不能过长。当宝宝能走稳，可以满屋子来回走时，爸爸妈妈可以教他用脚尖走路，这样可以强健宝宝的足弓。

1岁半～3岁是孩子言语能力发展最快的阶段

抓住孩子学语最佳时期

生长发育 19

这期间孩子已开始说多词句的话语，学会使用各种基本类型的句子，喜欢交际，好发问，爱听故事和儿歌，并能记住一些故事内容。

育儿要点

宝宝语言发展的规律

◎关键点：飞跃式变化…

1～1.5岁

一般来说，孩子掌握词汇的数量在15个月时可达10个以上，15个月以后速度加快，18个月左右时，每月掌握的词汇可达10个左右。这时候要留心观察，他什么时候开始连续发出两个单词。不过双词句还是象征性句子，并不是完整的句子。

1.5～2岁

孩子到了18个月左右，语言能力又有了一个飞跃式的变化：说话增多，教什么会什么，一般能说出50个左右词汇，每个月增加25个新词；能用简单的话表达自己的意思，如“孩子要”、“妈妈上班”，此阶段叫做“语言爆发期”。

这时候的孩子语言有一个明显特点：简洁、明了，有时候还叽里咕噜说一些“外语”。这时候需要注意的是：不要觉得孩子的儿语有意思而模仿他说话，也可能他从周围学到了一半句粗话，常挂在嘴上。原因只有一个，就是为了引起家长的注意，最好的办法就是忽略、淡化，而不是纠正、呵斥，不然，越描反而越黑。

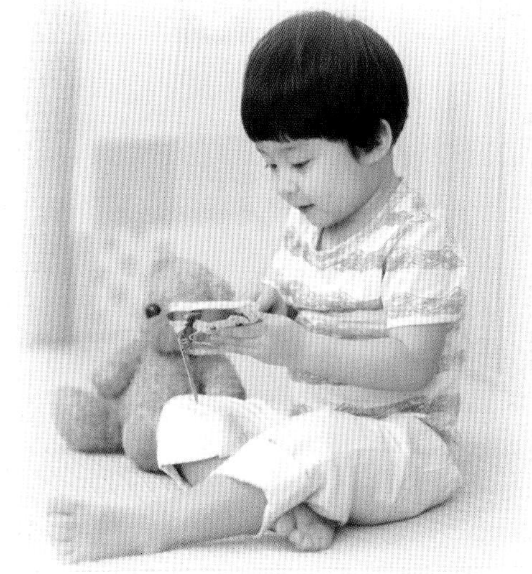

2～3岁

孩子2岁前会结束单词句，其词汇量也增加到200个左右。他的语言表达能力有了很大发展，最大特点是“学舌”和“接话”，妈妈说什么，孩子跟着说什么，或者爸爸说儿歌，孩子会接最后一两个字。说儿歌是由简单句向完整语言句过渡的最好桥梁，因为儿歌句式整齐，三字、五字或七字；生动活泼，节奏欢快，能说又能唱，孩子特别喜欢。

随着孩子思维能力的产生和发展，孩子会提出各种各样的“为什么”，这对于他以后的兴趣、创造性能力发展具有重要意义。

孩子到了3岁，词汇量可以达到1000多个。在这一时期，家长还要多给孩子讲些小故事，也可以给他讲解看图说话，或者鼓励孩子自己讲并及时指正；还可以教他唱些简单的儿歌、背简单的诗句等。当孩子提出问题时，要用心地说明，并用简单词句来描述事物的特点和用途。

育儿要点

鼓励孩子多说话的技巧

◎关键点：方法…

在生活中教孩子词语的含义

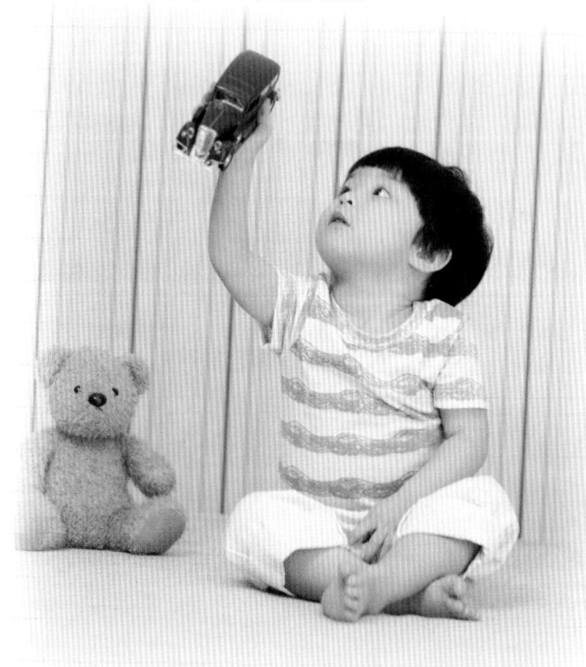

教孩子学习一个新词，尽量要同这个词所代表的实物或动作联系起来。孩子在说话时运用较多的是一些日常生活中最常见事物的名词，如：水果、蔬菜、玩具、电视中他经常看的内容。家长可以结合日常生活内容，帮助孩子理解这些词的含义，学习使用这些词语。如教“汽车”这个词，可以在带孩子在路上的时候，指着来往的车辆告诉孩子“这是汽车”，此时还可以问孩子“这是什么颜色的汽车？那是什么颜色的？”这样还能在孩子认识事物的同时，提高他的颜色辨别能力。于是，孩子就容易理解这个词语，并且在以后遇到汽车时就会联想起家长教给他的东西。

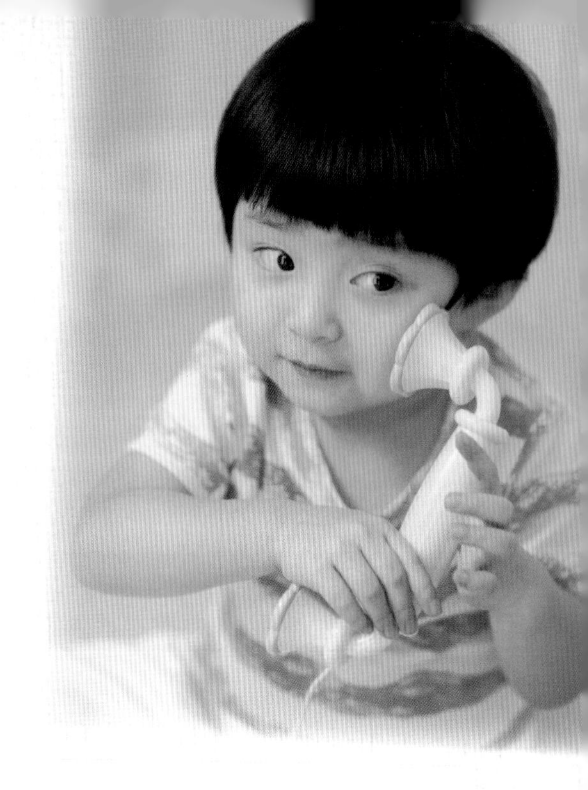

多给孩子说话机会

孩子语言能力的培养，主要靠多说多练，家长应有意识地为孩子提供一些说话的机会，让孩子的语言能力在实践中不断进步。例如，家里有些电话，家长可以让孩子去接，这样既能培养孩子认真听别人说话，也锻炼了孩子回答问题能力和复述别人说话内容的能力。

育儿小提示

◎抓住关键期

可以利用识字卡片、幼儿图书资料等帮助孩子多认识一些日常生活中不常见到的事物，这也有利于孩子积累词汇。

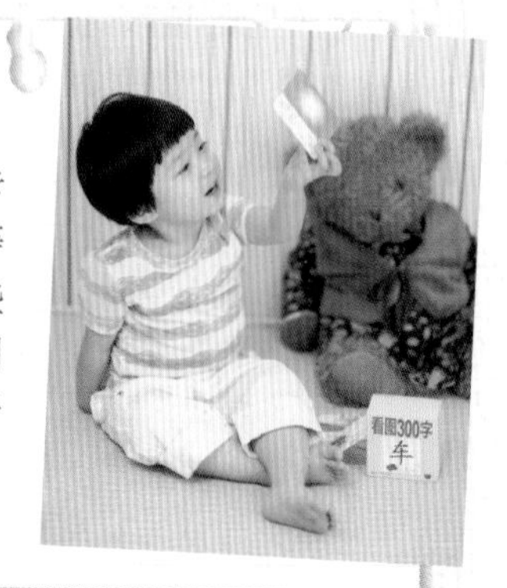

健康育儿

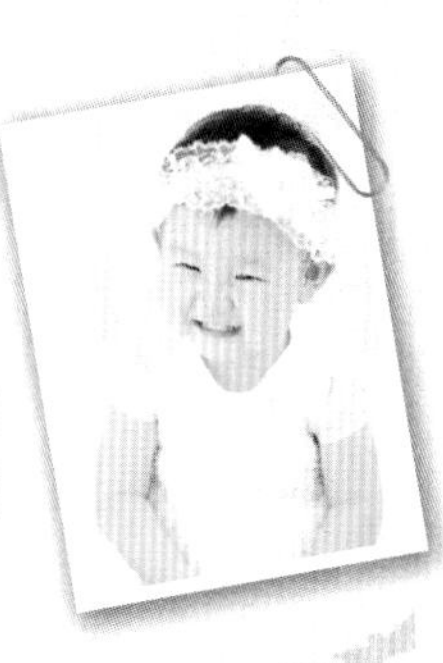

新生宝宝的身心成长十分微妙，饮食起居、身心健康都需要非常敏感细腻地照料。所以，新生宝宝早期的照料、培养和教育必然具有细密性和精确性，点点滴滴，都需要父母们准确地全面掌握。

健康育儿 1

宝宝出院后的家庭护理要点

新生儿护理

母亲在出院前，应该向医生详细了解宝宝在出生前后的情况，以及回家后应该注意的问题。

育儿要点

脐带护理要谨慎

◎关键点：清洁方法…

脐部是容易藏污纳垢之处，要仔细清洗。隐藏的脏物可以用油浸洗。干燥的脐部同身体其他部位的皮肤一样，清洗次数多少都没有问题。不同的是，此处的脏物隐藏得很深，不易清洗。每次在洗澡的时候可以用香皂清洗。如果在洗澡的时候脏物并不能清洗干净，下次再洗澡之前，可以先用橄榄油或者宝宝润滑油滴到脐部浸泡片刻再洗澡，这样，脏物就会清洗得一干二净。

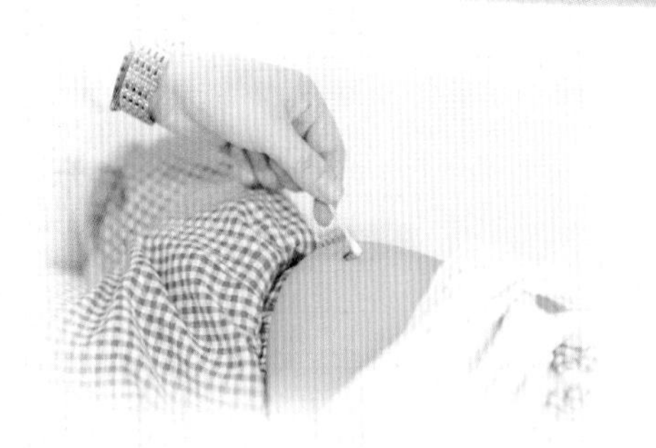

育儿小提示

◎当出现以下情况时应及时去医院就诊

1.脐部分泌物增多，有黏液或脓性分泌物，并伴有异味时。

2.脐部潮湿、脐周围腹壁皮肤红肿。

3.脐孔出血，或脐孔深处出现浅红色小圆点，触之易出血。

育儿要点

眼部护理要谨慎

◎关键点：眼部要护理…

分娩过程中，胎儿通过产道时，眼睛易被细菌污染，所以出生后要注意眼部护理，一般用0.25%的氯霉素眼药水滴眼可起到预防作用，每日2～3次。如有分泌物可用干净小毛巾或棉签蘸温开水，从眼角由内向外轻轻擦拭。

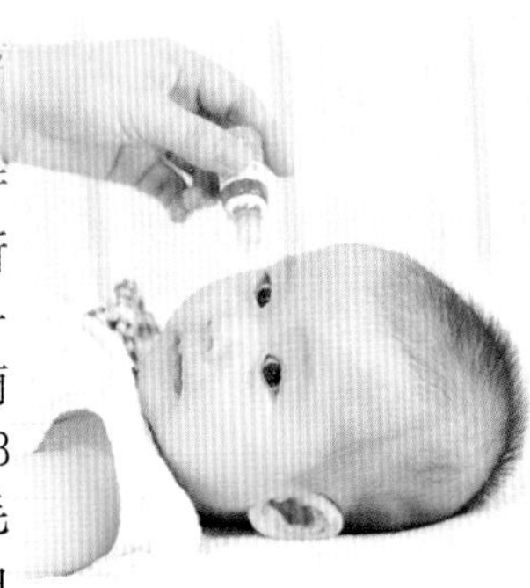

育儿要点

口腔护理要谨慎

◎关键点：口腔护理…

新生宝宝口腔黏膜薄嫩，不宜擦拭。如果发现口腔黏膜有白色豆腐渣样分泌物附着，则可能患了鹅口疮，可以用棉签往口腔黏膜涂紫药水或制霉菌素液，每日涂3～4次，看不到白色豆腐渣样分泌物后，再继续涂4～5天，才能根治。

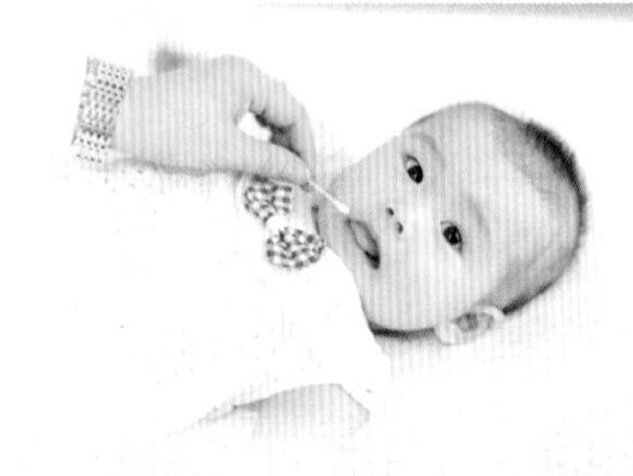

新生儿期是人一生中抵抗力最弱的时期

新生儿的保暖护理

如果宝宝被冻坏了，便会直接影响其健康成长，甚至危及生命，在这里保暖护理显得相当重要。

育儿要点

新生儿的体温特点

◎关键点：脂肪薄 测体温…

新生儿不能妥善地调节体温，因为他们的体温中枢尚未成熟，皮下脂肪薄，体表面积相对较大，故易于散热，体温会很容易随着外界环境温度的变化而变化，所以针对新生宝宝，一定要定期测体温，每隔2小时测一次，作好记录（每日体温正常应波动在36℃～37℃之间），生后常有一过性体温下降，经8～12小时渐趋正常。

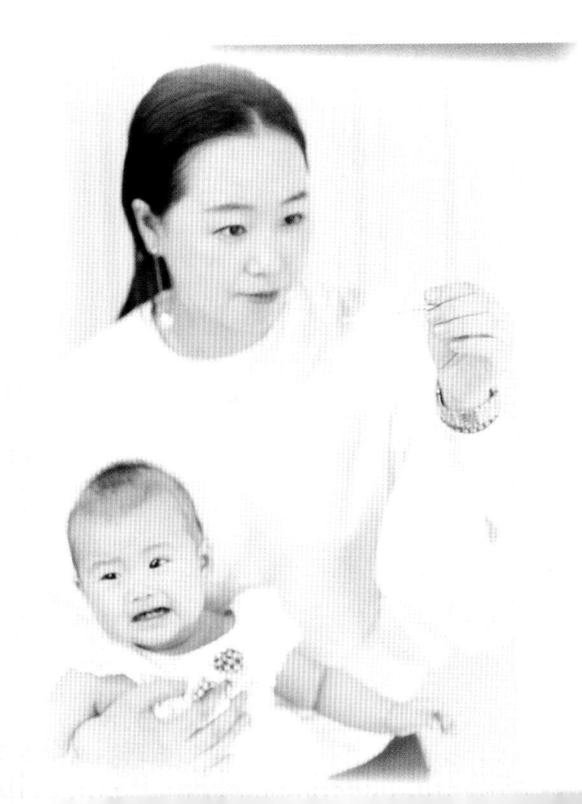

育儿要点

新生儿的保暖措施

◎关键点：保证健康…

新生宝宝一出生便立即要采取保暖措施，可防止体温下降，尤以冬季更为重要。新生儿体温应保持在36℃～37℃之间，低于36℃说明保暖不够，若温度过低，会使营养物质产生的热量大部分用于调节体温上，因而影响生长速度，寒冷还会降低机体抵抗力。高于37℃说明保暖过度，保暖过度，体温就会上升，出现发热、脱水，甚至抽风。故体温过高过低，忽冷忽热对新生儿都不利，应适时调节。

1.将室内温度应保持在24℃～26℃，新生儿保温可采用热水袋或用装热水的密封瓶，将其放在两被之间，以婴儿手足温和为适宜。

2.在换尿布时，注意先将尿布用暖水袋加温。

3.可将小儿直接贴近成人身体保温。

问答

问：到底应该给宝宝穿多少衣服呢？

答：有的家长喜欢给新生儿穿上几层衣服，如内衣、棉背心、几件毛线衣、棉袄，感觉是很暖和了，其实保暖效果不一定好。最好在内衣外面穿一件背心，再穿一件棉袄，保证身体与衣服之间有一定间隙，上面再盖上小棉被或毛毯就可以了。

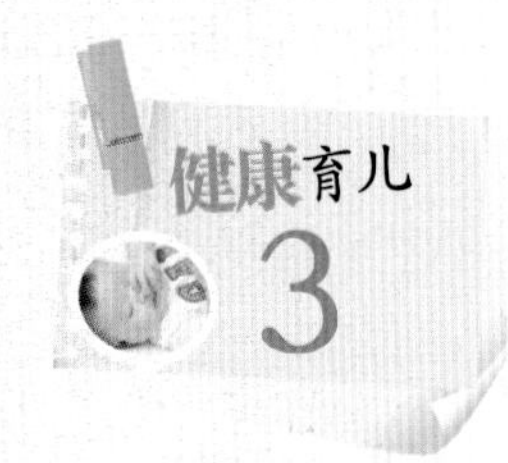

了解宝宝的哭声

让宝宝停止哭闹

哭闹，实际上是宝宝的一种语言表达方式。了解宝宝的哭声，并给予积极的抚慰和帮助，这对于宝宝的健康成长很有意义。

育儿要点

宝宝哭闹的原因

◎关键点：找到原因…

判断方法	判断依据
是否饿了	1.哭声短而有力，比较有规律，渐渐急促 2.3～4个小时需要哺乳一次，间隔时间不能太久 3.经常性1～2小时就哭闹，有可能是一次性奶量不够
检查尿布是否湿了	1.如果纸尿裤太沉，宝宝会很不舒服 2.如果有红屁股的现象，抹点护臀霜 3.衣裤如果湿了，一定要及时更换
检查宝宝身上是否有异样	1.宝宝是不是出疹子了 2.打预防针的地方是不是有红肿现象 3.有没有被蚊虫叮咬
情绪宣泄方式	1.几声缓慢而拖长的哭声打头阵，声音较低发自喉咙 2.经常陪宝宝玩耍，消除他的寂寞感 3.一般情况下，抱起来就没事了
有可能是消化不良引起腹胀	1.来得突然，第一声又长又响，之后屏息，接着大哭 2.摸摸小肚子是不是硬邦邦的
宝宝是不是穿得太多或太少	1.要根据室内的温度及时给宝宝增减衣物 2.穿得太多或太少都会让宝宝感到不适
宝宝是想睡觉了	1.哭声不太大，有规律，比较缠绵，甚至有些不安 2.让他做一些缓慢的或有节奏的运动 3.讲一些抚慰的话帮助他放松
周围环境和温度是否合适	1.家中过于嘈杂，会让宝宝烦躁不安的 2.室温最好控制在24℃～26℃

用适合宝宝的方法最重要

安抚宝宝的方法

爸爸妈妈要正确认识新生儿的哭喊，了解每次哭喊所要表达的意思，并在此基础上用正确的方法对待宝宝，才能缓解宝宝的激烈情绪。

育儿要点

安抚哭闹宝宝的方法

◎关键点：了解宝宝特点…

措施	做法
给宝宝提供安静的环境	白天为宝宝提供光线柔和的环境，晚上尽量让他睡在黑暗宁静的地方
注意宝宝的肢体语言	宝宝搓揉眼睛，扭转头部，或有睡意时，都在暗示他需要安静
重视宝宝的睡眠	让宝宝想睡多久，就睡多久
带宝宝出去散步	带宝宝出门散步，只要一直走下去，宝宝情绪就能得到缓解
固定宝宝的休息场所	把宝宝的小床或摇篮固定作为他休息的地方，不要在里面放置填充玩具以及其他会分散他视线的东西，如旋转音乐玩具
帮助宝宝学习自我放松	给宝宝一个奶嘴或允许宝宝吸手指，等他情绪稳定，喝足奶水，将睡未睡之际，再把他放下来睡觉
用“单调的声音”安抚过度疲劳的宝宝	电风扇、干衣机、吸尘器的嗡嗡声，都能转移宝宝的注意力，让他不被谈话或家里其他声音所吸引
提供某样具有镇静效果的物品给宝宝看	在光线阴暗的房间摆个有照明灯的水族箱或红色的台灯，以安抚受了过多刺激的宝宝
让宝宝身体有安全感	放在婴儿被里，不让他四肢乱动，这样可以减少触觉刺激
摇晃哭闹中的宝宝	在宁静的房间里做单调的摇摆动作
为宝宝遮蔽多余的视觉刺激	开车出门时，考虑在宝宝安全椅旁的车窗上遮条毛巾，或在散步时盖条毯子在婴儿车上
将宝宝全身抱紧	在黑暗寂静的房间里躺下，将情绪失控的宝宝紧搂在胸前

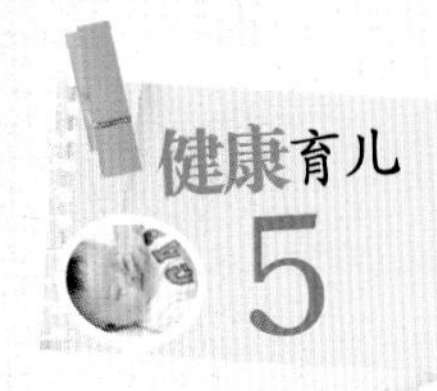
健康育儿 5

新生儿每天约需睡眠20小时

新生儿的睡眠

在新生儿期，新生宝宝除哺乳时间外，几乎全处于睡眠状态，睡眠的数量和质量某种程度上决定这一时期他的发育良好与否。

育儿要点

睡眠的特点

◎关键点：睡眠时间…

月龄	睡眠特点
0～2个月	还不会区分白天和黑夜，每天除了哭泣和哺乳的时间，大部分的时间在睡觉
3～4个月	睡觉和起床的间隔不断地延长，睡眠越来越集中在夜间
5～6个月	为了让夜间的睡眠更集中，白天的时候上午和下午各睡眠一次
7～8个月	夜间睡眠越来越集中，白天睡眠的时间减少。该阶段的宝宝在夜间多爱哭泣
9～11个月	白天的睡眠集中在一次。一天睡眠总计在10～13个小时
12～18个月	夜间睡眠10个小时以上，也不起夜。该阶段是宝宝区分起床和睡眠的关键阶段

育儿要点

宝宝睡姿有讲究

◎关键点：仰卧…

刚出生的新生儿自己无能力控制和调整睡眠的姿势，他们的睡眠姿势是由别人来决定的。新生儿初生时保持着胎内的姿势，四肢仍屈曲，为使在产道咽进的羊水和黏液流出，生后24小时内，可采取头低右侧卧位，在颈下垫块小手巾，并定时改换另一侧卧位，否则由于新生儿的头颅骨骨缝没有完全闭合，长期睡向一边，头颅可能变形。

刚出生不久的新生儿颈部肌肉长得不结实，自己还不能抬头，所以，新生宝宝应该仰面睡眠，而不是趴着或侧卧而眠，以免床铺捂堵或漾奶而导致新生儿窒息。

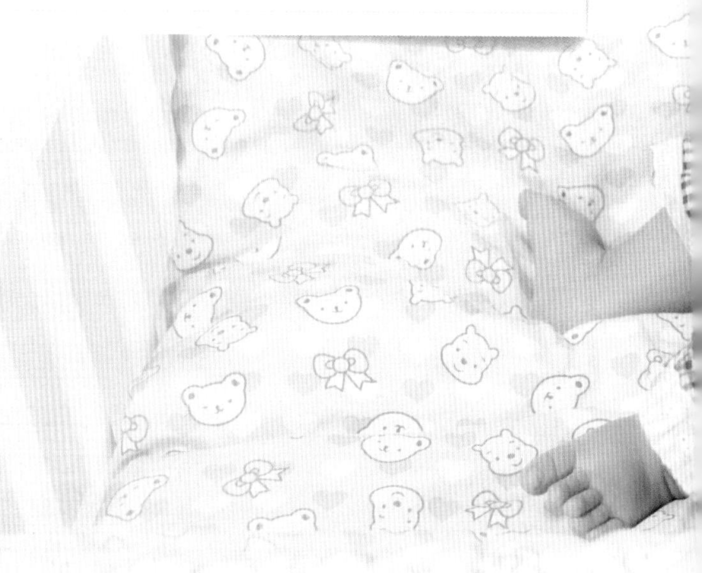

育儿要点

新生儿睡觉不应用枕头

◎**关键点：**警惕斜颈…

这个阶段的新生儿头围大于胸围，若宝宝睡觉时再加枕头，会使头部前倾或偏向一侧，影响呼吸或使其睡不舒适，天长日久，可能造成头颈部畸形。

育儿要点

宝宝要睡自己的床

◎**关键点：**婴儿床 摇篮…

未满月的宝宝应该睡在婴儿床或摇篮里。婴儿床和摇篮是宝宝最理想的睡具，它安全、舒适，设计轻便、合理。因为这时的宝宝还太小，不可以把他放在另外的房间里，无人看管。世界卫生组织和美国儿科协会强烈建议，千万不要将未满月的宝宝放在身边，与你们同睡一张床 ，避免被熟睡中的父母压死或造成窒息等的不幸事件发生。

育儿要点

营造好的睡眠环境

◎**关键点：**温度 空气…

室内温度最好维持在16℃～23℃，湿度在50%～60%。卧室要安静、清洁、通风，但不能有穿堂风。夏季要开窗户，开窗不会使婴儿受凉，相反还能使室内空气新鲜。但不能面对空调或电风扇。如果小宝宝睡凉席，要注意安全，可在凉席上面铺一层布、薄被、毛巾被等，不要让凉席扎着宝宝。如果是冬天，则一定要注意保暖，如果家里没有暖气，一定要采购一些保暖设施，如暖水袋、电暖器等。相比较而言，春秋两季新生宝宝的睡眠护理要容易一些。

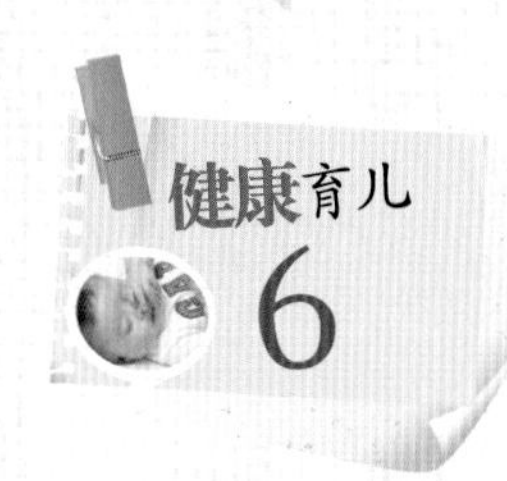

新生儿睡眠不安的原因很多

宝宝睡眠不安

新生儿的睡眠时间是成人的2倍多，每天有18～22小时是在熟睡之中。针对宝宝睡不好的情况，家长应对症下药，采取相应的护理措施。

育儿要点

睡眠的特点

◎关键点：时长 冷热…

正常情况下新生儿每天有18～20小时是在睡眠中，可有些新生儿睡眠却总遇到问题，如白天睡觉很好，可是到了夜晚就哭闹不睡了，即人们通常所说的“夜哭郎”。对这样的宝宝可以让他白天少睡一些，使他疲劳，晚上自然就能睡得好一些了。

另外，有的宝宝睡眠不稳，要认真找找原因，是室内温度过高或给宝宝包裹的太多，因太热而导致睡不安稳（这时宝宝鼻尖上可能有汗珠，摸摸身上也会潮湿，需要降低室温，减少或松开包被），还是因为室温太低（摸一下宝宝的小脚发凉，则表示宝宝是由于保暖不好而睡不安）而导致睡眠不踏实。还可能由于宝宝大小便使尿布湿了，没吃饱，睡眠环境太吵等，这些都有可能导致新生儿睡眠不稳，要针对形成的原因去采用相应的处理措施。

育儿小提示

◎当出现以下情况时应及时去医院就诊

如果上述情况都不存在，而母亲在孕期有维生素D和钙剂摄入量不足的情况，新生儿可能有低钙血症，在病的早期也表现睡觉不踏实，可给宝宝补充维生素D和葡萄糖酸钙以纠正。但有一种情况需警惕：如果除睡眠不安还伴有发热，不吃奶等其他症状时，应去医院请大夫检查诊治。

育儿要点

哄睡的方法

◎关键点：经验…

方法	解释
抱着哄睡	将宝宝抱在腹部之上，并且轻轻地摇晃身体，这样宝宝就很容易入睡
哺乳是最有效的	夜间宝宝哭泣，最有效的解决办法就是哺喂母乳。各种各样的方法中，这个方法是最有效的
补充水分	空气干燥容易引起口干，容易使宝宝哭泣。抱起来后可以给宝宝补充点水，也许就会停止哭泣，安静地入睡
轻拍背部	抱起宝宝，轻轻地拍其后背，最好使用同样的节奏，渐渐宝宝就会熟睡
两个人到黑暗的房间去	到了该睡觉的时间，两个人可以去漆黑、安静的房间。妈妈一边跟宝宝说话，一边哄他睡觉，这样宝宝马上就会入睡

新生儿的皮肤还没有发育完全

宝宝皮肤很重要

健康育儿 7

宝宝的皮肤不具备成人皮肤的许多功能，至少还需3年的时间才可能发育得和大人一样，因此妈妈在照料时一定要细心打理，有时稍有不慎，便会惹出不少的麻烦。

育儿要点

皮肤的特点

◎关键点：娇嫩…

新生儿皮肤薄、娇嫩，当遇到轻微外力或摩擦时，很容易引起损伤和感染。新生儿抵抗力弱，一旦皮肤感染，又极易扩散。因此，做好新生儿的皮肤护理是非常重要的。

育儿要点

皮肤的护理

◎关键点：损伤 遮阳 清洁…

避免损伤

在护理新生儿时，家长的动作要轻柔。所有接触新生儿皮肤的衣着、被褥、尿布等，都应柔软舒适，特别是在为新生儿清洗时，应选择安全性更高的洗护用品，即经过严格医学测试证明：品质纯正温和，其中的成分完全符合婴幼儿皮肤的特性，对宝宝的皮肤无任何刺激性，也不会引起过敏反应的产品。另外，不要用毛巾直接用力揉搓皮肤，洗后用毛巾吸干皮肤，防止由于磨擦引起皮肤破损。洗澡时要注意水温，避免皮肤烫伤。

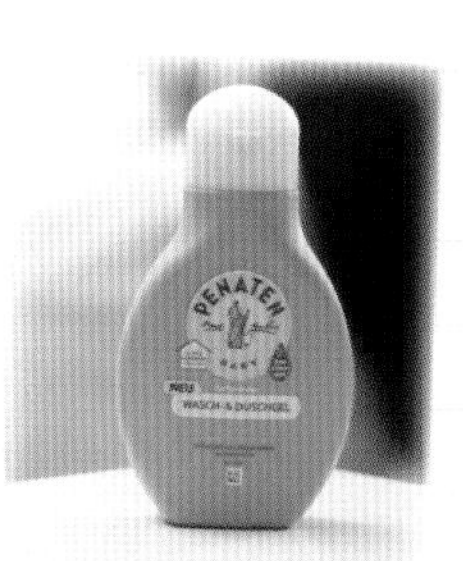

避免阳光

从婴儿时期就要避免过度暴露在阳光下，尤其是强烈的阳光下。必要外出时，暴露的皮肤使用无刺激性不含有机化学防晒剂的高品质婴儿的防晒品。

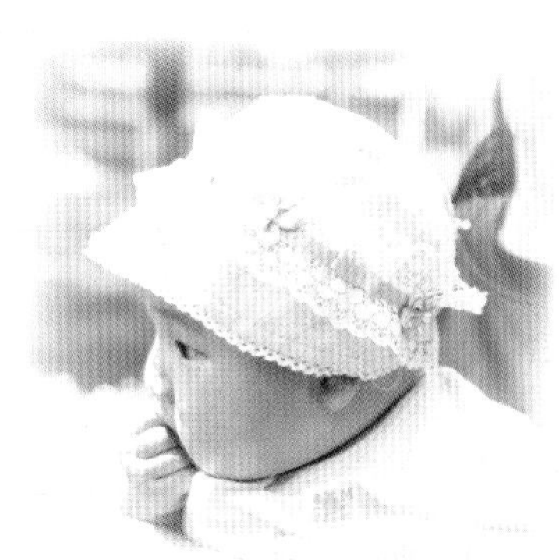

清洁干燥

要保护好新生儿的皮肤，很重要的一点就是注意清洁、保持干燥。新生儿最好能经常洗澡、清洗皮肤皱褶处，如耳后、颈下、腋下、大腿根、手心、指(趾)缝间等。沐浴后用细腻无杂质的婴儿爽身粉涂于全身。尤其是皱褶处，这样便可有效地吸湿，同时减少摩擦，从而预防痱子和尿布疹的发生。大便后要洗净臀部，保持局部的清洁，同时要保持皮肤的干燥。不要包裹过多，尤其是在夏季，气温高，湿度大，汗液不能及时蒸发，容易长痱子或出现皮肤的糜烂。尿布要及时更换，防止尿便长时间接触皮肤而引起尿布疹。

加强检查

每日给新生儿洗澡和换尿布时，仔细检查新生儿全身的皮肤，以便及时发现皮肤是否出现皮疹、损伤或其他异常情况。

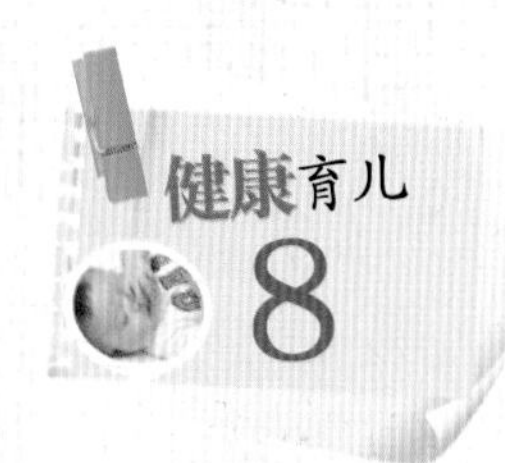

新手父母一定要做好新生儿的排泄护理工作

排泄的量和次数

排泄护理在新生儿的日常护理中，占有很重要的位置。因为新生儿无法自理自己的排泄问题，而新手父母对此护理的好坏，则对宝宝的生理、心理影响很大。

育儿要点

新生儿的排便与排尿

◎**关键点：**次数 尿量…

新生儿一般在出生后12小时开始排胎便，胎便呈深、黑绿色或黑色黏稠糊状，这是胎儿在母体子宫内吞入羊水中胎毛、胎脂、肠道分泌物而形成的胎便。3～4天胎便可排尽，哺乳之后，排便逐渐呈黄色。吃配方奶的宝宝每天排1～2次便，母乳喂养的宝宝排便次数稍多些，每天4～5次。若新生儿出生后24小时尚未见排胎便，则应立即请医生检查，看是否存在肛门等器官畸形。

新生儿第一天的尿量为10～30毫升。在出生后36小时之内排尿都属正常。随着哺乳摄入水分，新生儿的尿量逐渐增加，每天可达10次以上，日总量可达100～300毫升，满月前后可达250～450毫升。

育儿要点

尽早培养宝宝排便的习惯

◎**关键点：**大便次数…

1～3个月的小宝宝，此期每天大便为3～4次，随着月龄的增长，大便次数逐渐减少，到3个月末每天大便1～2次。而小便次数为20次左右。当然，家长如果细心观察，可以发现宝宝排便的次数是与进食多少、进水多少都有关系的。

育儿要点

把宝宝大小便的技巧

◎**关键点：**把尿…

首先，家长要注意观察宝宝的排便需求。多数宝宝在大便时会出现腹部鼓劲、脸发红、发愣等现象。当出现这些现象时，我们就试着给宝宝把便。并且，一般在宝宝睡醒及吃奶后也要及时把便，不要把得过勤，否则易造成尿频。并且，在给宝宝把便时，其姿势一定要正确，使宝宝的头和背部靠在大人身上，而大人的身体不要挺直，宝宝3个月以内还不会反抗。同时把便时，给予宝宝其他的条件刺激，如“嘘嘘”声诱导把尿，“嗯嗯”声促使其大便。坚持训练相信宝宝会逐渐形成条件反射。

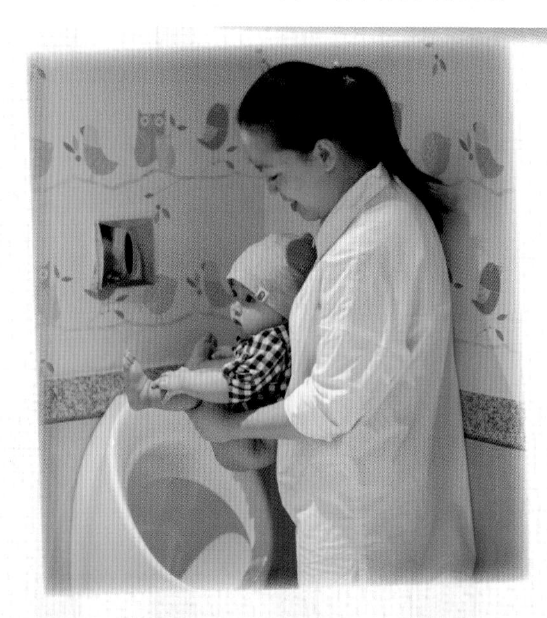

妈妈和宝宝要经常拥抱

抱孩子的方法

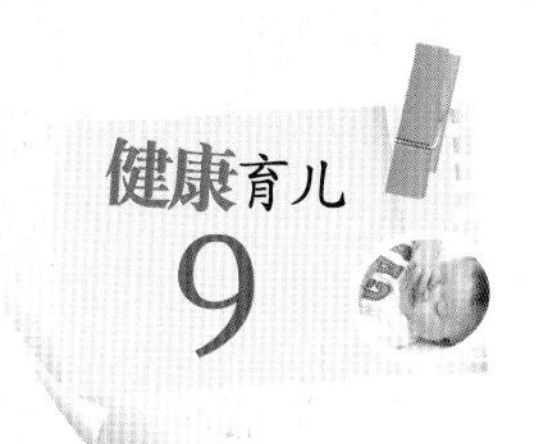

宝宝都非常喜欢让爸爸妈妈抱着或者背着，这也是爸爸妈妈同宝宝建立深厚感情的重要方法。

育儿要点

抱孩子的几种方法

◎关键点：抱姿…

紧紧地抱在胸前

妈妈用前腕抱着宝宝的后背，注意顺着宝宝弯曲的体型，以免损伤。

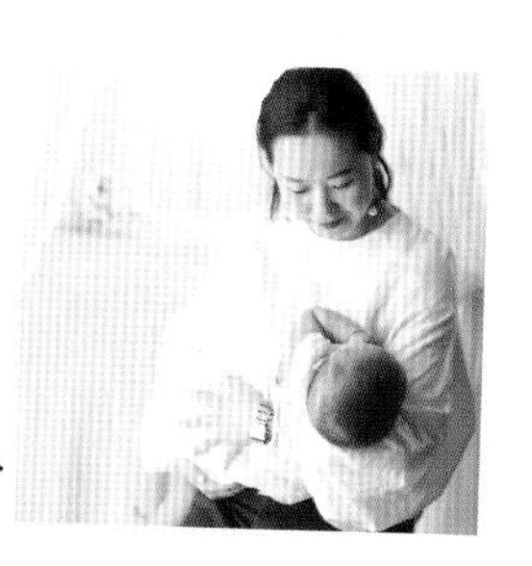

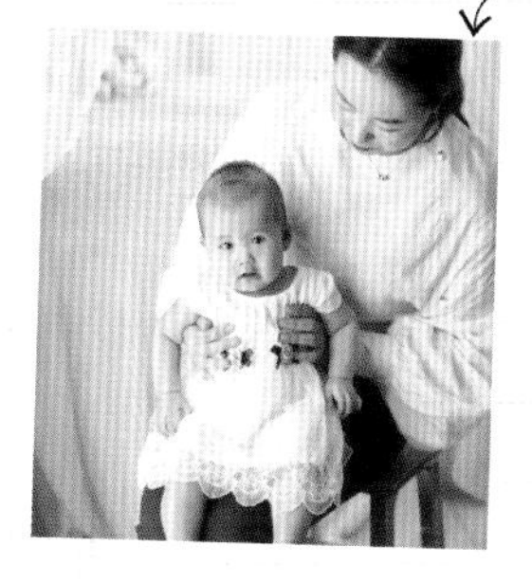

面对面紧紧地抱在胸前

可让宝宝坐在妈妈的腰间。颈部结实的宝宝已经能够支撑住自己的身体。用妈妈的手和肘部稳稳地托住宝宝尚不结实的颈部。

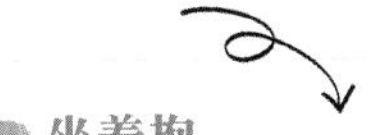

坐着抱

宝宝哭闹的时候，妈妈可以试着坐在椅子上，让宝宝朝前坐在大腿上。这样宝宝就能看到周围的事物，就会很开心。

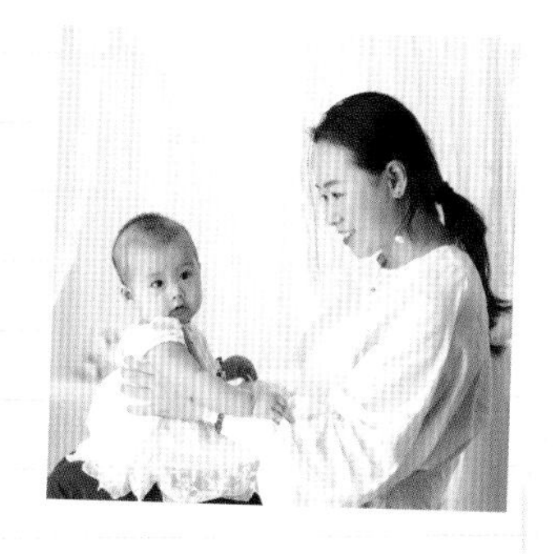

育儿要点

抱起孩子的方法

◎关键点：不同姿势…

支撑宝宝头部的方法

宝宝颈部结实前，如何托住颈部是抱孩子的最关键之处。

手指从颈后伸到宝宝的耳后：用妈妈的整个手掌支撑住宝宝的头部，颈部稳定才能确保宝宝的安全。

错误方法：如果手只托住宝宝的头部，就可能发生各种意外，是很不安全的。也会引起宝宝的哭闹。

抱起宝宝的方法

从腋下将手伸进后将宝宝抱起，即便是新生儿也是适合的方式。

要点是指尖朝上：妈妈的手指尖朝上可以保证将宝宝的后背及颈部全部稳稳地托住，之后再抱起。

颈部不稳：妈妈的指尖横向相对，不能托住颈部是很危险的做法。

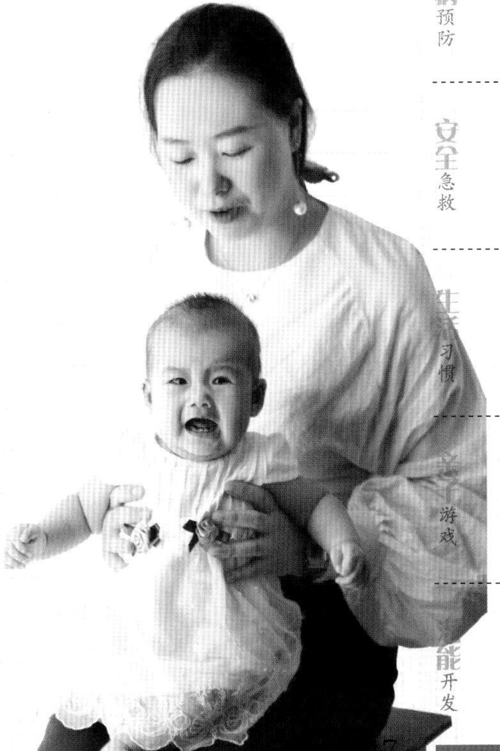

健康育儿 10

洗澡是亲子交流的一个途径

给宝宝沐浴的技巧

到1个月左右的时候，可以用宝宝浴缸给宝宝洗澡。洗的时间过长宝宝会感到疲劳，而且水的温度也会下降，所以，控制在10分钟之内为佳。

育儿要点

做好沐浴前的准备

◎关键点：水温 衣物…

注水

注意水缸里的水不要倒的太满。

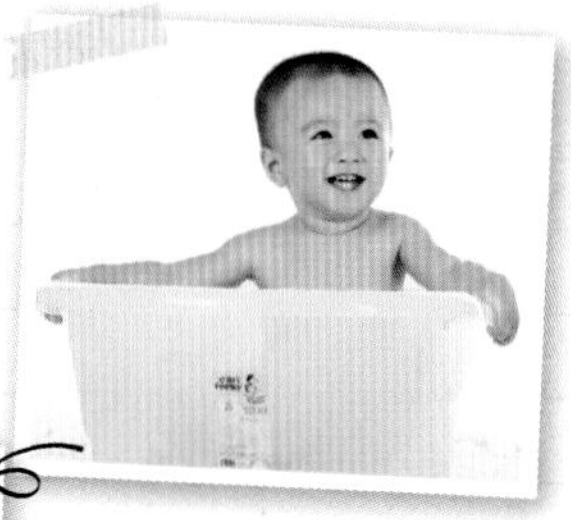

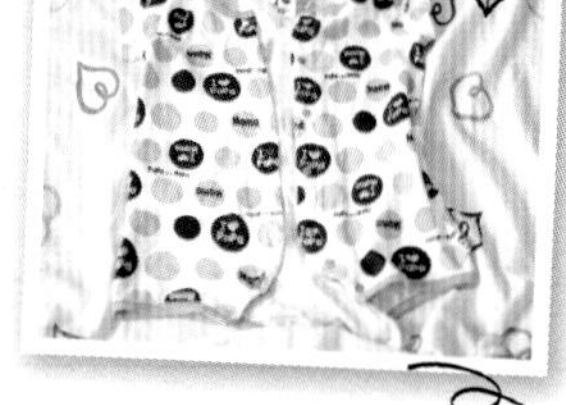

准备衣物

在往宝宝浴缸里注水的同时，也要准备好换用的衣物及尿布等。

确定水温

适合宝宝沐浴的水温大约与母亲羊水的温度相同，在38℃左右。

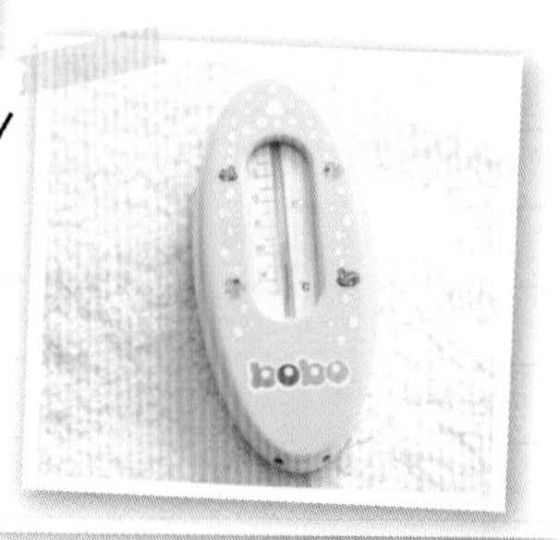

育儿要点

沐浴后的工作

◎关键点：控制时间…

→宝宝沐浴结束以后，要马上用预备好的毛巾擦拭干净。不要忘记脖子下及腋下等。

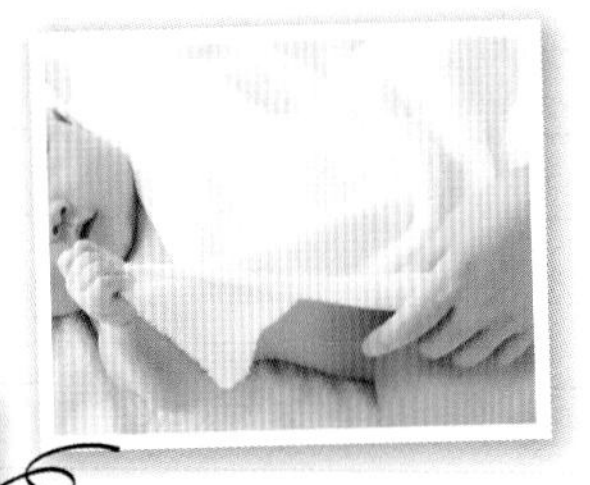

←给宝宝穿上准备好的内衣。如果宝宝的身体已经不发热，就要尽快地给他穿上外衣。

→用棉签清洁脐部、耳朵及鼻孔等残留的水分，避免水分的残留。

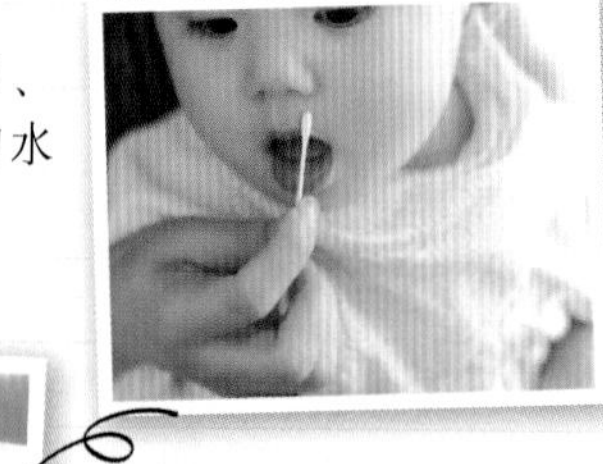

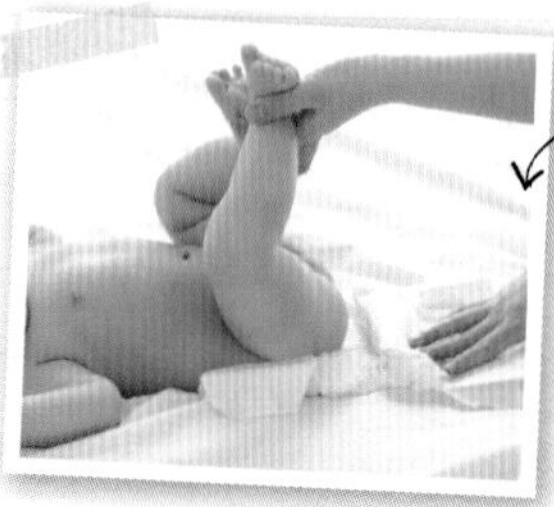

←给水分完全擦干后，就可以给宝宝换上尿布了。要趁着刚刚沐浴完，宝宝的心情比较好就尽快地换上尿布。

育儿要点

沐浴过程

◎关键点：耳 嘴 脖子 胳膊 屁股 脚…

→用一只手的拇指和中指放在宝宝的耳后，并托住颈部，另一只手将双腿撩起后托住屁股。

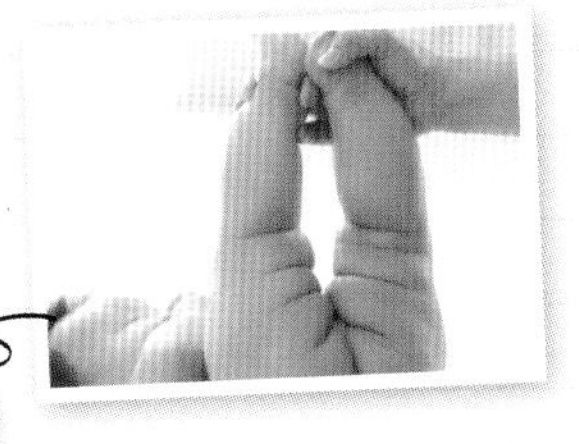

←将纱布弄湿后清洗宝宝的脸部皮肤，这个时候先不要将宝宝的包被拿掉。清洗宝宝的额头。清洗宝宝眼睛周围。清洗宝宝嘴唇周围。

→拧干纱布，仔细轻轻地擦拭耳朵及其周围。

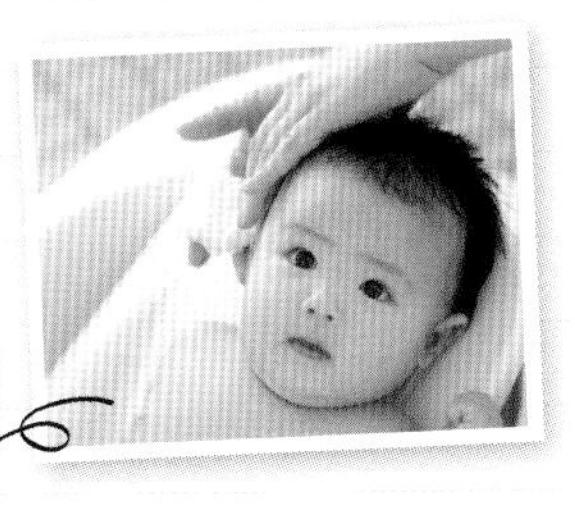

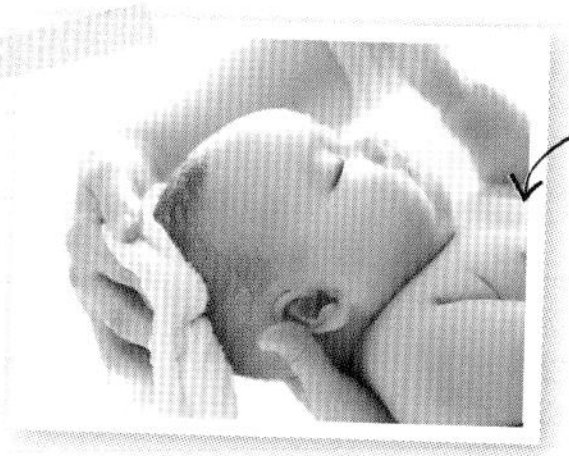

←将沐浴液搓出泡沫来揉在纱布上洗头发。一只手将包被拿掉，另一只手托住宝宝的脖子，要小心不要闪到脖子。

→轻轻地清洗宝宝的胳膊，并要仔细清洗胖宝宝的皱褶处。用纱布清洁宝宝的腋下。然后洗另一只胳膊和小手。

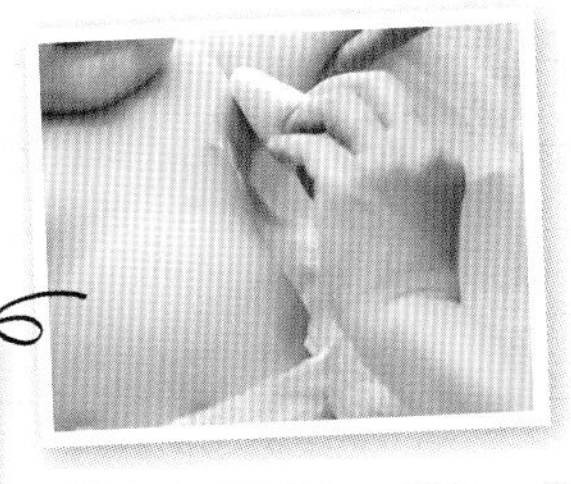

←把湿纱布弄湿，揉搓出香皂沫，然后冲洗宝宝的大腿根部。

→用拇指仔细地清洗宝宝的屁股和性器官，但要注意手指甲不要划到皮肤。男孩的生殖器要特别注意清洗干净。生殖器下面也要清洗干净，尤其褶皱部，要特别认真清洗。

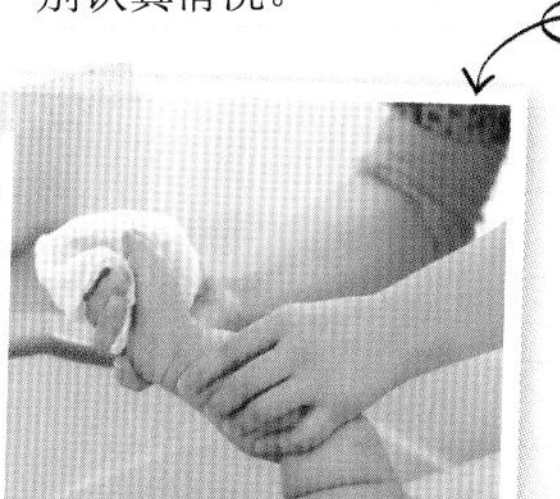

←轻轻地用手握住宝宝的脚部，从下到上轻轻地滑过。由于脚底很容易脏，要仔细清洗。

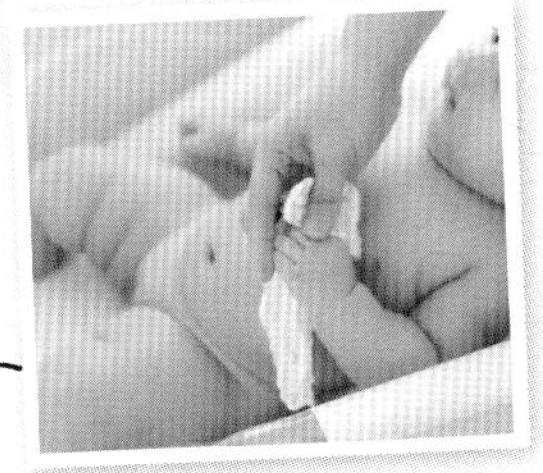

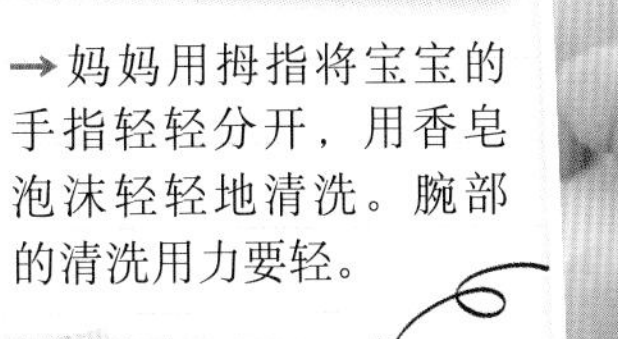

→妈妈用拇指将宝宝的手指轻轻分开，用香皂泡沫轻轻地清洗。腕部的清洗用力要轻。

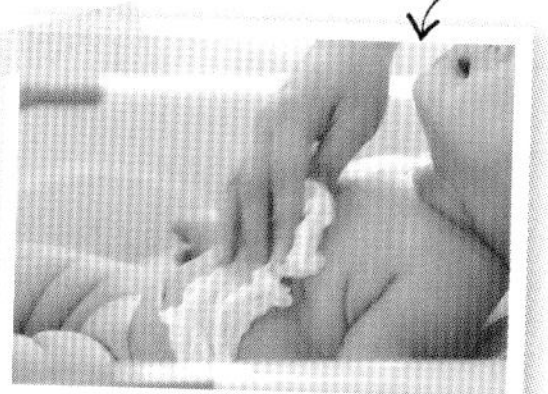

←将用手掌搓洗宝宝的胸部，力量要轻，也要注意不要一味地去碰宝宝的乳头。

→背部朝上以后，可以用空出的一只手擦沐浴液，不要忘记清洗仰面时未清洗到的宝宝头后。清洗宝宝的肛门。

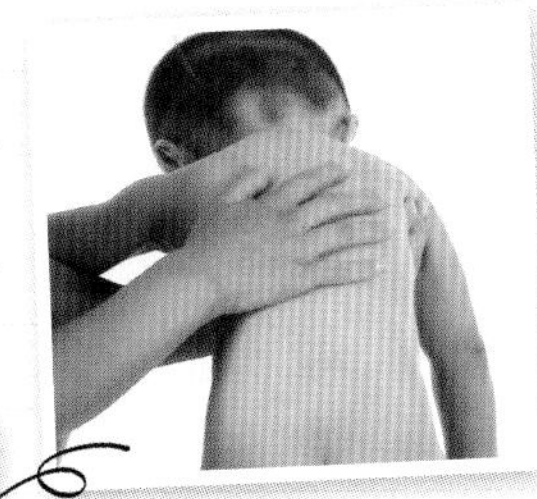

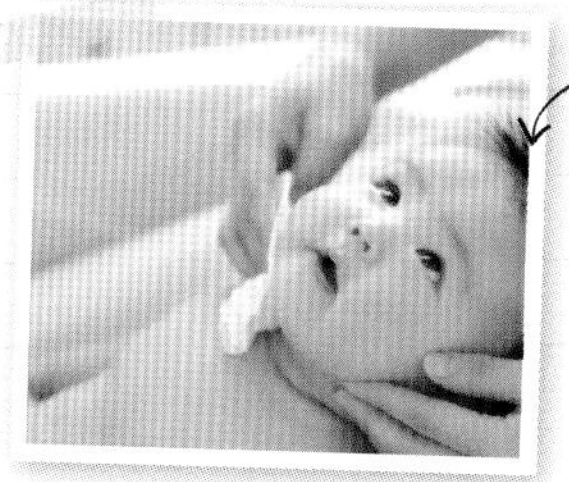

←一只手托住宝宝的脖子，让宝宝仰起脖子，清洗宝宝的脖子。

健康育儿 11

尿布更换要及时，屁股清洁要彻底

尿布对宝宝至关重要

宝宝的肌肤是很敏感的，脏的内裤贴在身上会刺激皮肤。所以要及时地更换尿布，并且一定要将屁股擦拭干净。

育儿要点

擦屁股的方法

◎关键点：女孩和男孩的不同方法…

女孩

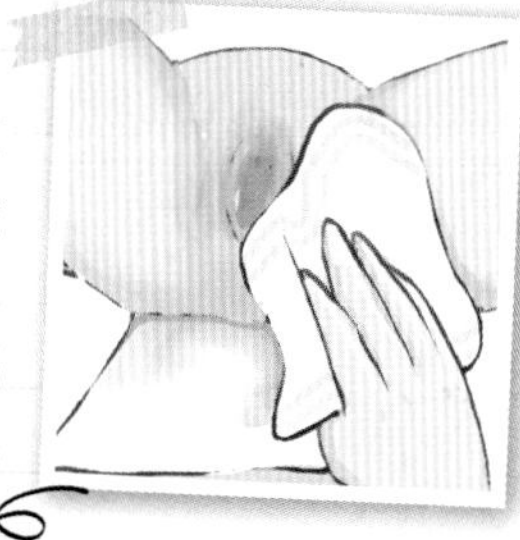

女孩外阴部是大便容易进入的部分。为避免大肠杆菌通过尿道进入体内引起炎症，擦拭屁股的时候一定要按照从前向后的顺序。

男孩

睾丸和“小鸡鸡”的里面也要仔细清洗，男孩的睾丸和“小鸡鸡”里面很容易残留脏东西，妈妈在清洗的时候要仔细。

育儿小提示

◎避免脚步受凉

尿布的温度，远远低于婴儿腹部皮肤温度。新生儿一天更换十几次尿布，如果每次都把尿布放到宝宝的腹部（几乎所有的妈妈都如此），那么宝宝每天要暖十几块尿布，腹部受凉的程度可想而知。新生儿就怕腹部受凉，小儿布兜兜就是这样“发明”的。因此不要把尿布兜到腹部。

育儿要点

如何选择尿布

◎关键点：质地 质量…

①纯棉质地
②透气性能良好
③柔软舒适
④性价比合理
⑤大厂家生产
⑥大商场或专卖店销售

应选用柔软、吸水性强、耐洗的棉织品，旧布更好，如旧棉布、床单、衣服都是很好的备选材料。也可用新棉布制作，经充分揉搓后再用，新生宝宝尿布的颜色以白、浅黄、浅粉为宜，忌用深色，尤其是蓝、青、紫色的。尿布不宜太厚或过长，以免长时间夹在腿间造成下肢变形，也容易引起感染。尿布在宝宝出生前就要准备好，使用前要清洗消毒，在阳光下晒干。

育儿要点

洗尿布的方法

◎关键点：晒干…

一个宝宝一昼夜需20块左右的尿布，平常要关注宝宝，及时给宝宝换尿布，如给宝宝喂奶前后都应检查尿布湿了没有，妈妈用手指从宝宝大腿根部伸入摸摸就知道了。尿布换下后，一定要及时清洗，先将尿布上的大便用水洗刷掉，再擦上中性肥皂，放置20～30分钟后，用开水烫泡，水冷却后稍加搓洗，大便黄迹就可很容易洗净，再用水洗净晒干备用。

育儿要点

更换尿布的方法

◎关键点：操作步骤…

序号	方法
1	按照之前的痕迹进行折叠，通常是纵向对折一次后横向再对折一次，这样，尿布的上面就露在了外面
2	内裤穿上后要在腹部中间处留出大约两根手指的间隙，并且将腰带留出来
3	给宝宝换新尿布的时候，要注意不能盖住宝宝的脐部。多余的部分男孩折叠到前面，女孩折叠到身后

育儿要点

如何选择纸尿裤

◎关键点：吸力 透气 干爽…

吸收尿液力强、速度快

纸尿裤含有高分子吸收剂，吸收率可达自身的100～1000倍，而且不会再被挤出来。加入了高分子吸收剂后的纸尿裤越变越薄，更加舒适。所以看吸收力并不取决于厚薄，甚至恰恰相反。高吸水性的可减少更换次数，不会打扰睡眠中的宝宝；还可减少尿液与皮肤接触时间，减少尿布疹的发生概率。

透气性能好、不闷热

宝宝使用的纸尿裤如果透气性不好，很容易导致婴儿患尿布疹。透气性不好的纸尿裤会使男婴阴囊局部环境温度增高，可能会影响婴儿的睾丸发育，尤其是1岁以后的婴儿更应注意。

育儿要点

更换纸尿裤的方法

◎关键点：操作步骤…

序号	方法
1	将新纸尿裤展开，把褶皱展平，以备使用
2	打开脏污的纸尿裤，用浸湿的纱布擦拭屁股，一定不能让大便残留
3	慢慢地将脏纸尿裤卷起，小心不要弄脏衣服、被褥或宝宝的身体
4	一只手将宝宝的屁股抬起，另一只手将新的纸尿裤放到下面
5	将纸尿裤向肚子上方牵拉，注意左右的间隙粘好
6	在腰部留出妈妈两指的间隙，目测左右的对称性之后，将腰部的纸带粘好即可

表层干爽，尿液不回渗、不外漏

倘若宝宝的小屁股总是与潮湿的表层保持接触，很容易患尿布疹。新生宝宝长时间躺着，臀部和腰部压着尿裤，腿部及腰部要设有防漏立体护边，但不能因防漏而太紧。尿裤表层的材质也要挑选干爽而不回渗的。另外最好选择四层结构的纸尿裤，即多加了一层吸水纤维纸，更少渗漏。

护肤保护层

尿布疹的成因，主要是尿便中的刺激性物质直接接触皮肤。目前市面上已有纸尿裤添加了护肤成分，可以直接借着体温在小屁屁上形成保护层，隔绝刺激，并减少皮肤摩擦，让宝宝拥有更舒服的肤触感。

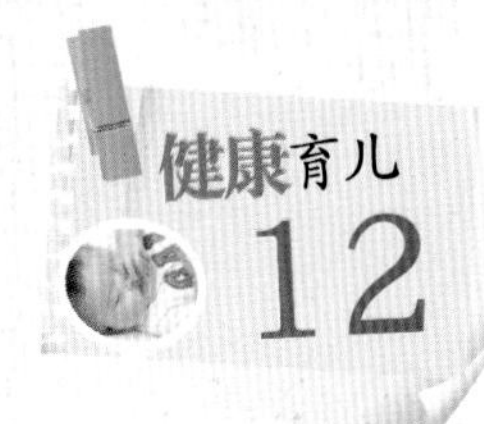

健康育儿 12

指甲虽小，重要性不小

呵护宝宝的小指甲

指甲既保护宝宝手指免受损伤，也是反映健康情况的一面小镜子，故细加呵护也是父母的必修课。

育儿要点

宝宝健康指甲的样子

◎关键点：粉红色 无倒刺 亮泽…

序号	形态
1	健康的指甲呈粉红色，光滑亮泽，无斑点，无凹凸，无裂纹
2	甲板坚韧呈弧形
3	甲半月颜色稍淡
4	甲廓上没有倒刺
5	轻轻压住指甲的末端，甲板呈白色，放开后立刻恢复粉红色

育儿要点

修剪指甲的选用工具

◎关键点：指甲钳 指甲剪…

指甲钳

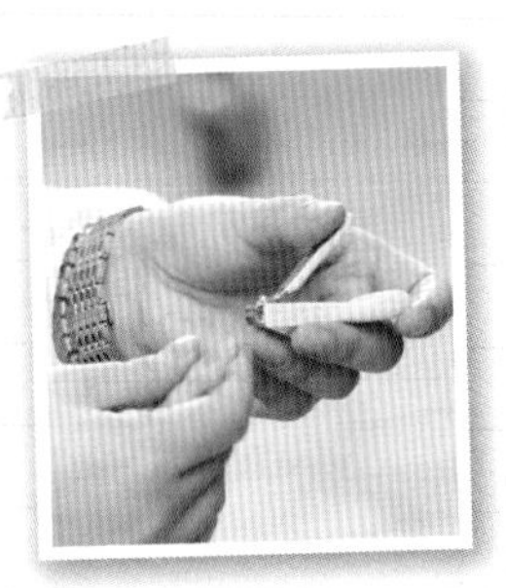

对于新手妈妈来说，婴儿指甲钳是个不错的选择。这种指甲钳专门针对婴儿的小指甲而设计，安全实用，而且修剪后有自然弧度。尤其适合3个月以内的宝宝。

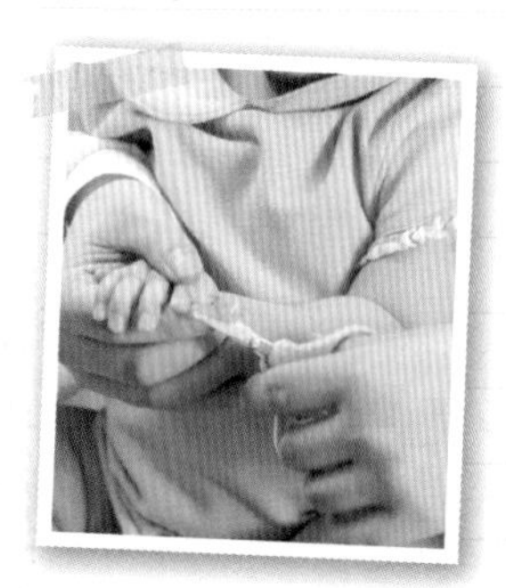

指甲剪

对已经能灵活使用指甲钳的前辈妈妈，我们建议选用专用婴儿指甲剪。这些指甲剪灵活度高、刀面锋利，可一次顺利修剪成型。顶部是钝头设计，即使宝宝突然动作，也不用担心会被戳伤。

育儿要点

如何为宝宝剪指甲

◎关键点：避免拉扯 剪圆滑…

1.先剪中间再修两头。因为这样会比较容易掌控修剪的长度，避免把边角剪得过深。

2.指甲两侧的角不能剪得太深，否则新长出来的指甲容易嵌入软组织内，成为“嵌甲”。

3.两次修剪过后可能会把指甲剪出尖角，务必要把这些尖角再修剪圆滑，避免此尖角长后成为抓伤宝宝的“凶器”。

4.及时发现并处理宝宝指甲边出现的肉刺。千万不能直接用手拔除，以免拉扯过多，伤及周围皮肤组织。请仔细用剪刀将肉刺齐根剪断。

头部分泌大量的油脂，要仔细地清洗头部的皮肤

健康育儿 13

头发护理要得当

每天在给宝宝洗澡的时候，最好能连头发一起清洗。宝宝头部容易出汗，如果不清洁干净，容易出现汗味。

育儿要点

洗头发时的注意要点

◎关键点：毛巾 梳子 橄榄油 洗发液…

洗头之后用浴巾仔细地擦拭干水分:洗完澡以后，用浴巾仔细地拭干头发上面的水分。在基本擦干以后，用梳子等轻轻地将头发理顺。如果宝宝的头发很少，用手梳理即可。

湿疹部分用湿布润湿:洗澡之前，用蘸有橄榄油的纱布覆盖在湿疹的部位10～15分钟。

洗澡时仔细清洗头部湿疹的部分，使用宝宝专用的洗发液，用拇指肚儿仔细地清洗湿疹的部位。之后要彻底地冲净洗发液，以免残留在头发和头皮上。

育儿要点

在家剪头发的步聚

◎关键点：理发器 长度 清洗…

→首先是给理发器充电，充电完毕后就可以开始准备给宝宝理发了。

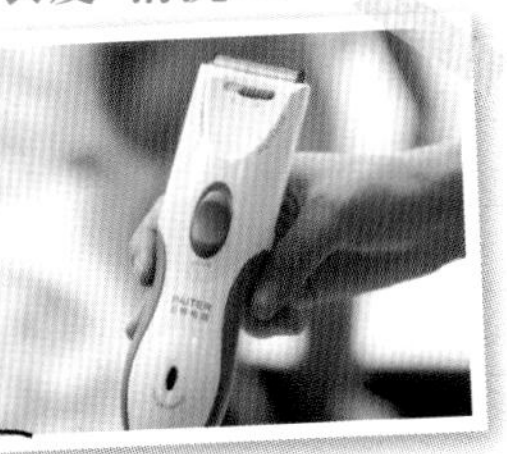

→根据需要的长度选择限位梳套入理发器，大限位梳能确保头发修剪到24～40毫米，小限位梳是4～20毫米，上下滑动限位梳，可调节到适当的位置。

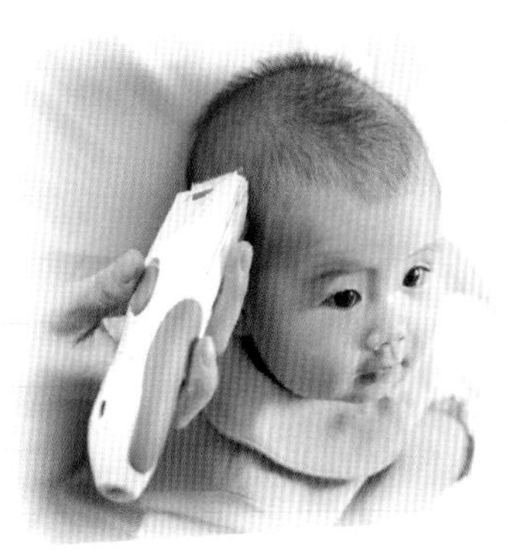

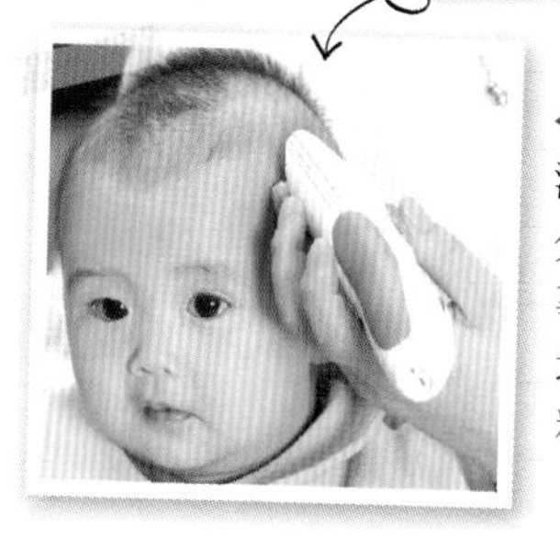

←围好披肩，并将洗净弄干的头发充分梳直。为了便于事后清理，最好在地上铺上报纸或塑料布。

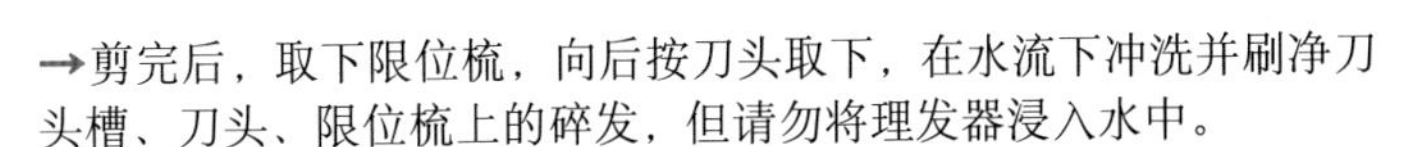

→剪完后，取下限位梳，向后按刀头取下，在水流下冲洗并刷净刀头槽、刀头、限位梳上的碎发，但请勿将理发器浸入水中。

→将限位梳的斜面贴着头皮缓慢移动，逆着头发的生长方向修剪，可根据长短需要随时调节或更换限位梳。

健康育儿 14

宝宝居住的环境，相对湿度在50%～60%为佳

保持良好的室内环境

宝宝居住的房间，阳光应充足，因为阳光中的紫外线有杀菌的作用，但要避免强光直射宝宝的面部。居室的门窗宜加上纱门、纱窗和窗帘，以免蚊蝇侵扰。

育儿要点

用空调调节

◎关键点：温度 湿度…

宝宝居住的房间，温度设定在26℃～28℃为宜，以户内外5℃之差为标准。注意空调不要直接吹到宝宝，当室内的温度下降的时候，需要降低空气的湿度。

育儿要点

室内每隔3～4个小时换气一次

◎关键点：换气…

为了保持室内的温度，冬季通常都是门窗紧闭的，空气流通很差。最好做到一日数次地开窗，让室内外的空气可以流通交换。白天每3～4小时开一次窗为标准，每次15分钟左右。晚上睡觉的房间最好能留一条窗缝，保证新鲜空气的输入。

育儿要点

睡眠与睡房环境

◎关键点：温度 安静 亮度…

不要给宝宝穿得、盖得太厚。因为婴儿头部温度比体温低3℃左右，温度较高，会使宝宝烦躁不安。

大多数宝宝能习惯普通家庭的谈话声、笑声，所以宝宝睡眠时不必人人屏声敛气，但要避免大声喧哗。

不要让宝宝在亮着灯的环境中睡觉，长期在灯光下睡觉，眼睛所受光线的刺激就会持续不断，从而妨碍视力发育。

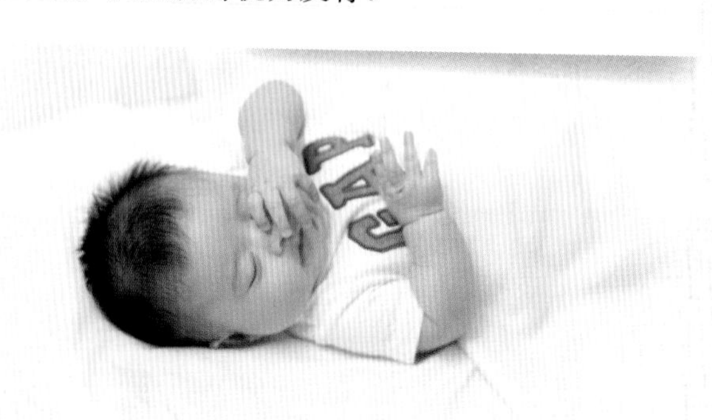

育儿要点

打造安全的厨房环境

◎关键点：安全 干净 利索…

收好电线

将电水壶、烤箱、搅拌器的电线收好，别让孩子触摸。可为水壶选择一种可伸缩的电线。

用有盖的垃圾桶

厨房的垃圾桶最好能加盖，以免孩子看到桶内的垃圾拿出来玩。

关好燃气灶

不使用时，要记得关闭燃气灶总闸，以免孩子独自无意中打开燃气。

收好利器

把刀、剪刀、刨刀、开瓶器和其他尖锐的器械插入刀具架，放到孩子够不着的地方。

针对宝宝的东西家长要理性对待

妥帖应对宝宝用品

健康育儿 15

有了孩子之后，家里的东西会多很多，买宝宝的东西一要考虑价钱，二要考虑质量，三要考虑实用性。

育儿要点

婴儿用品要耐用，功能要全

◎关键点：婴儿床 推车…

买一个可以拆卸的婴儿床，如可以在去掉围兜之后变成幼儿车的婴儿推车，这些商品很不错，类似的东西可以适当地买几件。不要购买婴儿枕头和床围等一些不实用的东西。这些东西宝宝根本用不上，并且如果使用不当，反而有造成宝宝窒息的可能。

育儿要点

不要过早过多地买玩具

◎关键点：合理购买…

因为刚出生几个月的宝宝是不需要玩具的，并且宝宝的喜好很奇特而且随时改变，再说宝宝最喜欢的玩具是所有不是玩具的东西，所以不必要在玩具上浪费金钱。但一些必备的消耗品则应尽量多买，比如纸尿裤，要记住，你的宝宝在第一年当中可能需要将近2000片的纸尿裤，并且纸尿裤的保质期通常有2～3年之久，所以一次性购买合适的数量、型号的纸尿裤将会获得相应的优惠价格，还很划算。

育儿要点

如何处理别人送的东西

◎关键点：一次性用品 常用品…

对于别人送的东西宝宝暂时不需要，如果有销售凭证，可以试着到商店去退换更实用的东西。还要提醒的是，有些实际使用时间并不长或频率并不多的物品，如奶瓶消毒器、婴儿用体温计、婴儿体重秤、婴儿专用湿纸巾等，完全可以使用微波炉、成人体温计、日常体重称、脱脂棉或纱布等来代替，而不需要再花费去购买。

问答

问：买玩具要注意什么问题？

答：1.购买玩具时要首先查看玩具上标注的“推荐年龄”的说明，检查玩具的适龄范围。

2.3岁以下宝宝的玩具要避免含有小部件和配件，以防宝宝误食。

3.要检查玩具是否有松动，接缝是否严实，毛绒玩具是否干净。

4.购买力量型或者技巧型的玩具时，不能只看自己的宝宝是否在适合的年龄段范围内，还要衡量自己家宝宝的发育情况是否适合。

5.购买正规厂家生产的信得过的安全玩具，不要选择假冒伪劣产品。玩具必须有“3C”认证标志，才能上市销售。“3C”意为“中国强制认证”，证明是符合国家安全标准的。欧洲生产的玩具，注意有“CE”标志，证明符合欧共体玩具安全指导标准。

健康育儿 16

宝宝穿衣护理的基本方法

如何给宝宝穿衣

小宝宝穿衣成了妈妈的心头大患，穿得薄了怕冷到，穿得多了怕捂着，包成粽子一样还是感冒了，到底需要注意哪些问题呢？

育儿要点

宝宝穿衣原则

◎关键点：根据情况…

宝宝比大人多一件——这是总体原则，小婴儿御寒能力比成人差，因此还是要注意保暖；

玩时比静时少一件——当宝宝精力旺盛，手舞足蹈时，可以适当减少衣物，运动后再适当添加；

室外比室内多一件——冬季室内如有暖气，室内外温差大，外出时要做好御寒工作，多给宝宝加一点衣服，并注意戴好帽子、手套等。

育儿要点

衣物的选择

◎关键点：全棉 丝绸…

1～2个月的宝宝，其衣服要选择全棉的或者丝绸的。颜色易以浅色为主，容易洗涤。穿连裤衫比较方便，穿上衣和裤子分开的衣服也可以，就是要小心有时候上衣会缩上去，露出肚子会着凉，抱的时候也要小心。衣服还是以开襟系带的为主，不要穿套头的衣服，只有过了3个月以后才可以穿套头的衣服，并且衣服的领子要开得大一点。平常出门时，可戴一顶帽子，最好是棉制且透气性好的帽子，但在家不要戴帽子。

育儿要点

衣物的清洗

◎关键点：方法 质地…

新衣洗了才能穿，因为衣服从纺线、织布、印染、剪裁、缝制、熨烫、检验、包装、运输……数不清有多少沾了细菌的手摸过它。所以，彻底清洗，是对付新衣服上的浮色、脏物和游离甲醛的最好办法。

洗涤婴幼儿衣物，不可与成人的衣服同洗，因为这样做会将成人衣物上的细菌传染到宝宝衣服上，稍不注意就会引发宝宝的皮肤问题，或感染其他疾病。

婴幼儿衣物在洗涤时，一定要用婴幼儿衣物专用洗涤剂，不能用增白剂、消毒剂等来清洗宝宝的衣物。用婴幼儿衣物专用洗涤剂以及其他洗涤剂来清洗婴幼儿的衣物时，一定要彻底漂洗，直到水清为止。否则，残留在衣物上的洗涤剂或肥皂对宝宝造成危害，绝不亚于衣物上的污垢。洗完衣物后，要放在阳光下曝晒，这样可有效地杀菌消毒，还经济实用。

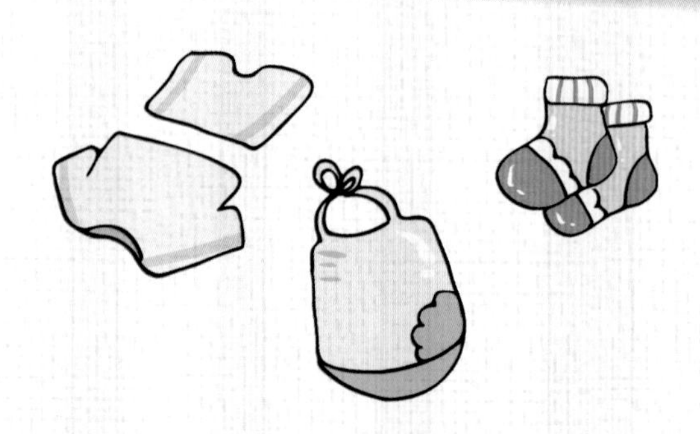

育儿要点

给宝宝穿脱衣物的方法

◎**关键点：穿衣服 脱衣服 穿脱裤子…**

在给宝宝穿脱衣服时，可先给宝宝一些预先的信号，先抚摸他的皮肤，和他轻轻说说话，与他交谈："宝宝，我们来穿上衣服"，或"宝宝，我们来脱去衣服"等，使他心情愉快，身体放松。

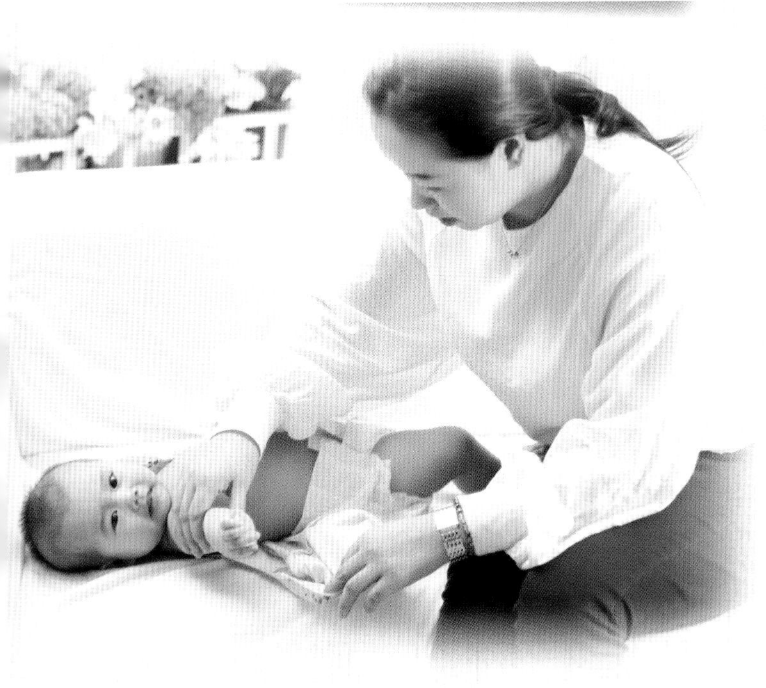

↓穿衣服时，让宝宝躺在床上，首先将你的左手从衣的袖口伸入袖笼，使衣袖缩在你的手上，右手握住宝宝的手臂递交给左手，然后右手放开宝宝的手臂，左手引导着宝宝的手从衣袖中出来，右手将衣袖拉上宝宝的手臂。

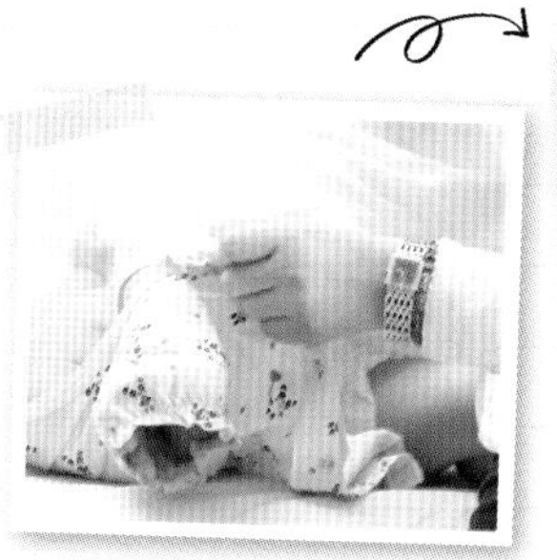

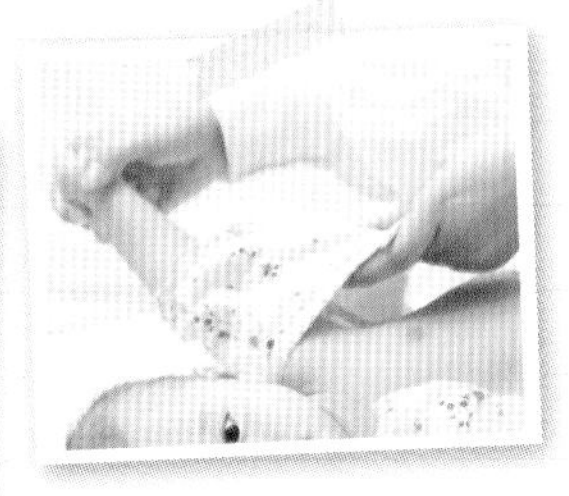

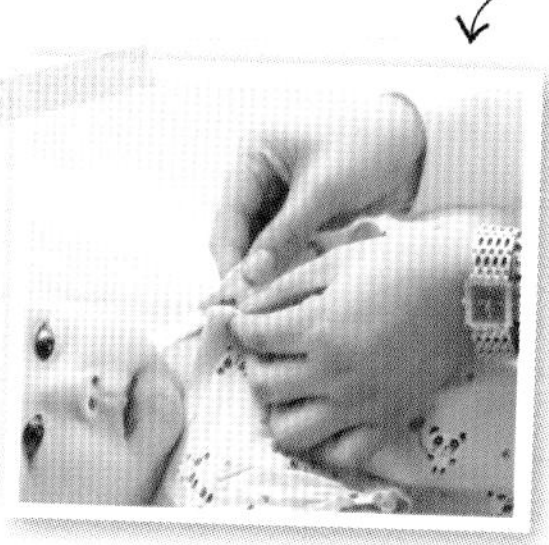

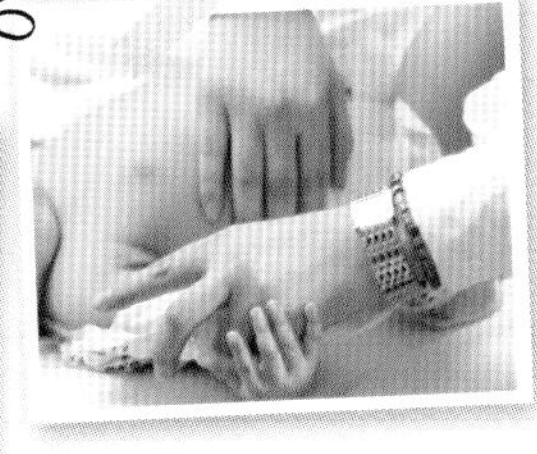

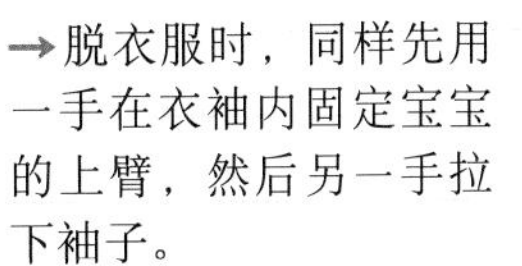

→脱衣服时，同样先用一手在衣袖内固定宝宝的上臂，然后另一手拉下袖子。

←穿脱裤子的方法与上面类似，也是需要一手在裤管内握住小腿，另一手拉上或脱下裤子。

育儿小提示

◎宝宝穿衣的选择

1.不要给宝宝穿化纤衣服，化纤衣服易产生静电，它会加重皮肤的干燥和不透气感。

2.不要给宝宝穿高领毛衣或绒衣，虽然它可抵御风寒，但容易引起颈部瘙痒及荨麻疹。

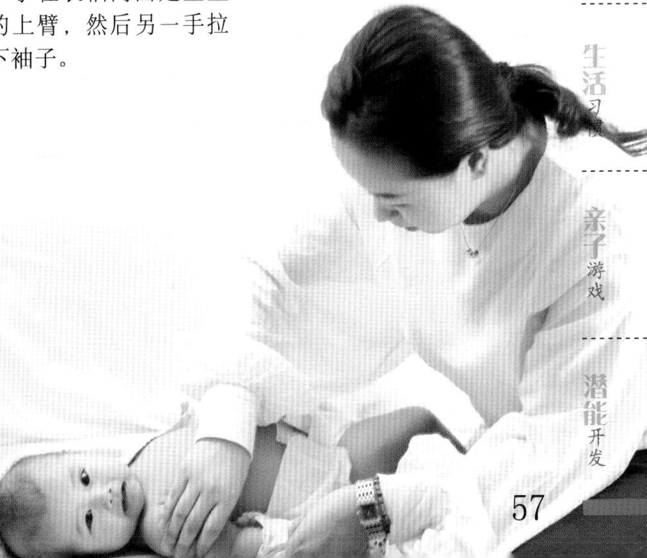

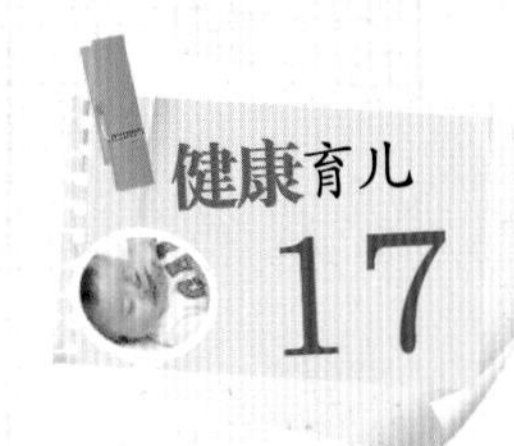

健康育儿 17

给宝宝照相也要注意健康和安全

给新生儿照相需注意

宝宝，尤其是刚出生的宝宝眼睛还没有发育完全，对强光的刺激非常敏感，所以在给宝宝照相的时候，一定要特别小心。

育儿要点

避免强光刺激

◎**关键点：视力…**

爸爸妈妈给刚出生的宝宝照相留作纪念，是完全可以的，但要注意不要使用闪光灯等强光直射拍摄。其原因是新生儿的眼睛在受到较强光照射时，还不善于调节，由于新生儿的视网膜发育尚不完善，遇到强光可使视网膜神经细胞发生化学变化，瞬目及瞳孔对光反射均不灵敏。另外新生儿的泪腺尚未发育，角膜干燥，缺乏一系列阻挡强光和保护视网膜的功能，所以新生儿遇到电子闪光灯等强光直射时，可能引起眼底视网膜和角膜的灼伤，甚至有导致失明的危险。美国研究人员对333名早产儿调查发现，在婴儿室被灯光直接照射的早产儿比放在保温箱中的早产儿眼部发生损伤的概率增加了36%。婴儿室的灯光越强，越容易导致早产儿失明及其他视觉障碍。所以给新生儿照相只能用自然光源、侧光或逆光。

育儿小提示

◎避免强光有利于宝宝健康

新生儿不要用强光照射，是因为新生儿在出生前经过了9个月的漫长的子宫中“暗”室生活，出生后，新生儿不能很好地适应光的刺激。一般来说，新生儿出生后是以睡觉方式来逐渐适应光亮的环境的，如刚刚出生的新生儿白天睡觉的时间比夜间长。如用强光照射，会给新生儿造成身体上的不适应。

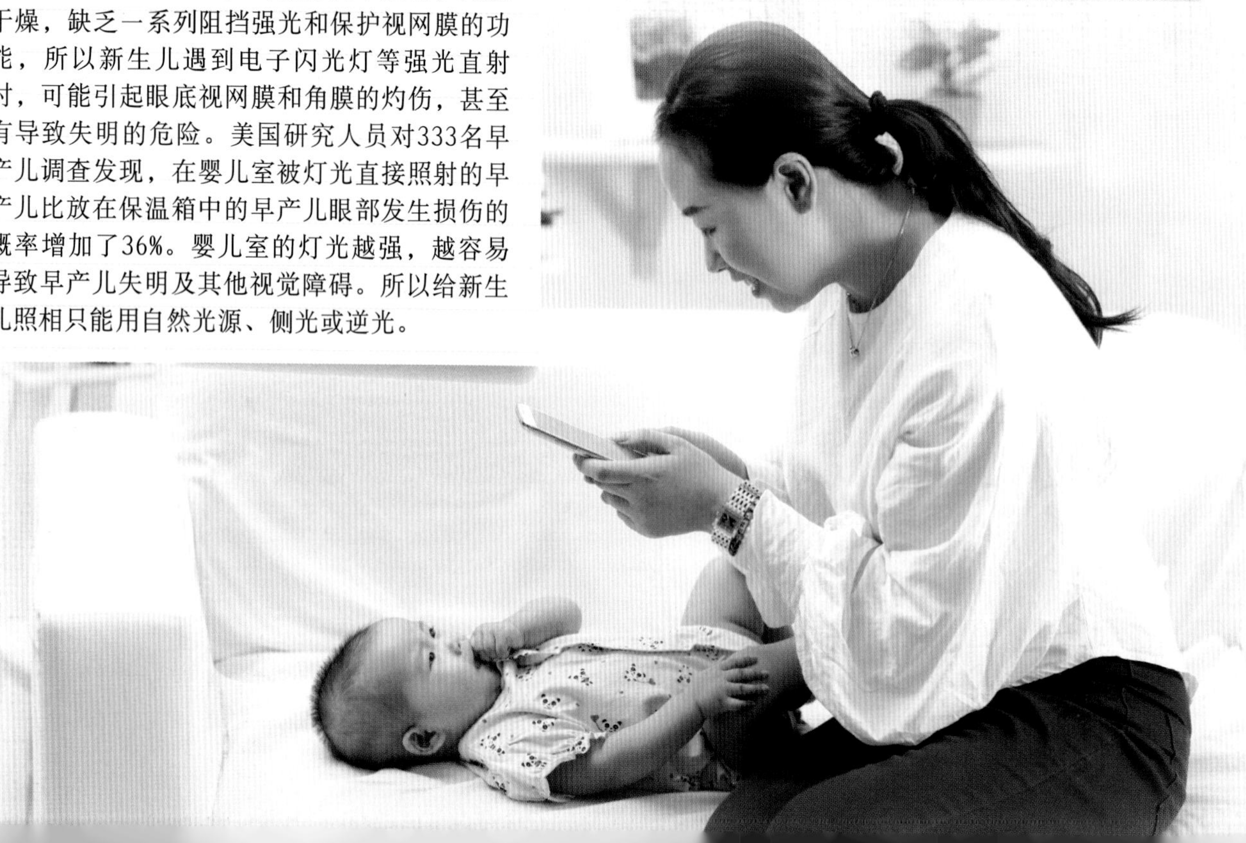

一般的宝宝都会流口水

别让宝宝口水流不停

从3～4个月开始，宝宝就会出现流口水的现象，并且由于小宝宝的皮肤虽然含水分比较多，但比较容易受外界影响，如果一直有口水沾在下巴、脸部，又没有擦干的话，容易出湿疹。

育儿要点

为什么会流口水

◎**关键点：生理原因…**

对于2个月以内的新生儿及小婴儿来说，由于他们的唾液腺分泌功能还没有完善，唾液分泌量少，所以不太会出现狂流口水的情况。到了4个多月后，由于身体生长发育及部分添加辅食的影响，唾液分泌增加。到了6月开始，宝宝长牙期是口水流得最频繁的时期，因为出牙会引起宝宝牙龈组织的轻度肿胀，从而刺激牙龈神经，于是唾液腺的分泌就呈反射性地增加，唾液比以前要多，而宝宝吞咽的能力却还没有完善，于是这些过多的唾液就会顺着嘴角一路飞流直下了。

育儿要点

宝宝2岁了还流口水怎么办

◎**关键点：流涎症…**

如果2岁后的宝宝还是口水不断，或者以前口水少了，现在又多了，可能是医学上称的“流涎症”，多由神经系统疾患引起，如脑炎后遗症、延髓麻痹、脑瘫、面神经麻痹等，由于患儿吞咽功能障碍所致，此时应先治疗原发疾病。另外当宝宝患有口腔炎、牙龈炎、咽颊疱疹、扁桃体炎等咽喉部疾病，会因为吞咽疼痛而导致宝宝口水增加，但病好后，流口水现象即会停止。

育儿要点

流口水宝宝的居家护理

◎**关键点：原因 方法…**

唾液是偏酸性的，而且其中还含了一些消化酶和其他物质，所以对宝宝幼嫩的肌肤是有一定的腐蚀作用的，经常可以在出牙的孩子嘴角边发现湿疹地带，就是这个原因。因此对经常流口水的幼儿，父母就应当尽可能不让口水在皮肤上停留，擦时不可用力，轻按拭干即可，以免损伤宝宝皮肤。

序号	方法
1	应该注意保护好宝宝嘴巴周围的皮肤，一天用清水多洗几次，然后擦拭干净，保持宝宝脸部颈部的干爽，避免患湿疹
2	擦拭嘴边口水时，注意用柔软的手帕或者卫生纸一点点地擦拭
3	预备好围嘴给宝宝戴，可以避免宝宝流口水时将自己衣服的胸前部位弄湿
4	等孩子因开始长乳牙而牙龈发痒、胀痛口水增多时使用软硬适中的口咬胶
5	可以给6个月以上的宝宝备点磨牙饼干，这样可以减少流口水
6	万一宝宝的皮肤出了疹子甚至破了，那么应去医院医治。如果需要涂抹药膏，那么尽量在宝宝睡着之后涂抹

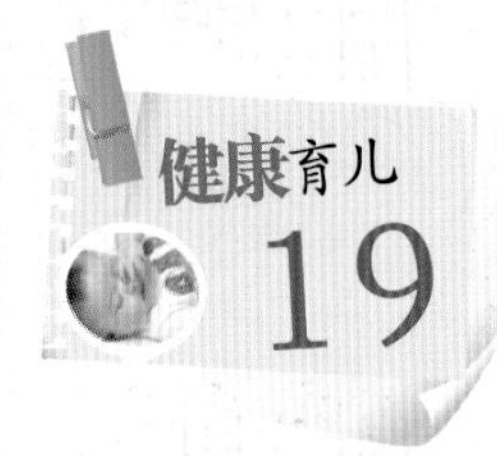

健康育儿 19

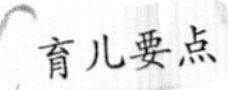

一旦出汗要及时擦干

宝宝出汗的护理

出汗时毛孔张开，而汗在蒸发时，又会带走很多热量，反而容易让孩子着凉，所以出汗时的护理要得当。

育儿要点

生理性出汗和病理性出汗

◎关键点：辨别出汗原因…

出汗是正常的，尤其是小宝宝由于新陈代谢旺盛，加上小儿活泼好动，有的即使晚上上床后也不安宁，甚至入睡后头部也可出汗。所谓生理性多汗，是指宝宝发育良好，身体健康，无任何疾病引起的睡眠中出汗。

而一些病理性出汗是在小儿安静状态下出现的，如佝偻病的出汗，表现为入睡后的前半夜，小儿头部明显出汗。由于枕部受汗液刺激，婴儿经常在睡觉时摇头与枕头摩擦，结果造成枕部头发稀疏、脱落，形成典型的枕部环状脱发，医学上称之为“枕秃”，是婴儿佝偻病的早期表现。

假如小儿不仅前半夜出汗，后半夜及天亮前也出汗，多数是有病的表现，最常见者是结核病。结核病还有其他表现，如低热、疲乏无力、食欲减退、面颊潮红等。结核病的患儿白天活动时易出汗称为虚汗，夜间的出汗称为盗汗。

育儿要点

出汗怎么办

◎关键点：勤洗 勤换…

比较容易出汗的宝宝可以争取洗两到三次澡，无须每次都用沐浴露。容易出汗的头部及头发也最好能够每天用清水洗一遍。衣服也要勤换洗。

穿纯棉的短袖T恤

↓宝宝的新陈代谢非常活跃，在颈部周围、腋下及后背很容易出汗，所以适宜穿纯棉的短袖之类的衣服。

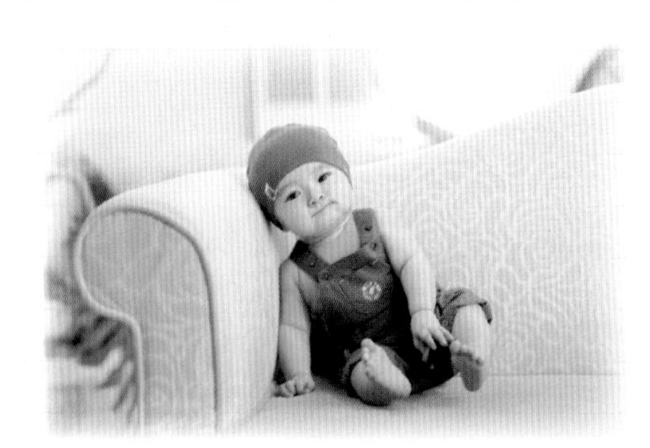

抱宝宝时可以在腕部垫毛巾

→在抱着宝宝的时候，在宝宝的颈部及妈妈的腕部会出大量的汗液。这时可以在妈妈的腕部垫一块毛巾。

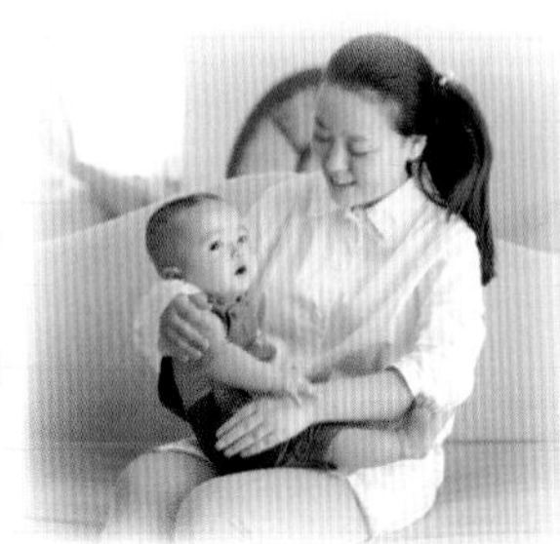

别用手去将鼻屎挖出来

健康育儿 20

清理宝宝鼻屎有窍门

如果宝宝鼻子里经常有少量的鼻涕流出，干燥后结成痂皮形成鼻屎，颜色呈淡黄色，这也属于正常情况。

育儿要点

清除鼻屎的工具

◎关键点：棉棒 纸巾 小瓶 母乳…

→棉棒：比较容易操作，挖没挖出直接就可以看到。

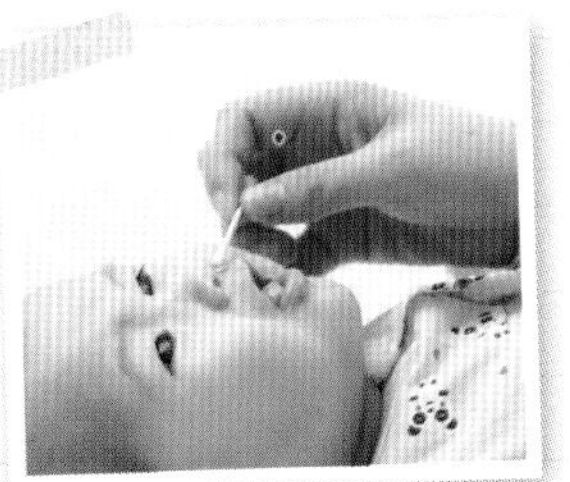

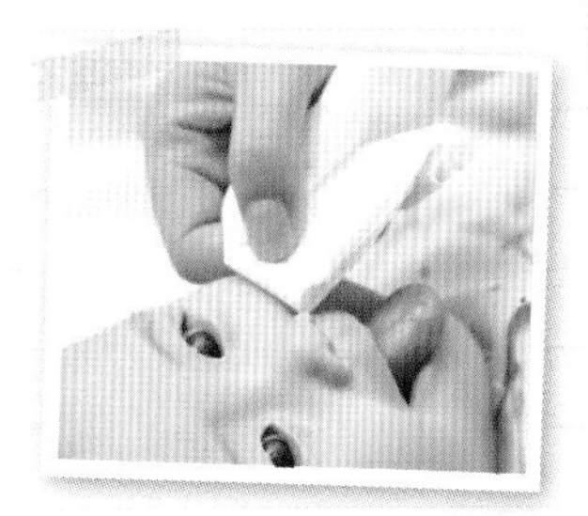

←纸巾：纸巾软软的，不怕因为宝宝乱动而伤到宝宝。

→空眼药水瓶：废物利用，不用花钱。

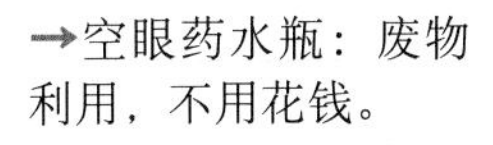

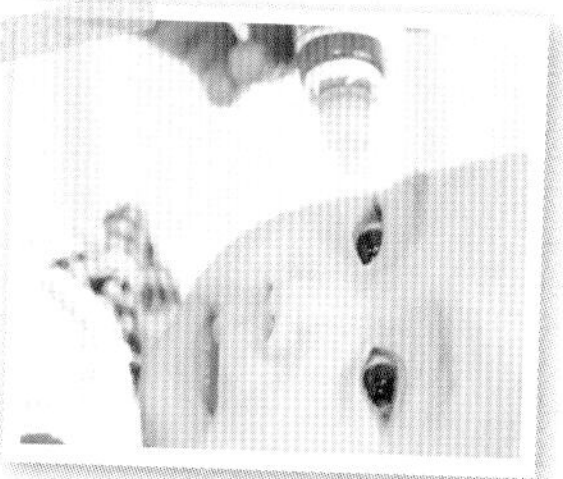

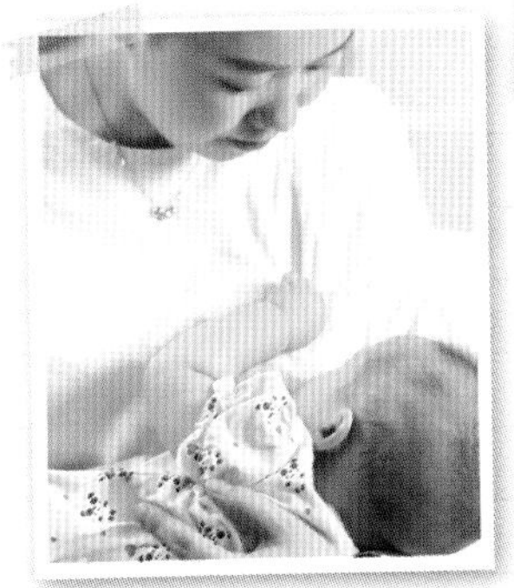

←母乳：天然无害，而且不会伤到宝宝幼嫩的鼻黏膜。

育儿要点

清除宝宝鼻屎步骤

◎关键点：方法…

序号	方法
1	将宝宝带至灯光明亮之处，或者使用手电筒照射
2	轻轻固定宝宝的头
3	用棉棒蘸一些开水（冷却后）或生理食盐水
4	将蘸了水后的棉棒，轻轻地伸进鼻子内侧顺时针旋转，即可达到清洁的目的

育儿小提示

◎有关鼻塞的问题

有时宝宝鼻塞并不是鼻屎造成，而是异物堵塞。小宝宝好奇心强，有时玩一些小石头、小积木块、小哨子、扣子、小橡皮头、瓶盖、纸团，爱把这些小东西往鼻子里边塞；有时会边吃葵花籽、花生米、炒豆、果仁边把这些东西塞入鼻腔。因宝宝的鼻腔小，这些东西塞进去，自己就取不出来，结果就表现为一侧鼻腔堵塞，通气不畅；继发感染，黏液逐渐变为脓性；如果异物停留过久，可使鼻黏膜糜烂，长出肉芽，流出血性鼻涕，发出臭味。

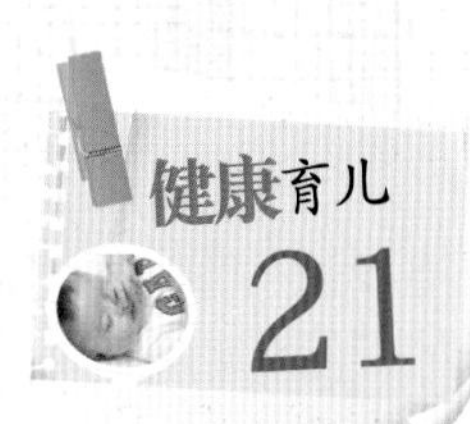

健康育儿 21

天使般的皮肤也需要呵护

宝宝护肤品的选择

如今市场上销售的婴幼儿护肤用品可谓琳琅满目、五花八门，需要妈妈擦亮眼睛谨慎选择。

育儿要点

宝宝皮肤特性

◎关键点：皮脂 含水量 pH值…

皮脂

生后不久的宝宝，总皮脂含量与成人的相当接近，大约出生后一个月，总的皮脂量开始逐渐减少；幼儿时期，由于激素受控，皮脂分泌量少，所以婴幼儿皮肤较为干燥，但到了青春期，性激素开始活跃，分泌皮脂的能力提高，皮肤干燥情况就获得改善。另外，男宝宝通常比女宝宝产生更多皮脂。

含水量

皮肤无保留水分的作用。皮肤最外层的角质层能保护皮肤不受外界物理和化学因素的影响。从皮肤护理的观点出发，角质层含水量变化是个很重要的因素。新生儿皮肤含水量为74.5%，婴幼儿为69.4%，成人水分最低为64%。

pH值

皮肤pH值一般在4.2～5.5之间。新生儿出生两周内是接近中性的，胎盘的pH约为7.4。由此可知，新生儿的皮肤不能有效地抑制细菌繁殖，即抗感染能力较低。

育儿要点

宝宝护肤品的特点

◎关键点：婴儿用品的特点…

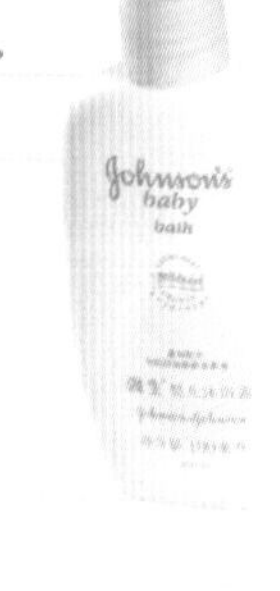

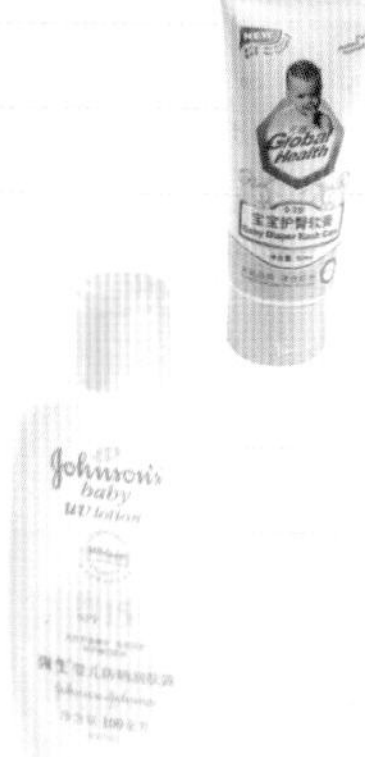

稀

宝宝的护肤品要比成人的护肤品稀一点。宝宝的产品与成人的不一样，不能用成人的眼光来衡量孩子的产品。

洗后滑

洗了之后，感觉还是滑滑的，好像没有洗，实际已经起到作用了。宝宝大量排水没有太大的污垢。总而言之，不能用大人的眼光来要求宝宝。

泡沫少

宝宝的护肤品虽然稀稀的，但是有一定的黏度，泡沫不是很高。泡沫越多越不好，因为泡沫全部是有刺激的。

序号	说明
1	选用宝宝不容易开或弄破包装的护肤品，以防摄入或吸入
2	由于宝宝护肤品每次用量较少，一件产品往往要用相当长的时间才能用完，因此产品稳定性要好，购买时除注意保质期外，还应尽量购买小包装产品
3	避免购买和使用有着色剂、珠光剂的产品，同时宝宝护肤品应尽量少加或不加香精，因配制香精用的有些原料往往对皮肤有刺激

枕头关系到宝宝的安全健康和正常的发育生长

健康育儿 22

找到适合宝宝的枕头

选择一款好的宝宝枕头，不仅对宝宝颈椎起到很好的保护作用，还可以对宝宝的头部起到定型的作用。

育儿要点

什么时候用枕头

◎关键点：新生儿 3个月…

新生儿无须枕头。为了防止吐奶，婴儿上半身可略垫高1厘米（垫个毛巾）。

宝宝出生后3个月就要开始使用枕头，因为宝宝3个月后开始学抬头，脊柱颈段出现向前的生理弯曲。因此，就需要用枕头来维持生理弯曲，保持体位舒适。

育儿要点

安全使用宝宝枕

◎关键点：长度 宽度 高度 卫生…

数据	特点
长度	与宝宝两肩的宽度相等为宜，或稍宽些
宽度	大约比宝宝的头部宽度稍宽一些
高度	一般三四个月的宝宝，枕头高约1厘米；6个月以后的宝宝，3～4厘米；儿童为6～9厘米
每周晒一次	枕芯一般不易清洗，所以要定期晾晒
每年换一次	最好每年更换一次枕芯，确保宝宝使用安全健康

育儿要点

应挑选什么材质的枕芯

◎关键点：颗粒状 化纤棉 混合材质…

市场上的枕头有以下几种，但是无论选择哪种枕头，最好是要有品质的保证，购买时一定要仔细检查，不要因为小小的过失害了孩子。

颗粒状材质

植物籽或植物壳。这种材质由于因为可以自由滑动，不会给宝宝的颈部造成压迫感，并可以任意地固定宝宝头部睡姿，防止宝宝呕奶。天然的材质具有吸湿性、透气性好的特性，而且对宝宝头部有按摩作用，还可以促进宝宝脑部的发育。

化纤棉

这种材质的枕头往往比较柔软。如果有质量保证的产品能让宝宝睡觉时舒适感倍增。为了固定宝宝头部姿势，这种枕头的中间缝制出一个凹坑，可以保证宝宝的睡眠健康。

混合材质

柔软材质配合颗粒状材料。这种枕头就兼具了前两种枕头的特点。

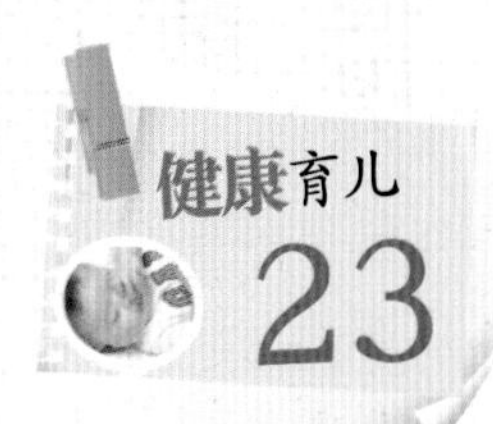

健康育儿 23

只有了解其中的原因，我们才能有效地制止宝宝踢被子

喜欢踢被子的宝宝

盖被子的时候要注意将宝宝的脚给盖住，不要让孩子的脚露在被外，这样，即使孩子把脚蹬起来，被子也还会盖在他的身上，踢不下去，这样一来，既不会让宝宝着凉，同时也不影响肢体运动。

育儿要点

导致宝宝踢被子的因素

◎关键点：健康 情绪…

大脑过于兴奋

为了避免宝宝在临睡前大脑过于兴奋活跃，父母应该注意在临睡前不要挑逗宝宝，和宝宝玩容易兴奋的游戏，也不要让他们看剧情刺激甚至可能会吓到宝宝的动画片，白天也不能让宝宝玩得太累。

睡眠质量不高

为了营造一个良好的睡眠环境，首先父母应该选用透气性、吸水性和柔软性良好的布料做宝宝睡衣，还有，不要盖太厚的被子。另外，要保持宝宝睡觉地方的安静，睡前不要吃得太饱，睡觉地方光线应柔和。

宝宝生病了

父母应该注意定期给宝宝驱虫、体检。发现宝宝有不舒服的症状了，应该及时去医院就诊。

感觉统合失调

有时候宝宝需要父母帮助他们做一些有利于心智发展的事情，进而指导宝宝的大脑及时发出正确的睡眠导向信号。

育儿要点

如何帮助宝宝不再踢被子

◎关键点：经验 方法…

使用被夹 固定住被子

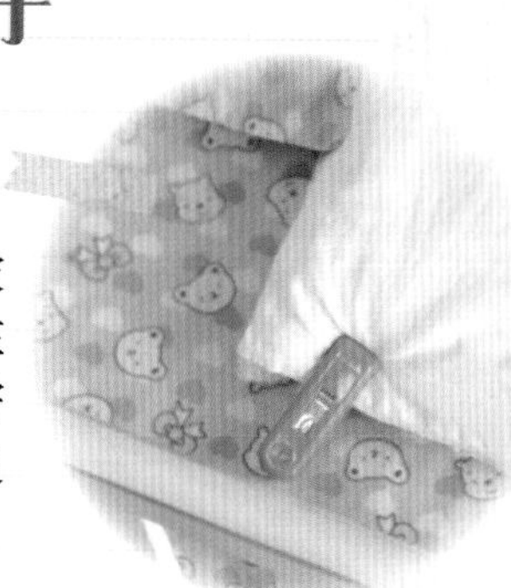

被夹就是一种带环套的夹子。使用被夹里的夹子夹住被角，然后将环套固定在床柱上，这样宝宝就踢不开被子了。不过需要留心在固定被子的时候，要给宝宝留下足够的翻身空间，免得宝宝睡得不舒服。

使用橡皮筋去固定被子

使用4根橡皮筋（松紧带亦可），将它们缝到被子的四个角上，缝制的宽度要跟枕头一般，将橡皮筋的另一端固定到床柱的合适位置。这样，即使宝宝将被子踢开，也会因为橡皮筋的缘故，被子仍旧会恢复原位，不会影响宝宝睡眠。

使用好睡袋

如果让宝宝使用睡袋，那就从根上杜绝了踢被子的可能。父母可以选购那种能拆卸袖子的睡袋，这样可以改装睡袋成背心式，方便孩子多种睡姿的需求。同样地，应该选用那些将领口拉链用小护垫包住的睡袋，那样可以避免宝宝碰到拉链引起皮肤不适。

盖被子时把脚露在外头

即使是总踢被子的宝宝，当他们的脚露在外头的时候，踢被的次数也会大大降低，所以父母不如将宝宝的脚穿上厚实的袜子，然后将它们露在外头，这样既不会冷，也会降低宝宝踢被子的次数。

座椅的质量是宝宝安全的保证

健康育儿 24

座椅的选择方法及使用方法

购买宝宝专用安全座椅时一定要注意其适用月龄和体重是否符合宝宝。靠垫或坐垫有弹性的是比较好的，聚氨基甲酸酯的含量越多安全性与舒适度越好。

育儿要点

选择专用的轿车椅

◎关键点：月龄 体重…

年龄	体重	适用座椅类型
出生到1周岁	不超过9千克	1.面朝后安装宝宝专用座椅 2.可转换方向（面朝前和面朝后）的宝宝两用型座椅
1～4岁	9～18千克	1.面朝前安装专用安全座椅 2.可转换方向（面朝前和面朝后）的宝宝两用型座椅
4～8岁	18千克以上	1.无背式可固定安全带的加高座椅 2.高背式可固定安全带的加高座椅

育儿要点

安全座椅的安全保证

◎关键点：安全第一…

以下这样的座椅宝宝不能乘坐。

序号	原因
1	已被厂家召回的座椅
2	经历过撞车事故的座椅
3	超过使用年限的座椅
4	没有标明生产时间、名称和型号的座椅
5	没有说明书的座椅
6	零部件缺失或框架上有裂纹的座椅

育儿要点

安全座椅使用方法

◎关键点：年龄段 区别…

0～1岁宝宝	1～4岁宝宝	4～8岁宝宝
1.后向座椅的安全带放在（或稍微低于）儿童的肩部 2.胸部锁扣正确地放在儿童腋窝的高度 3.儿童座椅的安全带贴身且紧绷 4.座椅的倾角大约为45度	1.两用型座椅，此时可以将原先面朝后安装的座椅，转换方向安装 2.儿童座椅的安全带放在（或稍微低于）儿童的肩部，儿童座椅的安全带贴身且紧绷，胸部锁扣放在儿童胸部中间或腋窝部	1.年龄不超过8周岁都应坐在后排 2.让加高座椅的安全带肩带紧贴胸部束在肩膀上，绝不要把肩带放在胳膊下或放在身后 3.腰带的位置应该放低一些，放在大腿根部，不要放在腹部

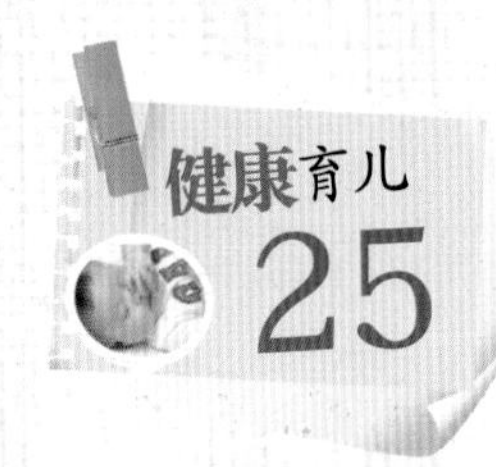

晒太阳能增强体质，提高抗病力

让宝宝多晒太阳

空气、阳光是大自然的恩赐，充分利用空气、阳光锻炼身体，能增强宝宝对外界环境变化的适应能力。

育儿要点

晒太阳也有原则

◎**关键点：方法…**

宝宝1个月以后，只要是风和日丽的天气，都可把宝宝带到室外多晒太阳，享受阳光紫外线的直接照射，能使人体皮肤中的维生素D_3原转变成维生素D，而维生素D_3是维生素D的主要来源，维生素D是促进宝宝体内钙质吸收的营养物质，一旦宝宝缺钙较重会导致佝偻病。

随时转移位置

可选择上午10点以前和下午5点以后，以保证孩子在温度相对低的时间活动。即便这样，最好也要让孩子在树荫下玩耍，避免阳光的暴晒。

穿衣选择

选择透气性好的、纯棉质地或真丝质地的衣服，颜色尽量浅一些，不至于吸收太多的热量；款式要宽松，便于透风。特别是在夏日的中午，外出时要给戴宽檐、浅色遮阳帽。紫外线也会损伤眼睛，要给孩子准备一副遮阳镜。

使用防晒护肤品

孩子外出活动时，特别是去水边或游泳池，身体暴露的部位如脸、耳、四肢，应涂上婴幼儿专用防晒露。当孩子从水中上来后，一定要马上擦干身上的水珠，因为湿皮肤比干皮肤更容易让紫外线穿透，更易使紫外线加倍被吸收。

育儿要点

带好外出重要物品

◎**关键点：少带东西 必用品…**

此期带宝宝外出，则要容易得多，但是还要注意把尿布、配方奶、奶瓶等必备的东西带好。另外，还要注意天气的变化，随时根据天气安排或更改出行变化，为宝宝的出行做好应对天气的防护准备，并随时给宝宝增减衣物，这样做，不但可以减少许多不必要麻烦，而且能有效保证小宝宝的健康。

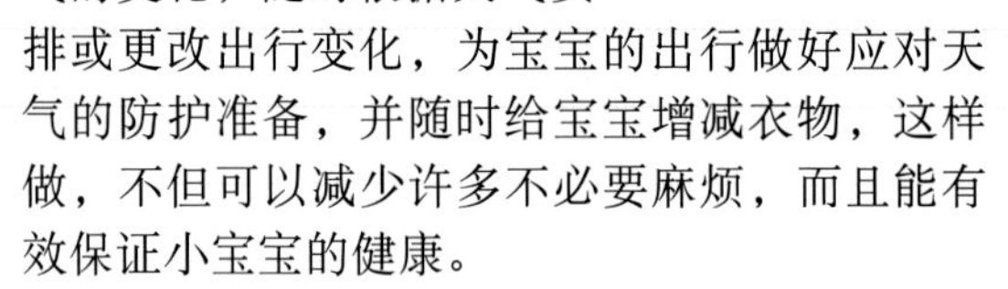

并且在出行时，卫生、睡眠、饮食等方面都要安排好。在出门之前，花上15～20分钟准备好一定要带的东西，如宝宝的玩具、要吃的食物等，有了这些东西可以让宝宝保持一个好心情，降低哭闹的机会。另外，若天气有风则可考虑以出租车、汽车代步，当然也可以事先预约好出租车，以避免让宝宝陪着爸爸妈妈在路边吹太久冷风。

此外，除了带好宝宝所需的日常用品、食物之外，最好让老公、保姆跟着你一起带宝宝出门，多一个帮手可以分担工作，遇到问题时也比较容易相互照应。

上幼儿园关键是看适应能力

入园的年龄

健康育儿 26

随着社会的发展和观念的更新，早期教育被越来越多的家庭所重视。但是是不是越早送宝宝进幼儿园越好？这个问题是值得深思的。

育儿要点

2岁半上幼儿园最合适

◎关键点：年龄 公办 民办…

现在大多地方的幼儿园有公办、民办两种，民办幼儿园一般开设有小班、中班、大班、大大班，其中大大班是幼儿园到小学的衔接过渡班。按照我国的相关规定，6岁半到7岁的宝宝可以升级上小学，按照这个年龄进行推算，宝宝就是在2岁半开始上幼儿园。事实上，说宝宝2岁半上幼儿园最合适是综合下面三个因素：

序号	原因
1	2岁半的宝宝身体免疫力有所增强
2	宝宝的独立能力经过一段时间的培养已经显现
3	宝宝的智力能力得到提高，例如理解能力、语言表达，能力等已达一定的水平

与此同时2岁多的宝宝主动探索的需求比较大，幼儿园提供的非家庭之外的探索环境，通常能科学合理地满足宝宝的探索欲。这时候，爸爸妈妈也许就会担心了，2岁的宝宝那么小，读小班合适吗?

育儿要点

2～2岁半就读小小班最合适

◎关键点：小小班…

只要幼儿园的软硬件都达到标准，低龄宝宝上幼儿园是没有问题的。一般情况下，2～2岁半的宝宝读小小班最合适。当幼儿园的面积和设施达到一定的条件，才能够开设小小班。同时，因为不足2岁的宝宝欠缺自理能力，就要求幼儿园保育和教育方法必须科学合理。对于低龄宝宝来说，爸爸妈妈的这种决定会对宝宝未来有一定的帮助，因为低龄宝宝较同龄人早接受专业的学前教育，在学习上已胜人一筹。

育儿要点

低龄宝宝适应能力强

◎关键点：适应性…

现在不少幼儿园都开设小小班，有的宝宝年龄更低至18个月。目前，如果有条件，建议爸爸妈妈让宝宝2岁就进入幼儿园就读小小班。很多低龄宝宝的爸爸妈妈都曾反映，宝宝比以前聪明多了。低龄宝宝不能自己吃饭，有的甚至坐马桶都不会，但是，3～6个月后宝宝会完全学会自理。从小培养宝宝独立，适应能力就会更强。

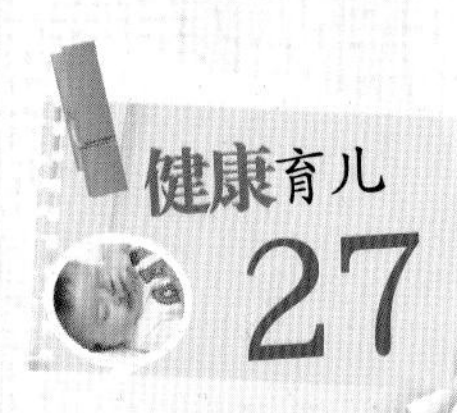

适合的才是最好的

幼儿园的选择

给宝宝选择一个什么样的幼儿园，是很多爸爸妈妈的困惑。但是无论爸爸妈妈考虑多少原因，总的出发点还是宝宝。

育儿要点

公办幼儿园的优势、劣势

◎关键点：公办…

序号	优势
1	管理和教学形式较规范，有国家拨款支持，教学质量有所保障
2	师资队伍经过正规训练，有扎实的基础
3	费用相对私立幼儿园较低一些

序号	劣势
1	每年向外招收的名额较少
2	环境相对私立幼儿园差一点

育儿要点

民办幼儿园的优势、劣势

◎关键点：民办…

序号	优势
1	课程设置系统化，有助于宝宝开发智力，注重培养特长
2	环境稍好一些
3	市场竞争大，所以教学质量和方式进步空间较大

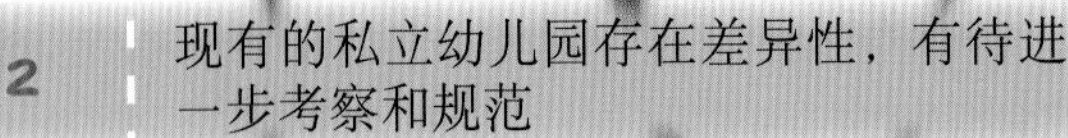

序号	劣势
1	学费较贵一些
2	现有的私立幼儿园存在差异性，有待进一步考察和规范

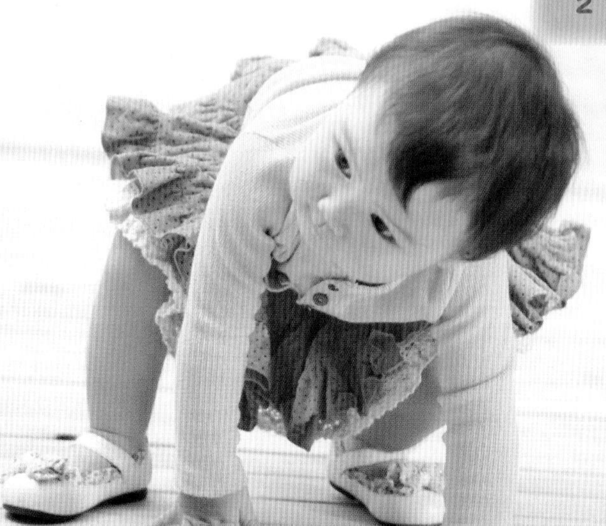

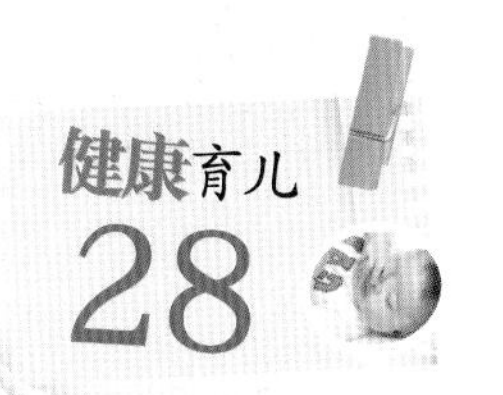

要培养宝宝一定的生活自理能力

让宝宝提前了解幼儿园

爸爸妈妈可以巧妙地让宝宝产生对幼儿园有期待感，告诉宝宝，幼儿园是一个很好玩的地方，很多宝宝都会在那里，因为宝宝表现好，很棒，所以才可以去幼儿园。

育儿要点

训练宝宝与家人的分离

◎关键点：分离焦虑 独立性…

平时在家里的时候，爸爸妈妈要给宝宝独处的时间和空间，例如在客厅的一角，爸爸妈妈可以巧妙地利用橱柜或桌椅为宝宝设计出一个独立的空间，让宝宝在属于自己的小小角落里做游戏、看书等，培养宝宝的独立能力，帮助宝宝减轻对爸爸妈妈的依赖感。还可以告诉宝宝，妈妈要离开10分钟，宝宝先在家里玩，但是妈妈要说到做到，让宝宝对妈妈产生信赖，知道妈妈离开一会儿就会回来。慢慢地与宝宝一起练习，10分钟、20分钟……直到宝宝可以一整天见不到妈妈也不会哭闹为止。

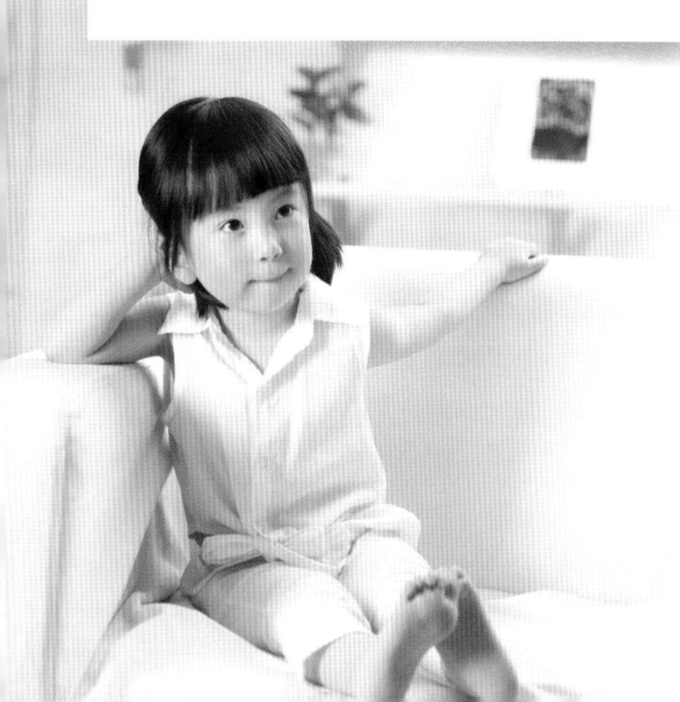

育儿要点

给宝宝积极的心理暗示

◎关键点：心态 坚强…

当宝宝对爸爸妈妈产生依恋和依赖不想去幼儿园的时候，很多爸爸妈妈往往动摇、心软。要知道，尽管宝宝非常小，但是对爸爸妈妈的情感、心态却是十分敏感的，当宝宝察觉到爸爸妈妈的动摇心态时，会强化宝宝不愿上幼儿园的想法。所以爸爸妈妈应把握好心态，保持愉悦的情绪状态，送宝宝进幼儿园，并对宝宝的点滴进步予以及时鼓励，例如：“今天宝宝只是到幼儿园门口时才哭了一次，很坚强”等。

育儿要点

让宝宝对幼儿园无限憧憬

◎关键点：心理准备…

要想不使宝宝产生“入园焦虑”，爸爸妈妈可以巧妙地让宝宝产生对幼儿园有期待感。爸爸妈妈还要培养宝宝一定的生活自理能力，例如穿衣服、吃饭、上厕所、午睡等，告诉宝宝，只有学会了这些本领才能很快地融入集体，增强宝宝入园后的自信。爸爸妈妈一定要注意平时自己的言行，不要让自己无意间的话对宝宝产生不好的影响。

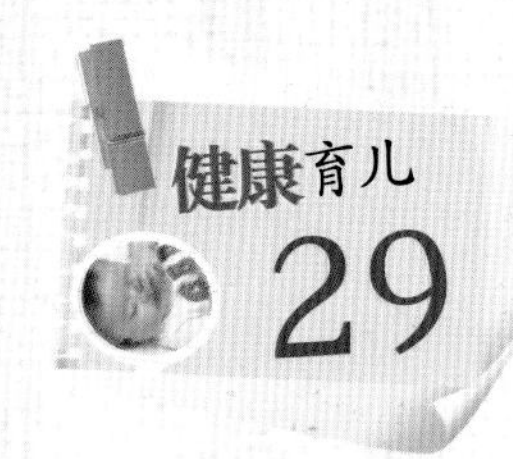

健康育儿 29

遵守集体生活的规则

入园前调整作息时间

如果宝宝已经适应了幼儿园的作息时间，在周末时也要按时遵守，尤其是刚入园的宝宝，到点就让宝宝吃饭、睡觉，否则极有可能使得刚刚建立起来的好习惯被破坏。

育儿要点

帮助宝宝调整起床时间

◎关键点：入睡时间 起床时间…

在爸爸妈妈给宝宝做入园准备的时候，就要大致先了解一下幼儿园的作息时间，给宝宝制定一个与此大体相同的作息时间表。如果宝宝一直是晚睡晚起，这个时间表的执行就要循序渐进，例如以前是8起床，那么可以先让宝宝8点起床。不过计划的制订要征得宝宝的同意，让宝宝先知道幼儿园的入园时间，如果去晚了就会错过好吃的早餐了，幼儿园的早餐可是比家里要丰盛和有营养得多，从食物上引诱宝宝。说好8点准时起床，先由叫宝宝起床，宝宝不可以耍赖，如果宝宝不按时起床的话，就不能看宝宝喜欢看的动画片。执行开始可能会稍有困难，但是爸爸妈妈要长期坚持。

一周左右，宝宝的生物钟调整过来了，起床就会不那么吃力了。下一步就可以把起床的时间再提前一些，例如到7点半，只要爸爸妈妈在关键时刻不手软，宝宝起床的问题就可以解决。

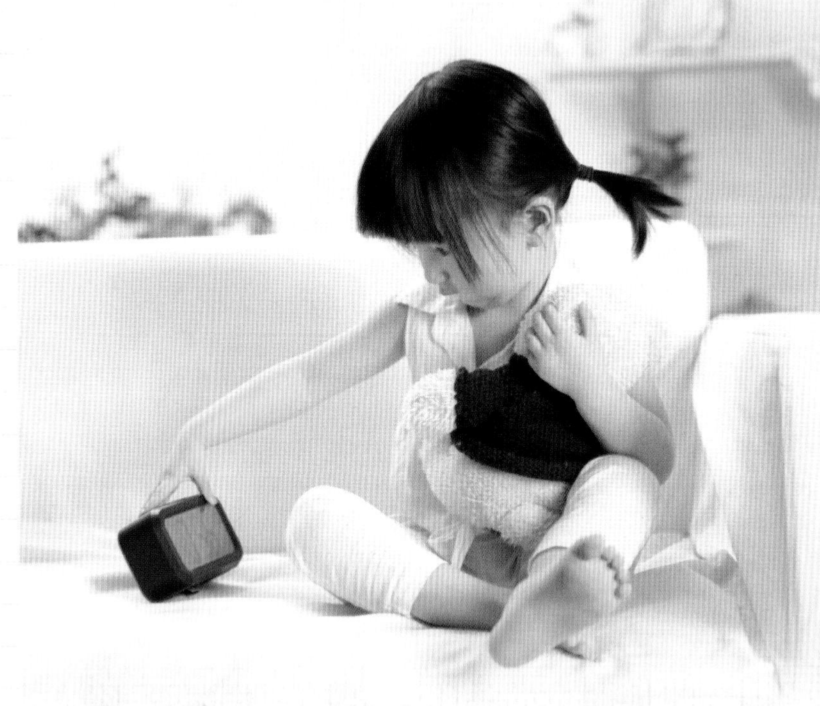

育儿要点

让宝宝睡自己的小床

◎关键点：独自睡…

爸爸妈妈最好为宝宝挑选一个舒适的小床，小床上放有宝宝自己的枕头、被子、床单，这样有利于宝宝从小熟悉属于自己的睡觉的环境，看到自己的床就意识到“这是我睡觉的地方”，从而形成规律的睡觉习惯。

育儿要点

睡觉时间的调整

◎关键点：入睡准备 形成习惯…

首先说晚上入睡的时间，爸爸妈妈要注意观察宝宝的兴奋点在哪里，尽量减少对宝宝兴奋的刺激。例如宝宝太痴迷卡通书，那晚上入睡前就不要让宝宝再看卡通书，把看卡通书的时间放到下午，否则就不给宝宝买卡通书。爸爸妈妈为宝宝制订个目标，在9点之前争取让宝宝睡觉。从8点半开始可以放一些轻柔的音乐，把电视关掉，安排宝宝刷牙、洗脸、洗脚，做睡觉前的准备。让宝宝兴奋的神经先安静下来，入睡就容易了。

再说一下午睡时间，很多宝宝就是因为在入园之前没有很好地调整睡觉时间，导致早睡时间到了的时候，其他小朋友都已经入睡，但是自己怎么也睡不着，等到其他宝宝休息好开始起床的时候，又发觉自己有些困意，但是已经没有充足的时间休息了，这样一来，在下午上课的时候便会没有精神，影响宝宝的反应速度，进而影响宝宝的游戏和互动，甚至会影响宝宝的发育。所以说在宝宝入园前的一两个月的时间，要调整宝宝的午睡时间，争取入园后能和其他的宝宝同步。

育儿要点

继续调整宝宝的吃饭时间

◎关键点：早餐时间 午餐时间…

宝宝能做到按时起床了，是一个很大的进步，接下来就是帮助宝宝调整吃饭时间，早饭的时间尽量与幼儿园早饭的时间同步，一般在7点半到8点之间吃早餐，尽量在8点之前吃完，这样宝宝吃早饭的时间的生物钟也会基本固定，到点了宝宝就会饿，便会想着吃幼儿园的早饭了。午饭时间也要随之进行调整，幼儿园的午饭一般在11点左右，等到了12点的时候就要开始进行午休了，那么在家里让宝宝吃午饭的时间也尽量与幼儿园午饭时间接轨，逐渐形成习惯，宝宝入园后，吃午饭时就不会是个旁观者了。

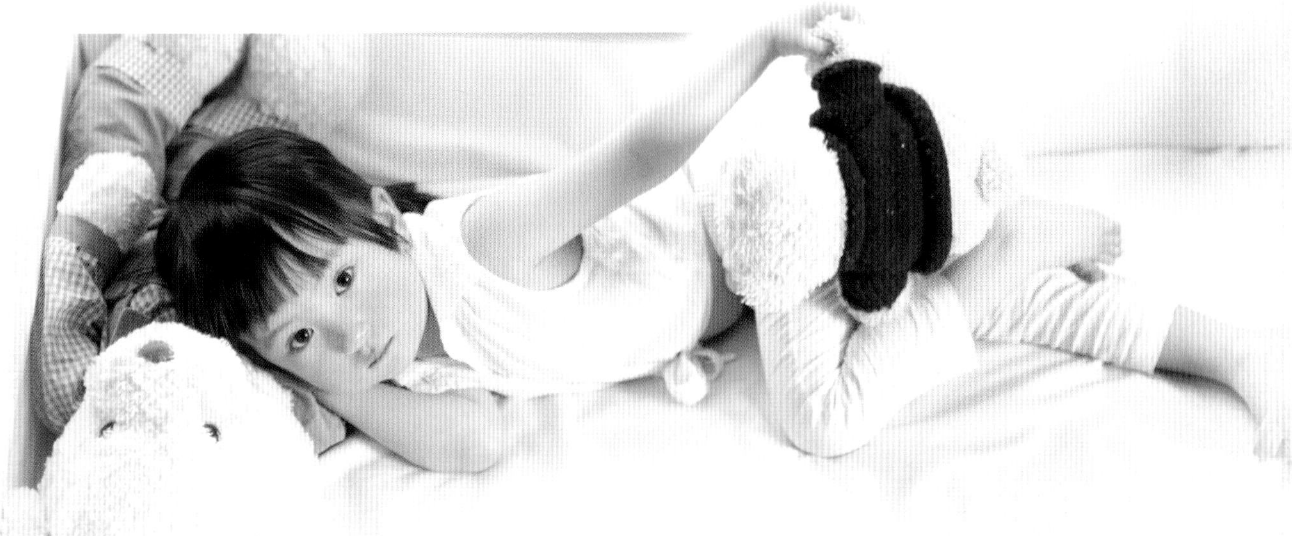

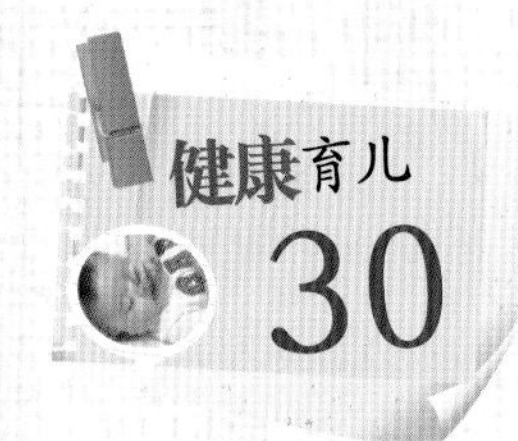

遵守集体生活的规则

提前准备入托体检表

入园前的体检不只是对其他小朋友负责也是对自己的孩子负责，常规性的健康体检能起到预防疾病的作用。

育儿要点

入园前必须体检吗

◎关键点：健康体检 国家规定…

国家规定，即将进入幼儿园生活的幼儿，在入园前必须进行全面的健康检查，来衡量该幼儿是否能过集体生活，并预防将某些传染病带入到幼儿园中；而且，入园前的健康检查还能为幼儿园更好地了解和掌握每位幼儿生长发育的特点以及健康状况提供重要的资料。

育儿要点

体检不合格会影响入园吗

◎关键点：传染病 暂缓入园…

一般来讲检查结果基本不会影响入园，当然心智不健全，无法互动以及传染类疾病除外。具体而言，对在体检中发现的贫血、微量元素不均衡等健康问题，应在入园后给予及时矫治，或嘱咐老师要格外关照；对未按规定程序进行预防接种的宝宝，应及时采取补救措施；传染病的宝宝，暂不接收入园，等病愈经医生开证明后方允许入园；对有急性传染病接触史的小儿暂缓入园，隔离期满后方能入园。

育儿要点

在哪里体检

◎关键点：保健站 医院…

入园体检有的地方会安排在医院，有的地方有专门的儿童保健站都可以。体检完毕后很多宝宝都会马上投入玩耍，对于那些敏感害怕的宝宝，一定要给予及时的疏导安慰，免得以后更加不敢面对类似问题。

育儿要点

体检注意事项

◎关键点：准备工作…

序号	注意事项
1	体检前一天宝宝要休息好，让宝宝保持最舒适和饱满的精神状态，饮食也要清淡
2	如果正在患病期间，则不能进行体检，可以等完全康复后再体检
3	体检当日早晨需要宝宝空腹，抽血完毕后给宝宝补充些温水和食物
4	对于情感比较脆弱的宝宝，别忘了随身带一件他最喜欢的玩具，以缓解他的心理压力
5	给宝宝穿宽松舒适且方便穿脱的衣服，保证温度适中，切勿穿过紧的内衣

科学喂养

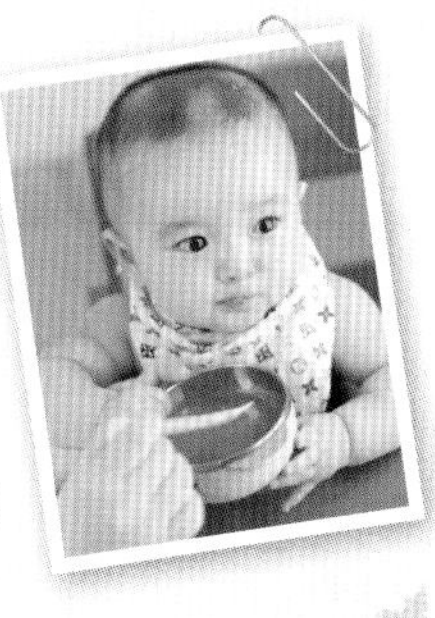

婴儿初生时，体内往往还有来自妈妈的各种抵御疾病的抗体，尤其用母乳喂养者，乳汁中还含一定量的抗体。因此，婴儿在半岁内很少得传染病。为了提高儿童抵抗传染病的能力，预防传染病的发生，需要有计划地给宝宝进行预防接种，以保护宝宝健康成长。

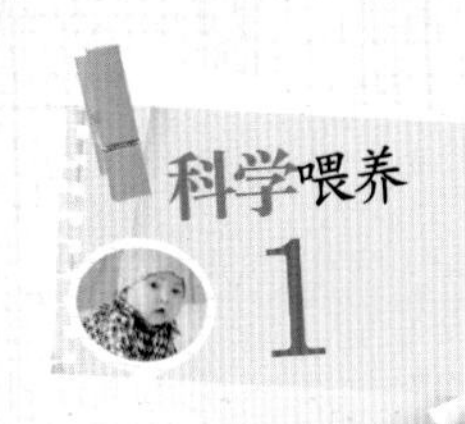

母乳喂养好处多

一定要坚持母乳喂养

作为母亲，能够坚持母乳喂养，不仅仅是对孩子的身体负责的表现，也是体现母爱，成为真正的妈妈的这种心理需求的最美味展现。

育儿要点

母乳营养丰富

◎关键点：哺乳次数 接触…

母乳里含有宝宝所需的丰富的免疫物质及营养物质，不需要特别的处理就能马上补充宝宝所需。对宝宝而言，宝宝皮肤和妈妈皮肤的接触也增加了宝宝与外界的联系。对于妈妈而言，不断地吮吸乳头，可以增加促进子宫收缩的激素分泌并能加快产后身体恢复等。

每次哺乳的标准时间是两侧乳房总计在10～20分钟，可以先吸左侧，吸空后换另一侧；第二次哺乳时先吸右侧，再换另一侧。虽然每次间隔几小时就要哺乳有些麻烦，但这是做妈妈的荣耀，要好好地享受这个过程。

问答

问： 宝宝刚出生，第一次哺乳在什么时间比较好？

答：一般认为，宝宝出生后6～12小时后开始喂奶，但近年内有专家认为：宝宝出生半个小时之内，就应让宝宝吸吮母亲的乳头。因为宝宝出生后20～30分钟内的吸吮反射最强，所以即便此时母亲没有乳汁也可让宝宝吸一吸，这样不但可尽早建立妈妈的催乳反射和排乳反射，促进乳汁分泌；还利于母亲子宫收缩，减少阴道流血。宝宝出生后接触母亲越早，持续时间越长，对宝宝的心理发育越好。

育儿要点

一定要尽早哺喂

◎关键点：开奶 抵抗力…

产妇分娩后，可立即让新生儿吸吮双侧乳头，产后2～6小时内应开奶。母乳喂养一定要尽早开奶，因为初乳营养价值很高，特别是含抗感染的免疫球蛋白，对多种细菌、病毒具有抵抗作用，尽早给新生儿开奶，可使新生儿获得大量球蛋白，增强新生儿的抗病能力，大大减少宝宝肺炎、肠炎、腹泻等疾病的发生率。

育儿小提示

◎母乳喂养的姿势…

在妈妈母乳喂养时，有多种喂养的姿势，您可以每种都试试，选择一种您和小宝宝感觉最舒适的姿势。无论选择哪种姿势，请确定宝宝的腹部是正对自己的腹部。这有助于宝宝正确地吮吸。也不要仅用双手抱着宝宝，应将宝宝搁在自己的大腿上，否则，哺乳后容易引起腰酸背痛，影响休息。

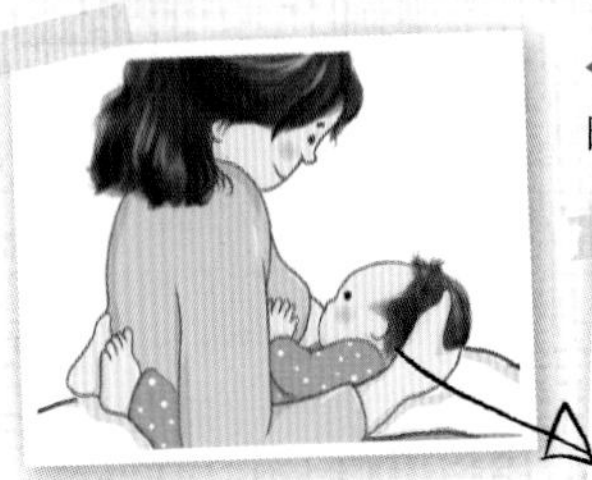

←侧向抱着孩子，用妈妈的手腕支撑着婴儿的颈部。

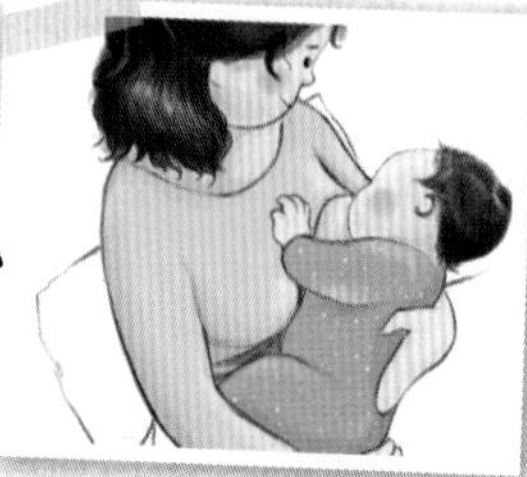

→让宝宝坐在妈妈的大腿上，妈妈的手支撑着宝宝的身体和颈部。

母乳喂养的正确方法

坚持母乳喂养有技巧

第一次哺乳，妈妈会感到不习惯，而宝宝也不容易顺利地喝到奶水。妈妈需要变换抱姿，不同角度地刺激乳腺分泌乳汁，这样奶水就会顺畅地流出。

育儿要点

母乳喂养的正确步骤

◎关键点：方法…

新生儿应按需哺乳，宝宝想吃就喂，这样就能满足母婴的生理需求。刚刚出生的宝宝吮吸力弱，这是让他学习和锻炼吮吸能力的最佳时刻。

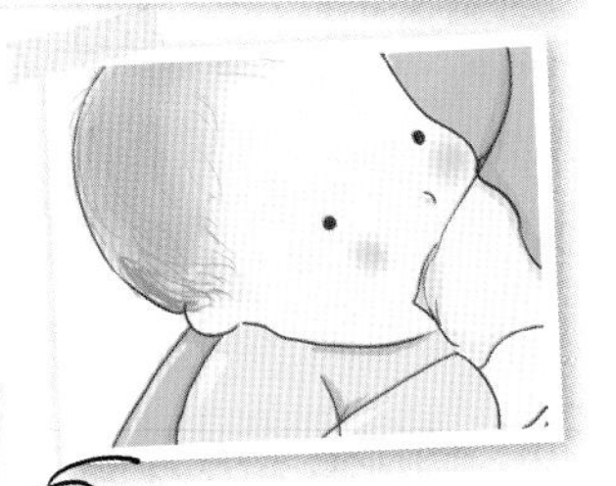

→碰碰宝宝嘴唇，让嘴张开。

←嘴张开后，将宝宝抱在胸前使嘴放在乳头和乳晕上，宝宝的腹部正对自己的腹部。

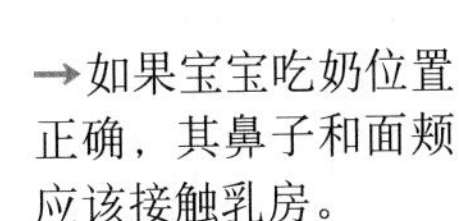

→如果宝宝吃奶位置正确，其鼻子和面颊应该接触乳房。

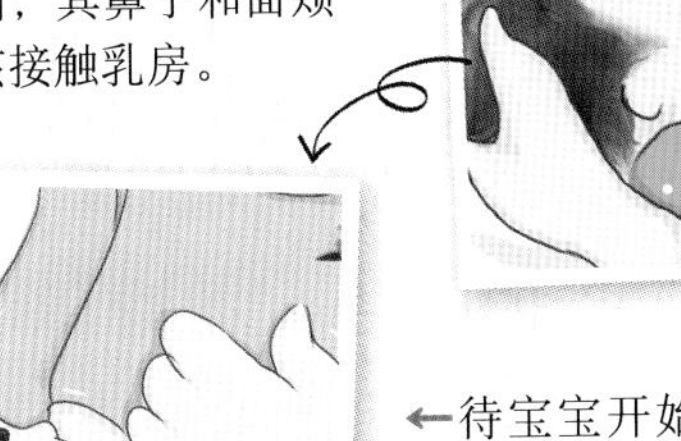

←待宝宝开始用力吮吸后，应将宝宝的小嘴轻轻往外拉约5毫米，目的是将乳腺管拉直，有利于顺利哺乳。

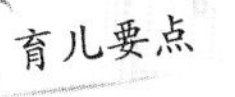

育儿要点

拒绝母乳的应对方法

◎关键点：拒奶…

当并不是处在断奶期内的宝宝开始抗拒母乳的时候，称之为“拒奶”或者说“罢奶”。一旦宝宝开始拒吃妈妈的奶，就会让妈妈产生严重的挫败感，进而会发展成妈妈开始停止母乳喂养。其实这个问题是可以克服的。

根源	解决办法
化妆品	喂乳期间妈妈不要在乳房周围使用任何化妆品，身上也尽量少使用
生病	对宝宝因为生病而拒绝吃奶的，要及时医治好宝宝的病，让他及时康复，恢复对母乳的吸收
睡眠	可以在宝宝特别困甚至睡着的时候进行喂乳，这个时候宝宝在下意识的情况下可能会再次吸乳
姿势	尝试下次喂乳时更换不同的姿势。要是有些宝宝喜欢妈妈在喂奶的时候摇晃他
光线	尽量在一个较为安静的环境中给宝宝喂奶，避免异常的声音或者事情来干扰宝宝吸奶；尤其是那些6～9个月龄的宝宝，这个时候的他们对周围的一切都充满了好奇，所以稍有动静，就会分散他们的注意力

育儿要点

如何知道宝宝吃饱了

◎关键点：判断方法 解决方法…

刚做妈妈的人都不知道该喂宝宝多少奶。宝宝半个小时就要吃一次，吃一会儿就睡着，过不了多久又得吃，不知道是奶水不够还是宝宝有问题。那么，怎样判断宝宝吃没吃饱呢？

判断方式	解决办法
从乳房胀满的情况	哺乳前乳房丰满，哺乳后乳房较柔软
从宝宝下咽的声音上判断	宝宝平均每吸吮2～3次就可以听到咽下一大口的声音，如此连续约15分钟就可以说是宝宝吃饱了。若宝宝光吸不咽或咽得少，说明奶量不足
吃奶后有无满足感	如吃奶后宝宝安静入眠，说明宝宝吃饱了。如果吃奶后还哭，或者咬着奶头不放，或者睡不到两小时就醒，都说明奶量不足
注意大小便次数	宝宝每天小便8～9次，大便4～5次，呈金黄色稠便（喂配方奶的宝宝其大便是淡黄色稠便，大便3～4次，不带水分）。这些都可以说明奶量够了。如果尿量不多（每天少于6次）、大便少、呈绿稀便或尿呈淡黄色，则说明奶量不够
看体重增减	足月宝宝头1个月每天增长25克体重，头1个月增加720～750克，第二个月增加600克以上。喂奶不足或奶水太稀导致营养不足是体重减轻的因素之一

育儿要点

预防宝宝呛奶的方法

◎关键点：经验 方法…

找准哺乳的时机

不能在宝宝哭泣或者嬉笑的时候哺乳；别等到宝宝已经很饿的时候才开始哺乳，那个时候宝宝会因为急着吃而呛奶；宝宝吃饱以后就不要再继续哺乳，继续强迫他喝奶可能会发生意外。

找准正确的姿势体位

采用母乳喂养的话，宝宝应该斜躺在妈妈的怀里，保持宝宝与水平线呈30～45度的样子，要避免躺在床上喂奶。采用人工喂养的话，更不能让宝宝平躺着吃奶了，应该采取倾斜的体位，奶瓶的底要高过瓶嘴，从而避免宝宝吸食到空气。

注意观察哺乳时相应状况

妈妈要注意不要让乳房堵住宝宝的鼻孔，在哺乳的时候也要留心观察宝宝的面部表情，如果发现宝宝的嘴角有奶水流出或者宝宝口鼻周围变颜色了，应该及时停止哺乳。对于曾经有过呛奶经历的宝宝还有早产儿，更应该加以注意。

注意及时排出宝宝胃内气体

给宝宝哺乳结束后，将宝宝直立抱在肩头，轻轻拍打宝宝的背部帮助他能够将吸入胃部的气体排出，最好能让宝宝打嗝之后，再将其放置到床上。宝宝的枕头高度应为15度，将他右侧卧躺30分钟之后，再让其平卧，一定要避免让宝宝趴着睡，因为那样可能会使宝宝窒息。

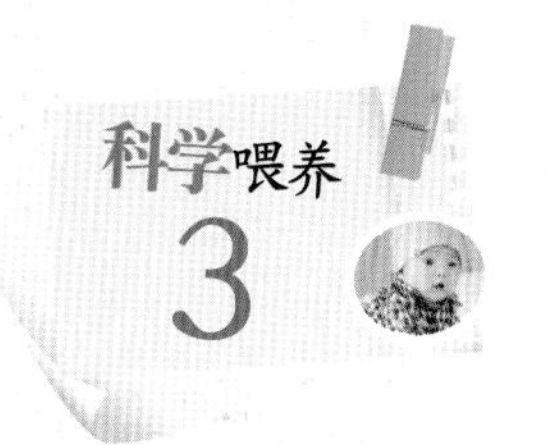

宝宝吃奶总是断断续续

混合喂养

采用人工喂养的宝宝，宝宝吮吸起来非常吃力，吸着吸着就开始睡了。但是由于开始没吃饱，很快又会被饿醒，所以混合喂养的妈妈更要注重方法。

育儿要点

混合喂养的时间

◎关键点：时间安排…

时间	母乳	配方奶
6:00	√	
7:00	√	√
10:00	√	
14:00	√	
15:00	√	√
18:00	√	
19:00	√	√
23:00	√	
2:00	√	√
3:00	√	

育儿要点

混合喂养的方法

◎关键点：方法…

尽量避免混合喂养

混合喂养最容易发生的情况是放弃母乳喂养。因为配方奶中含有较多的糖分，宝宝喜欢喝；奶瓶橡胶奶嘴孔大，吸吮省力，宝宝也喜欢；妈妈乳汁少，宝宝吃完没多长时间就又要奶吃，容易使妈妈疲劳，有的妈妈干脆停掉母乳，直接喂配方奶。遇到这种情况，应该劝导妈妈，让妈妈下决心母乳喂养。

混合喂养最好以母乳为主

混合喂养时，应每天按时喂养，先喂母乳，再喂配方奶，这样可以保持母乳分泌。但其缺点是因母乳量少，婴儿吸吮时间长，易疲劳，可能没吃饱就睡着了，或者总是不停地哭闹，这样每次喂奶量就不易掌握。除了定时母乳喂养外，每次哺乳时间不应超过10分钟，然后再喂配方奶。注意观察宝宝能否坚持到下一次哺乳时间，是否真正达到定时喂养。

问答

问：宝宝刚出生没多久，怎样才知道他有没有吃饱？

答：从宝宝的情况看，能够听到连续几次到十几次的吞咽声；两次喂哺间隔期内，宝宝安静而满足；宝宝平均每吸吮2～3次就可以听到下咽一大口的声音，如此连续约15分钟就可以说明宝宝吃饱了。若宝宝光吸不咽或咽的少，说明奶量不足。宝宝每周平均增长125克以上；宝宝大便软，呈金黄色糊状，每天大便2～4次，尿布24小时湿6次或以上，也可判断为宝宝吃饱了。

配方奶又称母乳化奶粉

了解配方奶

配方奶是为了满足宝宝的营养需要，在普通奶粉的基础上再加以调配而成的奶制品。

育儿要点

按照相应月龄择配方奶

◎关键点：选择配方奶…

在选择配方奶时要根据婴幼儿的年龄段来选择产品。

0～6个月的宝宝可选用Ⅰ或Ⅱ段婴幼儿配方奶粉。

6～12个月的宝宝可选用Ⅰ或Ⅱ段婴幼儿配方奶粉。

12～36个月的幼儿可选用Ⅲ段婴幼儿配方奶粉、助长奶粉等产品。如婴幼儿对动物蛋白有过敏反应，应选择低敏的婴幼儿配方奶粉，如氨基酸奶粉、水解蛋白奶粉。

奶粉种类	适用人群
不含乳糖的婴儿配方奶粉	对乳糖不耐受的婴儿
部分水解奶粉	较轻度的腹泻或过敏的婴儿
完全水解奶粉	严重的腹泻、过敏或短肠综合征的婴儿
元素配方奶粉	严重的慢性腹泻、过敏或短肠综合征的婴儿
早产儿配方奶粉	早产儿食用

育儿要点

奶粉的标识

◎关键点：了解标识…

奶粉的包装上应有以下信息，包括食品名称、配料表、热量、营养素（包括微量元素）、净含量、制造者的名称和地址、产品标准号、生产日期、保质期、食用方法、贮藏方法、适宜人群等。婴儿配方奶粉标签上还应标明“婴儿最理想的食品是母乳，在母乳不足或无母乳时可食用本产品”。

适宜0～12个月婴儿食用的婴儿配方奶粉，必须标明“6个月以上婴儿食用本产品时，应配合添加辅助食品”；较大婴儿配方奶粉，必须标明“须配合添加辅助食品”。进口婴幼儿配方奶粉的标签，可不标注“制造者的名称和地址”、“产品标准号”，但应标注“原产国或地区”、“在中国依法登记注册的代理商、进口商或经销商的名称和地址”。

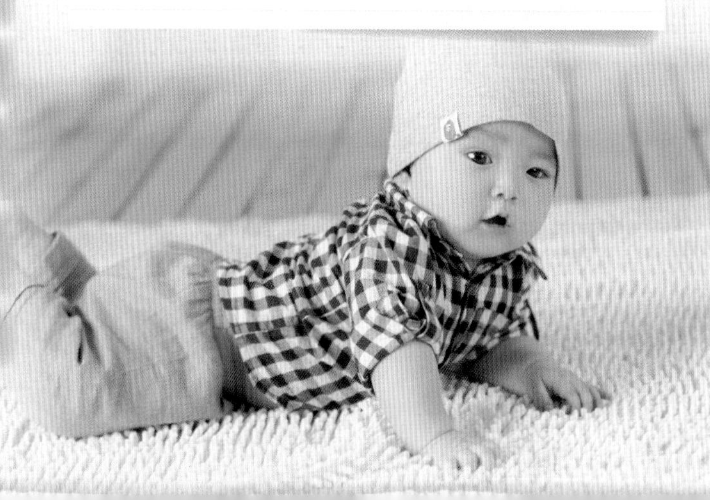

掌握冲泡和清洗的技巧

与配方奶相关的操作技巧

起初，无论是妈妈还是宝宝都会感到不知所措，下面就告诉您如何冲制奶粉及如何喂养。

育儿要点

如何冲泡配方奶

◎关键点：方法…

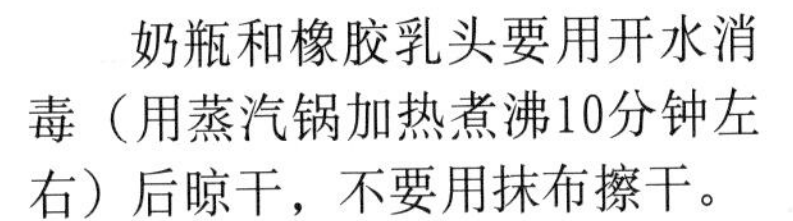

→将沸腾的开水冷却至40℃左右，将水注入奶瓶中，但要注到总量的一半。

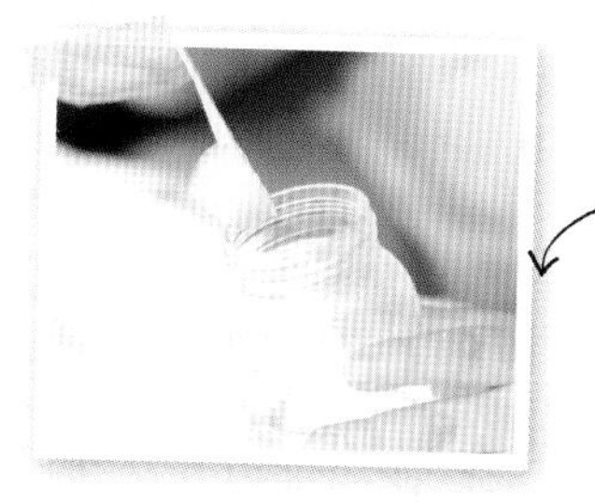

←使用奶粉附带的量匙，盛满刮平。在加奶粉的过程中要数着加的匙数，以免忘记所加的量。

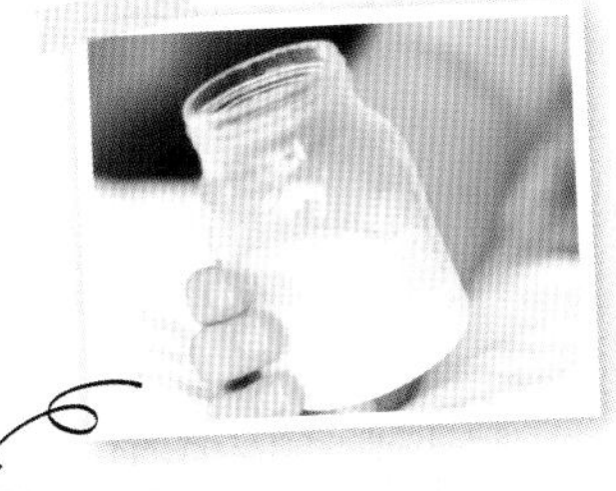

→轻轻地摇晃加入奶粉的奶瓶，使奶粉溶解。摇晃时易产生气泡，要多加注意。用40℃左右的开水补足到标准的容量。盖紧奶嘴后，再次轻轻地摇匀。

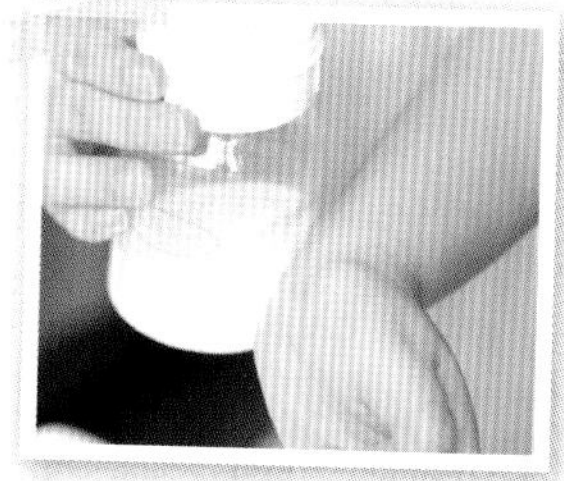

←用手腕的内侧感觉奶瓶温度的高低，稍感温热即可。如果过热可以用流水冲凉或者放入凉水盆中放至温热。

育儿要点

如何消毒

◎关键点：方法…

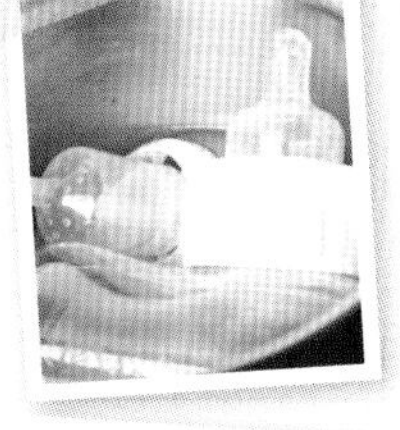

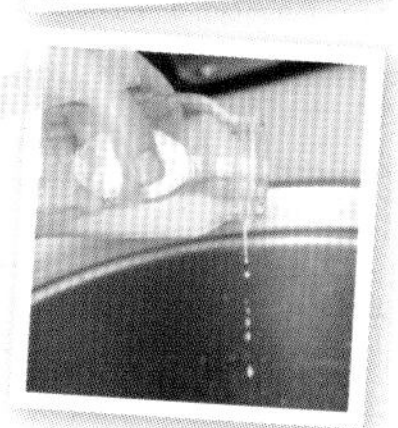

奶瓶和橡胶乳头要用开水消毒（用蒸汽锅加热煮沸10分钟左右）后晾干，不要用抹布擦干。

用完奶瓶后应马上将残留的乳汁倒掉，冲洗干净，口朝下立起来备用。橡胶乳头也应马上冲洗干净。

育儿要点

奶瓶喂养的姿势

◎关键点：顺利吸奶…

如果将奶瓶倒置时呈现“啪嗒啪嗒”的滴奶声就是正确的流速。

喂宝宝奶粉时最常用的姿势就是横着抱。和喂母乳时一样。

在喂奶粉时也要让宝宝含住整个奶嘴。为了避免造成宝宝打嗝，在喝奶时应该让奶瓶倾斜一定角度，以防空气大量进入。

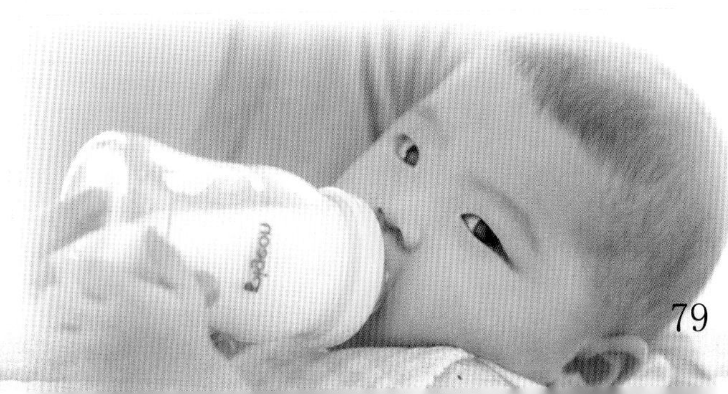

早产儿需要更细心的照顾

早产儿的喂养方法

指胎龄大于28周或小于37周（少于259天）的新生儿。早产儿2岁前是弥补先天不足的宝贵时间，只要科学地喂养，在2周岁以前早产儿的体质赶上正常儿是完全可能的。

育儿要点

早产儿分类

◎关键点：足月儿 早产儿…

项目	足月儿	早产儿
皮肤	肤色红润，皮下脂肪饱满，毳毛少	发亮、水肿、毳毛多
头发	头发分条清楚	乱如绒线头
耳壳	软骨发育良好，耳壳成形、直挺	软，缺乏软骨，可折叠，耳壳不清楚
指甲	达到或超过指尖	未达指尖
乳腺	结节＞4毫米，平均7毫米	足底纹理少
外生殖器	男婴睾丸正降，阴囊皱裂形成；女婴大阴唇发育，可覆盖小阴唇及阴蒂	男婴睾丸未降，阴囊少皱裂；女婴大阴唇不发育，不能覆盖小阴唇及阴蒂

育儿小提示

◎早产儿应校正月龄后再进行评估

早产儿月龄应该补足胎龄（40周）后再计算，称为校正胎龄。如果宝宝早产1个月，那么在评估宝宝生长发育情况时，应按照减一个月的婴儿发育标准进行评估。

育儿要点

早产儿出院后的喂养方法

◎关键点：种类…

乳品种类	适用范围
母乳	对于体重大于2000克、无营养不良高危因素的早产/低出生体重儿，母乳仍是出院后首先的选择
母乳＋母乳强化剂	极（超）低出生体重儿，尤其出院前评价营养状况不满意者需要继续强化母乳喂养至胎龄40周，此后母乳强化剂的热卡密度应较住院期间略低，如半量强化，根据生长情况而定
早产儿配方奶	人工喂养的极（超）低出生体重儿需要喂至胎龄40周；如母乳喂养体重增长不满意可混合喂养
早产儿出院后配方奶	各种营养和能量介于早产儿配方奶和标准婴儿配方奶之间的一种早产儿过渡配方，适用于配方奶喂养的早产儿、低出生体重儿或作为母乳的补充
婴儿配方奶	适用于出生体重大于2000克、无营养不良高危因素、出院后体重增长满意、配方奶喂养的早产儿低出生体重儿或作为母乳的补充

妈妈要保护自己的乳房

让宝宝喝健康的母乳

宝宝在妈妈肚子里的时候，通过脐带输送营养，出生以后，营养就要通过哺乳的方式补充。所以母乳的健康与否直接影响宝宝的健康。

育儿要点

加强乳房的保护

◎**关键点：避免感染…**

每次哺乳后要让乳头自然晾干，以防破裂。破裂会导致感染。如果乳头破裂，涂一些母乳或其他自然润湿品的常规方法不理想，宜涂儿童鱼肝油帮助恢复。不要用肥皂清洗乳头，否则会引起干燥破裂，使乳头更容易疼痛。

注意感染，乳房感染的迹象包括：发热、刺痛感和肿块疼痛以及乳房皮肤发红。如果出现这些症状，需要立即求诊于医护人员，或直接咨询母乳喂养中心。

育儿要点

患乳腺炎的妈妈

◎**关键点：仍可哺乳…**

当母乳乳房出现乳汁淤积而引起肿胀、感染时，仍然可以让宝宝吃奶，因为宝宝的用力吸吮可以疏导乳腺导管，也可以找“揉奶”的人把硬块揉开。如果炎症很厉害，甚至发生脓肿，可暂时停止哺乳，应将乳汁挤出，消毒后喂给宝宝。去就医时，医生会使用抗生素治疗，应选择不经乳汁排泄、对宝宝无害的药。

育儿要点

妈妈用药要注意

◎**关键点：用药禁忌…**

妈妈服用的药物能通过血液循环进入母乳中，会对宝宝造成伤害。妈妈不可以用的药物有：磺胺类药物、四环素、青霉素、克林霉素和甲硝唑。

问答

问：乳头受伤了怎么办？

答：宝宝在吮吸乳头的时候，突然地用力会导致咬伤乳头，引发炎症。宝宝在出牙期，咬伤妈妈的情况就更容易发生。如果妈妈的疼痛达到不能忍受的程度时可以使用乳头保护器来哺乳。之后用有保湿功能的奶油涂抹在乳头周围，也可以每隔5分钟进行一次短期哺乳。

育儿小提示

◎乳汁要及时吸出来

有些妈妈的乳汁很难被吸出。如果乳汁在乳房储存过量，就会造成乳房胀痛。最好的解决方法是让宝宝将乳汁都吮吸出来，但如果乳汁量大大超过宝宝所需，可以每次哺乳后少量地挤出部分乳汁。

一定要坚持母乳喂养

宝宝拒绝母乳怎么办

母乳喂养对母婴尽着双赢的义务，既增强宝宝的免疫力和抗病力，又促进妈妈的健康恢复。对这顿大餐宝宝应该欢天喜地才对，可是他也有不喜欢的时候。

育儿要点

乳头的味道

◎**关键点：不能用香皂…**

从怀孕开始，乳晕下的汗腺和皮脂腺分泌物增多，使皮肤表面酸化，导致角质层被软化，乳头变得柔软。香皂类清洁物质会洗去皮肤表面的保护层，碱化乳房局部皮肤，并促进皮肤上碱性菌群增长，使得乳房局部的酸化变得困难从而发硬。用香皂洗过的乳头尝起来又干又苦又硬，宝宝就会变得不爱吃母乳。

解决方法

妈妈一定要用清水清洗乳头和乳晕，不要用香皂。

育儿要点

母乳是否太多太冲

◎**关键点：乳汁过多…**

当妈妈开始给宝宝哺乳时，若乳汁一下涌入口腔会使宝宝发呛，这样宝宝就害怕哺乳。乳汁有时也会从另一侧乳房涌出且使妈妈感到乳房发胀，这是妈妈泌乳过多并有积极喷射反射的表现。

解决方法

妈妈在每次哺乳前如果先挤出一些乳汁，乳房就不会太胀，乳汁也不会流得太快。每次只喂一侧乳房，下次再喂另一侧乳房，这样乳房受到的刺激少，产乳也会减少，流量会适合宝宝的需要。如果妈妈躺着哺乳，乳汁流出的速度会比坐着时慢。

育儿要点

过早用奶瓶产生错觉

◎**关键点：分不清乳头和奶瓶…**

宝宝刚生下来时妈妈还没有奶，宝宝一直用奶瓶吃配方奶。刚习惯了吸吮的感觉，妈妈有奶了，又改吃母乳，宝宝感觉吃起来太费力，认为只有那个习惯的奶瓶里才有填饱肚子的奶汁，所以就会变得不爱吃母乳。吸吮乳头和吸吮奶嘴需要两种截然不同的技巧，奶瓶的奶嘴较长，宝宝吸吮起来省力、痛快。宝宝一旦习惯了这种奶嘴，再吸妈妈的乳头时，会觉得很难含住，也很费劲，就不愿再去吃母乳。

解决方法

尽早开奶是最好的方法。如果已经形成习惯，就要让宝宝多多吮吸乳头，慢慢改变习惯。

育儿要点

宝宝可能生病

◎关键点：患病…

如果宝宝有一些疾病的症状，例如呕吐、腹泻、嗜睡、黄疸或惊厥，可能患有其他疾病而影响宝宝吃母乳。

解决方法

遇到这种情况，妈妈最好带宝宝去医院检查。

育儿要点

宝宝是否患有口腔疼痛

◎关键点：口腔疼痛…

口腔疼痛，如鹅口疮会使宝宝不思母乳。

解决方法

妈妈用紫药水涂抹宝宝的口腔，一日3次，直至鹅口疮消失。其间可先挤出母乳，用奶瓶喂宝宝。

育儿要点

宝宝得到的乳汁是否过少

◎关键点：无乳汁…

宝宝如果得不到足够的乳量，可能会吵闹或拒绝吸吮“空”的乳房，乳量也会因多种原因而下降。

解决方法

妈妈要选择安静或无人的地方给宝宝哺乳。妈妈要多吃下奶的食物，让乳汁丰富起来。

育儿要点

宝宝患感冒，鼻子是否堵塞

◎关键点：鼻塞…

鼻子堵塞会妨碍宝宝吸母乳。

解决方法

妈妈在每次哺乳前先清理宝宝的鼻道。应用洁净的布或吸水的纸做成带尖的捻子，然后轻轻地将顶尖部分插入宝宝的鼻腔，将分泌物卷净。先清理一侧，再清理另一侧。

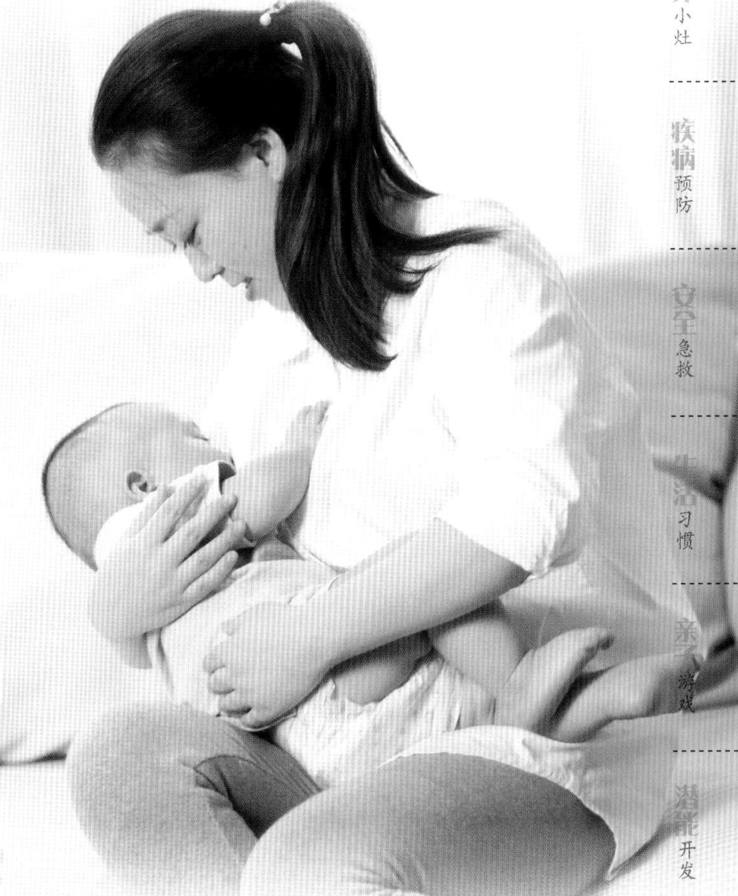

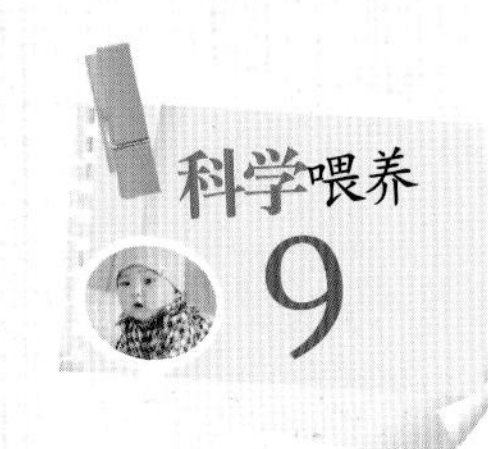

科学喂养 9

生理性厌奶是正常的

宝宝厌奶怎么办

很少有天生就拒喝配方奶的宝宝。但是如果突然在某一天不爱喝了，妈妈就会非常着急，越着急宝宝就越不喝。

育儿要点

什么是厌奶期

◎关键点：生理性…

4～5个月的宝宝暂时的厌奶状况为“生理性厌食期”，它的特征是宝宝正常发育，活力很好，只是奶量暂时减少，通常1个月左右就自然恢复食欲。厌奶期的表现：

厌奶期的表现	厌奶期的宝宝
精神、活力皆正常，唯独不爱喝奶	此时的小宝宝活动量很正常，精神也很好，神情通常也很愉快，但好像不太会饿，在喂养的时候，有些宝宝一闻到奶味就皱眉，甚至把头别开，就算把乳头塞进他嘴里，宝宝也总是很快就用舌头将之顶出来，好像这食物很难吃的样子
喝奶易分心	就算宝宝肯喝奶，也常因为周围的一些风吹草动，就停顿下来不吃了，例如：走廊上有人走过、窗外的树叶被风吹动等，几乎任何事物都比喝奶要容易引起宝宝强烈的好奇，促使他转过头去一探究竟

育儿要点

找到厌奶的原因

◎关键点：了解宝宝的情况…

厌奶期的宝宝喝奶量骤减，有时甚至一两餐完全不吃，让做爸爸妈妈的也担心宝宝的营养是否不够，其实，厌奶可以说是宝宝成长的必经过程，造成厌奶的原因大致有下列几点：

厌奶的原因	厌奶期宝宝的反映
对食物喜新厌旧	如果宝宝不是过敏儿，那么在4个月之后就可开始吃辅食了。宝宝在吃了与牛奶不同的多样化食物之后，很可能会“喜新厌旧”，变得不再只钟情于“牛奶”这种单一口味的东西
成长速度趋缓	此时的宝宝，其成长速度较趋缓和，对营养与热量的需求不像之前那么大，因此不如新生儿时期那么爱吃
长牙的影响	宝宝在6个月左右开始长牙，因而特别爱咬东西，不喜欢吸吮，这也成了宝宝不爱喝奶的一个原因

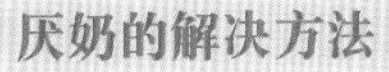

育儿要点

厌奶的解决方法

◎关键点：经验 方法…

厌奶的解决方法	说明
调整喂奶的顺序	不要在喂完母乳后喂配方奶，要单独添加配方奶，因为母乳和配方奶味道不同，喝惯母乳的宝宝就会拒喝配方奶。对于因为不喜欢奶瓶而不喝配方奶的宝宝，不要将奶嘴强行塞入宝宝嘴中，这样只会起反作用。
在食物上做变化	在食物的种类上做一点变化，可提高宝宝对食物的接受程度。例如，在食物的颜色上下点功夫，将胡萝卜、瘦肉、青菜、蛋黄……各种颜色的食材做成粥，当成副食品喂给宝宝吃，不但营养丰富，宝宝也较能接受。另外，也可改变进食的方式，尝试用汤匙喂养，也能让宝宝因为新鲜感而接受。
用替代品补充营养	对于无论如何都不喝配方奶的宝宝来说，可以喂一些果汁、凉开水等辅食，并尽快过渡到泥糊状食物。要注意的是不要把厌食配方奶的宝宝看作病人，有的时候宝宝厌食配方奶是为了防止肥胖症而采取的自卫行为，在这样的情况下，妈妈就应该给宝宝补充果汁和水，不能继续喂养配方奶，以减轻宝宝内脏的负担。
减少外界的刺激	宝宝容易因分心而忘记吃奶，如果四周不断有人走动或有嘈杂声，很容易分散宝宝的注意力。所以，为宝宝营造一个安静的进食环境，是非常重要的。
不宜随意更换奶粉	如果宝宝平时所喝的配方乳忽然被更换了，也容易引起宝宝拒绝喝奶的行为。所以，当爸爸妈妈们考虑替宝宝换奶时，须采取渐进式的添加方式，也就是每天添加半匙新奶粉，直到全部换过来为止。如果还是不行，可以尝试换成奶粉，或者把配方奶浓度调稀。
留意奶嘴的设计	有少数的宝宝厌奶，是因为奶嘴的口径大小不容易吸吮，使他无法顺利喝奶。可以把奶瓶倒过来，若奶嘴是标准口径，奶水就会呈水滴状陆续滴出，而奶水滴得太快或太慢，都容易造成宝宝的不适感，而引起厌奶的情况。

科学喂养 10

辅食喂养就是增加辅助食品

辅食的添加原则

辅食添加不但可以补充不足的营养元素，还是一个发展儿童吞咽能力、自理能力、味觉能力的好机会。

育儿要点

添加辅食的标志

◎关键点：体重 食量发育…

宝宝是否需要添加辅食要根据宝宝吃奶的情况而定。

1.宝宝4～6月龄时体重多超过6～7千克，说明宝宝的消化系统发育已较成熟，如酶的发育、咀嚼与吞咽能力的发育、牙的萌出等。

2.宝宝的脖子已经能竖起来了，不会左摇右晃。

3.能将自己的小手伸到嘴里。

4.24小时的喝奶量到达1000毫升。

育儿要点

市面上的辅食食品要谨慎选择

◎关键点：制作辅食…

辅食添加可以给婴儿提供新的味道和触觉，还能促进舌头和下颌的运动，从而进行咀嚼的练习。由于吸吮的不是流体而是含有小颗粒的柔软的食物，所以给婴儿一个利用舌头、牙床、牙齿进行咀嚼吞咽的机会是很重要的。这种多样的经验对婴儿的大脑发育和味觉发育都大有帮助。但是如果过分依靠市面上销售的粉状辅食食物，婴儿就无法体验到这些了。新妈妈亲手制作的辅食才是最美味而又有营养的。

育儿要点

不要过早地给宝宝添加辅食

◎关键点：4～6个月…

婴儿在出生后4～6个月内，从母乳和奶粉中摄取的营养已完全能够满足婴儿的生长需要了。提早为宝宝添加辅食是不科学的。

育儿要点

不要很快让辅食替代乳类

◎关键点：过渡…

6个月以后，宝宝吃的主要食物应该仍然以母乳或配方奶为主，因为母乳或配方奶中含有宝宝需要的营养，在此阶段添加一些流质的辅食即可。其他辅食只能作为一种补充食物，不可过量添加。

育儿要点

1周岁内不要添加任何调料

◎关键点：不吃调料…

要让婴儿熟悉食物本身的味道，想让婴儿觉得更好吃而加入调料是多余的。因为婴儿没有经验，所以不会觉得味道淡。在婴儿1周岁以前，盐和糖就不用说了，最好连番茄酱、沙拉酱、奶油等都不要用。

育儿要点

用勺子喂养

◎**关键点：**学会用勺子…

辅食喂养最主要的作用是让婴儿的饮食逐渐向固体食物转变，最终能够使婴儿独自吃饭。从一开始就要用匙子传递食物，即使是液体也要盛在匙子里给婴儿喂养，还需要逐渐让婴儿自己拿着匙子吃东西，拿着杯子喝水等。

育儿要点

不要勉强宝宝进食

◎**关键点：**心态平和…

为了能让婴儿对陌生的食物不产生恐惧感而顺利接受，最好在婴儿身心状况都比较好的时候喂养。虽然婴儿吐出来以后可以接住再喂回去，但是如果试了两三次后还是这样的话，就不要勉强，先暂停一下再试。即使这样，如果婴儿仍然一脸不愿意地拒绝，就先不要喂了，用平和的心态先停止一两天再试也不迟。因为如果强迫婴儿食用的话，反而会使婴儿对辅食产生排斥感，出现这种情况时，应及时用其他类似的食物补充营养素。

育儿要点

吃流食的时间不宜过长

◎**关键点：**正常过渡…

不能长时间给宝宝吃流质或泥状的食品，这样会使宝宝错过发展咀嚼能力的关键期，可能导致宝宝在咀嚼食物方面产生障碍。

育儿要点

固定时间有规律地喂养

◎**关键点：**饮食习惯…

在固定的时间、固定的地点喂养才能养成良好的饮食习惯。刚开始的时候是一日1次，在上午10点；到了中期是一日2次；后期是一日3次。在辅食喂养结束期过后，如果一日三餐只用辅食就可以满足宝宝的需要时，就可以尽量跟着家人吃饭的时间来喂养。

育儿要点

将宝宝的食物记录下来

◎**关键点：**辅食记录…

记录食品名称、所使用的材料和食用的量就可以了。还要在每次喂养新一种食物时多加注意婴儿食用后的反应，一旦发现身上出现红点、疹子或有腹泻、呕吐等过敏反应时就要马上停止喂养那种食物，这样，辅食添加记录本就成了查找过敏食物的依据。

育儿要点

使用蒸和煮的方法制作辅食

◎**关键点：**健康辅食…

如果婴儿从辅食喂养阶段起就对油油的、香香的口味有了熟悉的感觉，那么幼儿期及长大后就有可能只喜欢油腻的食物了。因此，建议在辅食喂养中尽量不要使用油，与其使用炒、炸、煎等方法，不如使用蒸、煮的方法会更好一些。如果一定要用炒的方法，则可以使用少许水代替油来炒。

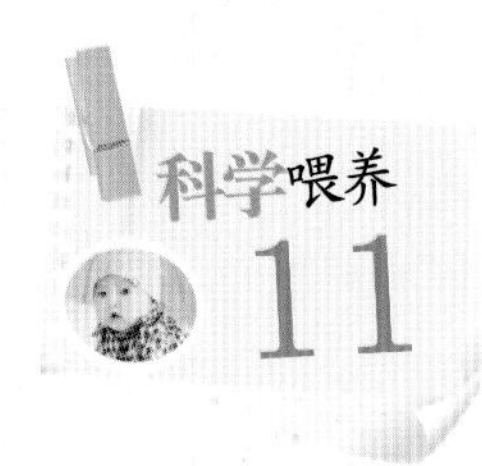

添加辅食要循序渐进

辅食添加的喂养过程

宝宝各个阶段选择的辅食是不一样的，辅食的性状也是不一样的，最好先由米粉开始。

月龄	进程	吃喝比例	食物状态	喂养说明
5个月	辅食添加的准备期	1：9	果蔬菜汁状等食物	这个时期最重要的是让宝宝了解奶之外的味道。每天吃一次辅食，宝宝不喜欢吃不要强行喂养
6个月	辅食添加的初期	2：8	浓汁状、糊状	此时妈妈对辅食的量不要过度敏感，宝宝仍然要从母乳或者配方奶中摄取营养
7个月	辅食添加的中期	3：7	泥糊状	宝宝可以真正地吃辅食了，宝宝的食量这个月龄会出现个体差异，需灵活掌握增添辅食的品种及数量
8个月	辅食添加的中期	4：6	颗粒羹状	妈妈可以尝试着给宝宝吃一些烂稀粥和面条，鱼泥也可以添加了
9个月	辅食添加的中期	5：5	半固体状	妈妈可以给宝宝做些半固体的食物了，如面片汤、稠粥等，如果宝宝不适应，就下个月再添加
10个月	辅食添加的后期	6：4	半固体状	辅食的喂养次数为每天2次，可以逐渐接近大人的用餐时间。这个月的宝宝可以添加的单一食物为15种左右
11个月	辅食添加的后期	7：3	软固体、固体状	辅食每天喂2次，单一食物的种类达到15种，从这个月开始辅食对宝宝更加重要
12个月	辅食添加的后期	8：2	固体状	辅食每天喂3次，这个月的宝宝几乎能吃所有性状的食物了，品种也在逐渐增加
13～15个月	辅食添加的结束期	9：1	固体状	1岁以后的宝宝还要坚持母乳喂养，每天3次，每日的早中晚三餐要当作正餐来吃
15个月以上	幼儿期	9：1	固体状	宝宝能用牙齿很好地咀嚼食物了，几乎所有的食物都能吃了，每天都要喝配方奶或者奶制品

不同食物添加的过程

各类辅食的喂养过程

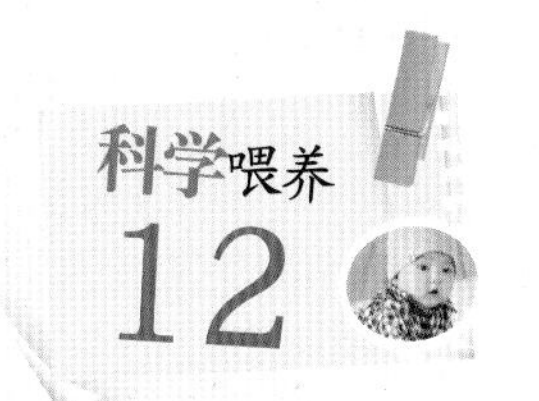

为宝宝添加辅食的食材不是父母根据自己的喜好来选择的，要科学、理性地选择适合宝宝的食材，按照以下的添加顺序，循序渐进。

育儿要点

喂水果的过程

◎**关键点：汁—泥—块…**

在给宝宝喂果汁时，要注意喂养的材质和顺序，从过滤后的鲜果汁开始，到不过滤的纯果汁，然后到用匙刮的水果泥再到切的水果块，最后到整个水果让宝宝自己拿着吃。

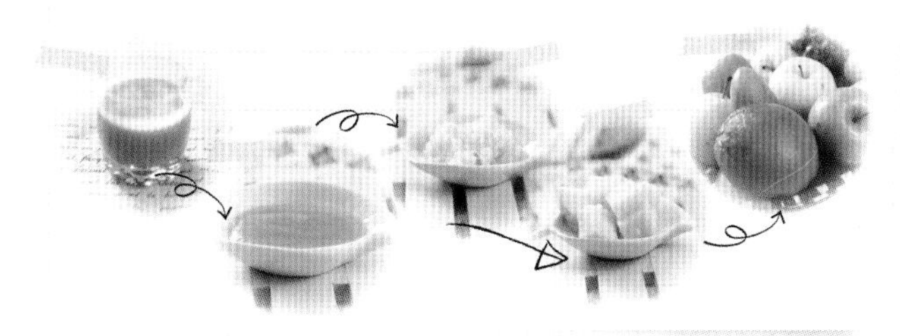

育儿要点

喂谷类的过程

◎**关键点：米汤—米粉—米糊—米饭…**

从米汤开始，到米粉，然后是米糊，再往后是稀粥、稠粥、软饭，最后到正常饭。面食是从面条、面片、疙瘩汤，再到饼干、面包、馒头、饼等。

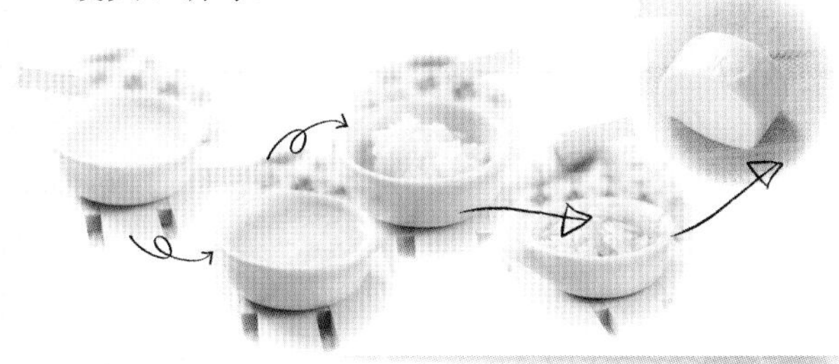

育儿要点

喂肉蛋类的过程

◎**关键点：蛋黄—整蛋…**

从鸡蛋黄开始，到整鸡蛋，再到鸡肉、猪肉、羊肉、牛肉、鱼肉等。

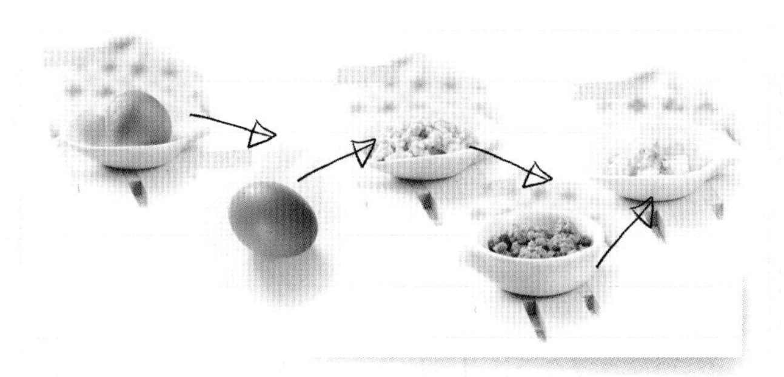

育儿要点

喂菜的过程

◎**关键点：菜汤—菜泥—碎菜…**

蔬菜要选择新鲜的应季的即可，要从过滤后的菜汤开始，然后到菜泥，再到碎菜。

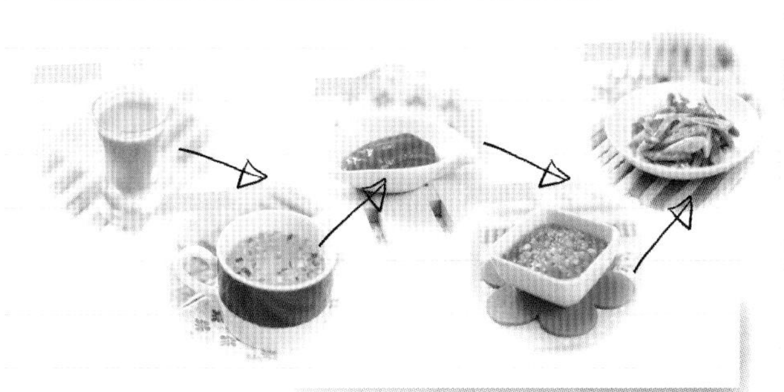

科学喂养 13

让宝宝品尝多种味道

常见辅食汤料的制作过程

为宝宝添加辅食的食材不是父母根据自己的喜好来选择的，要科学、理性地选择适合宝宝的食材，按照以下的添加顺序，循序渐进。

育儿要点

牛肉汤

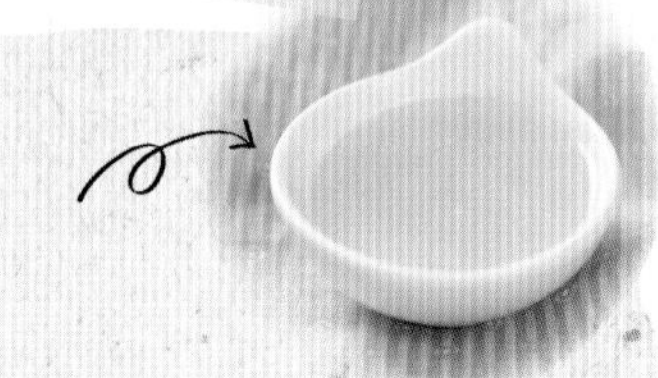

材料 牛肉200克，清水适量。

做法 1.将牛肉切小块，冲洗干净，放入锅中加水，用大火煮开。

2.当水煮沸后，滤去浮沫，改用小火再煮45分钟左右。

3.待汤水减少约200毫升时熄火，放凉后置于冰箱中冷藏，过一会儿取出，除去凝固在上面的一层油脂即可。

育儿要点

蔬菜汤

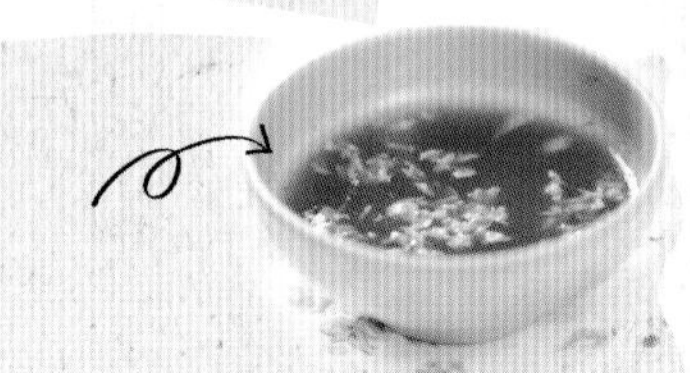

材料 甘蓝、胡萝卜、番茄各30克（其他黄绿蔬菜也可以），清水适量。

做法 1.把所有蔬菜择洗干净，然后切成小块，备用。

2.锅内加水，放入切好的蔬菜，用大火烧开。煮沸后调小火，然后滤去浮沫再用小火煮30分钟左右。

3.用漏匙将煮过的蔬菜捞出后，将汤水过滤成清汤即成。

育儿要点

鸡肉汤

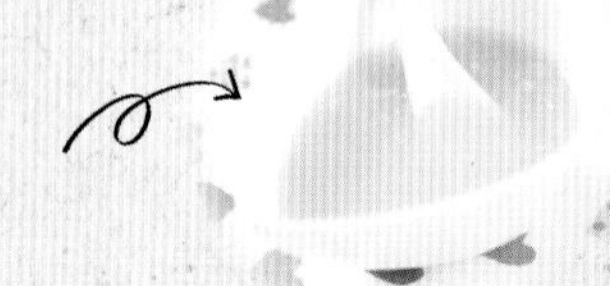

材料 鸡腿1个，胡萝卜和白菜等蔬菜各适量。

做法 1.将鸡腿洗净，胡萝卜、白菜切块。

2.将清水与鸡腿肉、蔬菜一同放入锅中，再用大火煮开。

3.等汤水沸腾后改小火，滤去浮沫，再煮20～30分钟，用漏匙将鸡腿和蔬菜捞出，再把汤水过滤成清汤即可。

育儿要点

鱼肉汤

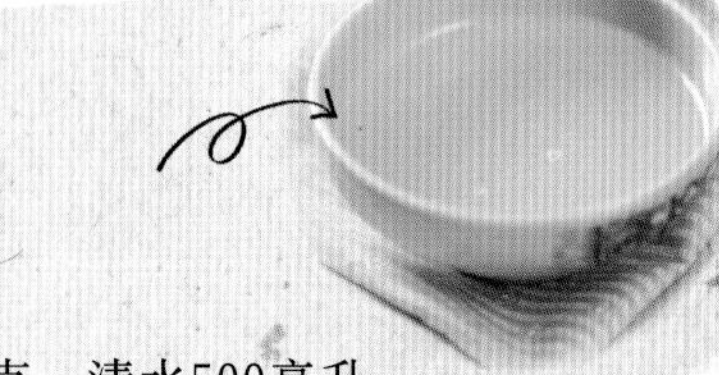

材料 鲜鱼肉100克，清水500毫升。

做法 1.将去除头部和内脏的鲜鱼肉放入调料包内（利用调料包装鱼，可使烹制好的鱼汤清亮不混浊）。

2.锅内加入500毫升清水，然后再放入装有鱼肉的调料包。

3.等鱼汁溶入水中后，用大火将汤煮沸，煮沸后取出装鱼的调料包即可。

吃得好才能长得好

科学喂养 14

让宝宝爱吃辅食的方法

促进宝宝的食欲，家长不要操之过急，注意方法，当宝宝不喜欢吃某种食物时，父母可以采用迂回战术。

育儿要点

示范如何咀嚼食物

◎关键点：示范…

有些宝宝因为不习惯咀嚼，会用舌头将食物往外推，父母在这时要给宝宝示范如何咀嚼食物。可以放慢速度多试几次，让宝宝有更多的学习机会。

育儿要点

保持愉快的心情

◎关键点：用餐情绪…

若宝宝到吃饭时间还不觉得饿的话，不要硬让他吃。常逼迫宝宝进食，会让他产生排斥心理。父母不要对他们提出不合理的要求，这样会让他觉得沮丧而影响用餐情绪。

育儿要点

准备一套儿童餐具

◎关键点：适合宝宝的用品…

大碗盛满食物会使宝宝产生压迫感而影响食欲；尖锐易破的餐具也不宜使用，以免发生意外。儿童餐具有可爱的图案以及鲜艳的颜色，可以促进宝宝的食欲。

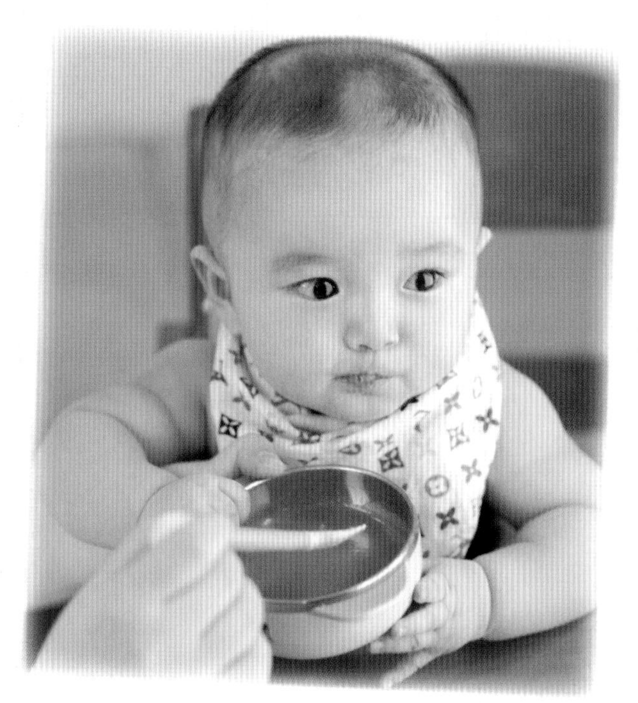

育儿要点

品尝各种新口味

◎关键点：刺激食欲…

辅食富于变化能刺激宝宝的食欲。在宝宝原本喜欢的食物中加入新材料，分量和种类由少到多。逐渐增加辅食种类，让宝宝养成不挑食的好习惯。宝宝讨厌某种食物，父母就应该在烹调方式上多换花样。食物也要注意色彩搭配，从而激起宝宝的食欲，但口味不宜太浓。

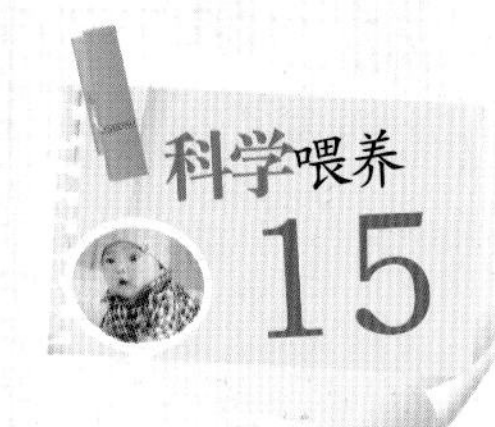

科学喂养 15

不挑食营养才全面

怎么让宝宝不挑食

偏食是指宝宝只挑某些喜欢的食物吃，其他则不吃，多由不良的饮食习惯造成，时间一长会造成营养物质搭配的比例失调。

育儿要点

偏食的原因

◎关键点：找到原因…

1.有的妈妈因为工作忙，或者按照宝宝的进食欲望安排，导致宝宝就餐时间紊乱，偏食挑食。

2.父母用强制或粗暴的手段逼宝宝吃东西，会使他产生逆反心理。因为不愉快情绪不仅会降低食欲、影响消化，而且会让宝宝产生对立情绪，这种强制进食往往会增加宝宝挑食的可能性。

3.宝宝在成长过程中出现挑食的现象，这与父母的态度有很大关系。

4.在宝宝应该添换乳食物的关键时期没有添加，仍然母乳喂养或配方奶喂养，导致宝宝咀嚼能力发育缓慢，排斥需要咀嚼的食物。

5.食物的种类、制作方法单一。

6.在非用餐时间，宝宝任意地吃类似巧克力、蛋糕等零食。需要注意的是要适当地给宝宝吃零食，多吃会影响宝宝的食欲和胃口。

育儿要点

偏食的解决方法

◎关键点：养成良好习惯…

父母要以身作则

父母要做到不挑食，按时吃饭，避免不好的习惯影响宝宝。尽量给宝宝少吃零食，要选择营养价值高的零食，如坚果、豆腐干等。尽量把饭做得好吃一点，促进宝宝的食欲。

合理的饮食时间

父母的责任是将合适的饭菜在合适的时间提供给宝宝，许多宝宝在成长期间都会有一些正常的“挑食”行为，这与他们独有的个性和个人喜好密切相关，而这类问题随着年龄的增长是能够纠正的。

改变烹饪方法

有的宝宝只吃某种食物，可以用变换花样的方法，改进烹调技术，引起宝宝的食欲。

注意情绪和情感作用

宝宝喜欢得到别人的赞许，可以在吃饭时适当鼓励，使其有一个良好的进食环境，促进宝宝的食欲。不要操之过急，注意方法。当宝宝不喜欢吃青菜时，父母可以采用迂回战术，从他喜欢吃的有“绿色外表”的水果入手，给他讲蔬菜与水果一样都好吃。

为一生的饮食习惯打基础

科学喂养 16

让宝宝定时、定量进食

只有养成良好的饮食习惯，才会保证宝宝的进食量，让宝宝获得充分的营养，从而保证身体健康。

育儿要点

养成定时、定量进餐的习惯

◎关键点：合理安排三餐…

首先，父母要合理控制宝宝每天的进餐次数、时间和进食量，让三者之间有规律可循。到了吃饭的时间，就应让宝宝进食，但不必强迫他吃，当宝宝吃得好时就应表扬他，并要长期坚持。

其次，精心调配食物。烹调时需注意食物的色、香、味俱全，软、烂适宜，便于宝宝咀嚼和吞咽，可以调动宝宝用餐的积极性。还可以给宝宝买一些形态、色彩可爱的小餐具，让宝宝喜欢使用这些餐具进餐。

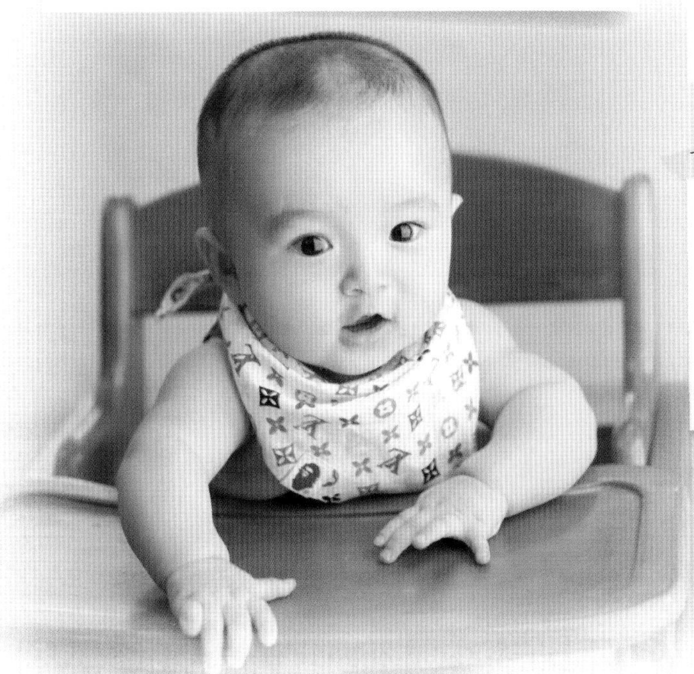

育儿要点

定时、定量喂养需灵活掌握

◎关键点：不强迫…

定量饮食也要灵活掌握。有的父母还会严格按照书上的标准，让宝宝吃饭，遇到宝宝偶尔不想吃的时候，父母也要千方百计地哄他吃下去。这种做法也是不可取的，父母要根据宝宝自身的情况而定，因为每个宝宝的发育情况、饮食量都有所不同，不能一概而论。

目前，很多家庭存在强迫喂养现象，且“定量强迫”显著高于“定时强迫”。宝宝偶尔食欲缺乏是正常现象，如果父母过于纠缠在一定量的食物上，会使宝宝食欲更加降低。宝宝的厌食让父母更加焦虑，就用坚决的手段强迫宝宝进食，会使厌食的情况更加严重。

育儿小提示

◎不要强迫宝宝丢下玩具去吃饭

宝宝不像成人一样，有很强的时间观念。而且宝宝的肠胃没有养成定时的习惯，如果在玩耍中途被打断，会增强宝宝对吃饭的厌恶感。一边玩一边吃饭更是饮食习惯的大忌，父母应该灵活地掌握宝宝定时喂养的方法。

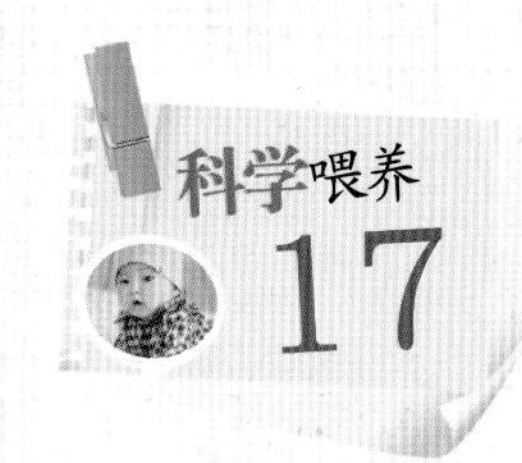

科学喂养 17

早餐占全天营养摄入总量的30%

培养吃早饭的好习惯

早餐的好坏直接关系到宝宝生长发育是否正常，早餐不仅为宝宝提供营养和能量，还可以转化成葡萄糖供应给大脑细胞。

育儿要点

很多宝宝不愿吃早饭的原因

◎关键点：影响发育…

一般起床后短时间内，宝宝没有胃口不愿吃早餐，可适当延后早餐时间。如果不吃早餐，一天所需的营养便需从午餐和晚餐中摄取，那样会对身体造成影响，甚至会影响到宝宝的生长发育。

育儿要点

不吃早饭的不良影响

◎关键点：智力受阻 蛀牙 发胖…

宝宝的脑部发育和智力发育会受到影响

长期不吃早餐会使得人的血糖供给低下，大脑的营养也不足，长期下去就会对大脑造成伤害。另外，早餐的质量跟智力发展也有密切的联系。一般进食高蛋白早餐的宝宝在课堂上的最佳思维普遍有所延长。

易患蛀牙

年龄在2～5岁经常不吃早餐的儿童发生蛀牙的概率是吃早餐儿童的4倍以上。

不吃早餐容易发胖

早上肚子填饱了，宝宝可以很好地控制他一天内的食欲，从而杜绝午餐和晚餐暴饮暴食的可能性，有利于控制体重。

育儿要点

如何使宝宝开心地吃早饭

◎关键点：早饭丰富…

必须搭配一定谷类食物

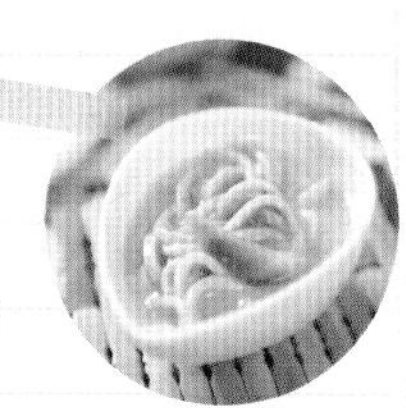

比如说面包、面条、馒头、包子、烧饼、蛋糕、粥、饼干等。并且要做到各种谷类食物按粗细均衡搭配。

保证蛋白质的供给

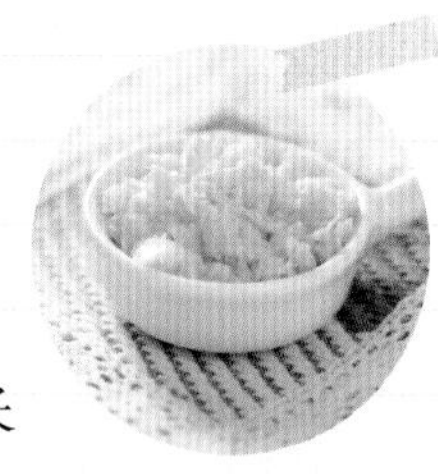

鸡蛋、牛奶、豆类都包含丰富的蛋白质。每日早餐都要保证宝宝饮用250毫升牛奶或者豆浆，一个鸡蛋或者几片牛羊肉，从而保证宝宝摄入生长发育必需的蛋白质。

一定要用好的植物油做早餐

做凉拌菜时不要忘记滴入几滴植物油，里面的脂肪既能提供宝宝所需的热量，也能让菜更具香味，促进宝宝的食欲。

保证一定量的蔬菜

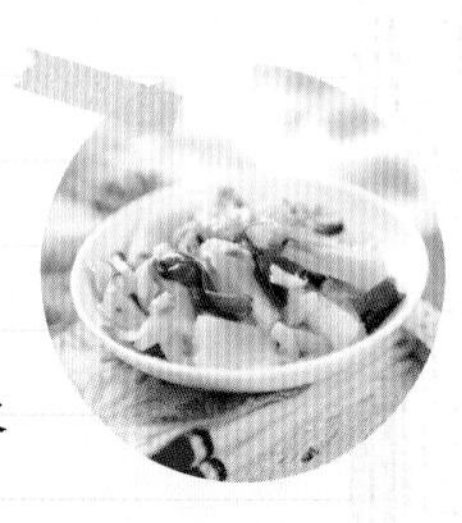

可做凉拌黄瓜、萝卜、莴笋、白菜等蔬菜，豆腐、豆皮、豆干等豆制品或者凉拌海带等海产品，从而提供其他的营养素以及矿物质，还能刺激宝宝的食欲。

要鼓励宝宝自己动手

科学喂养 18

让宝宝自己动手吃饭

父母不妨给宝宝一把小匙，一双筷子，任他在碗里、盘子里乱戳乱捣，一口口地往嘴里送。

育儿要点

允许宝宝用手抓着吃

◎关键点：动手能力…

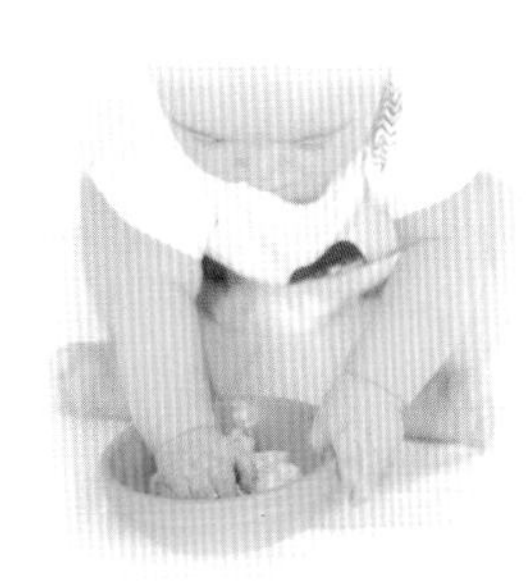

刚开始先让宝宝抓面包片、磨牙饼干；再把水果块、煮熟的蔬菜等放在他面前，让他抓着吃。一次少给他一点儿，防止他把所有的东西一下子全塞到嘴里。

育儿要点

把小匙交给宝宝

◎关键点：自己用勺…

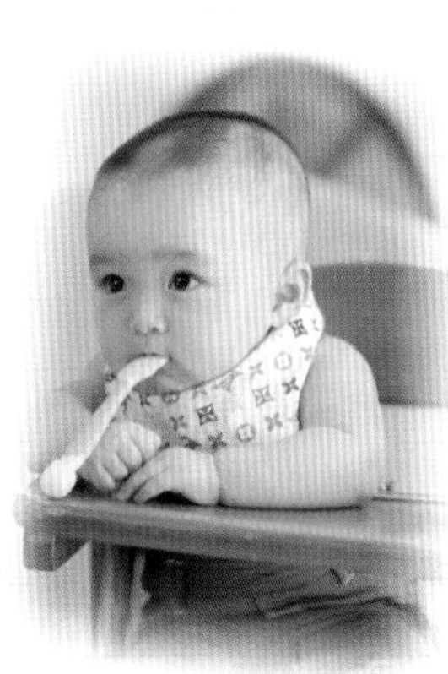

给宝宝戴上大围嘴儿，在宝宝坐的椅子下面铺上塑料布或旧报纸，给宝宝一把小匙，教他盛起食物往嘴里送，在宝宝成功将食物送到嘴里时要给予鼓励。父母要容忍宝宝吃得一塌糊涂。当宝宝吃累了，用小匙在盘子里乱扒拉时，把盘子拿开。

育儿要点

能自己吃饭就不要再喂着吃

◎关键点：独立吃饭…

宝宝能独立地自己吃了，有时他反而想要妈妈喂。这时，如果你觉得他反正会自己吃了，再喂一喂没有关系，那就很可能前功尽弃。

育儿小提示

◎给宝宝自己吃饭提供方便

宝宝碗里、盘子里的饭菜不要过多，温度适中，防止烫伤宝宝，或太凉吃下去胃不舒服。一次给宝宝一种菜，最好不要把几种菜混到一起，使宝宝吃不出味道，倒了胃口。宝宝的整个吃饭过程不能嫌麻烦。

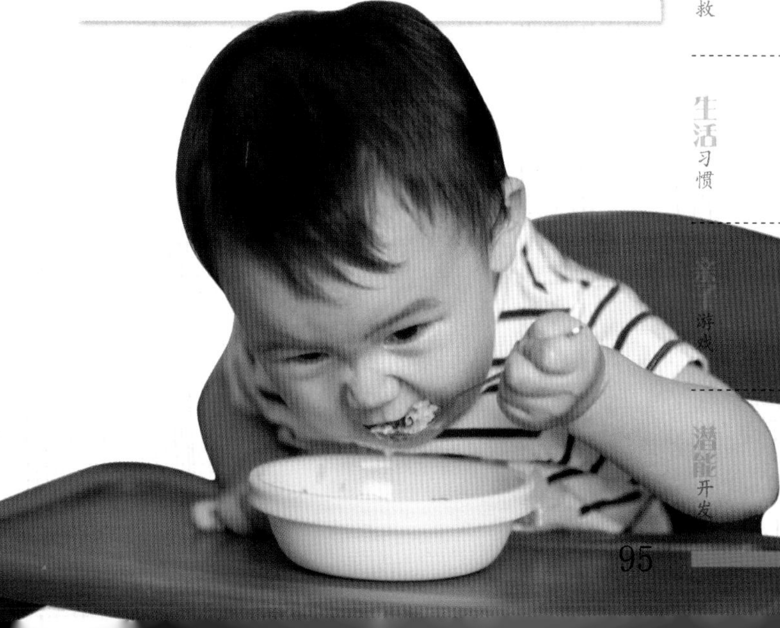

科学喂养 19

让宝宝由衷地喜欢餐桌上的气氛

教会宝宝有条理地用餐

很多宝宝吃饭时都是狼吞虎咽。导致这样的原因有很多，包括家人的影响、宝宝的急性子、宝宝的吃饭时间有限等。

育儿要点

礼貌用餐调教有道

◎**关键点：用餐礼仪…**

总有一些小宝宝喜欢一边吃饭一边玩，不仅吃饭时让大人不省心，还会把自己搞得又脏又乱，对此父母往往是束手无策。为了让宝宝用餐时专注起来，同时帮宝宝养成一个良好的就餐习惯，父母必须按照下列提示去做，切记，保持环境的清洁卫生跟宝宝愉快轻松地就餐是相辅相成的。

1.用一块塑料布垫在宝宝专用餐椅的下面，这样即使宝宝撒了不少饭菜，也方便收拾。

2.用一定的标志在宝宝的托盘上标注其水杯、饭碗等范围，告诉宝宝将其放到正确的位置是一种很好玩的游戏。

3.好多小宝宝不喜欢湿乎乎的布擦拭脸蛋的感觉，所以，这个时候，妈妈可以将自己的手沾湿轻轻抹去宝宝脸上的污痕，这样做不容易引起宝宝的抗拒。

4.如果宝宝就餐时搞得乱七八糟，又脏又乱，那么，妈妈可以将他带到水池旁洗干净，顺便也可以让他在洗手池里玩玩水。

5.如果宝宝自己不肯离开座椅去洗手，那么，妈妈完全可以拿一个小盆装上清水，然后把宝宝的小手放到里头洗干净，再用毛巾擦干。

6.好多宝宝急着吃完饭去玩，这时父母可定一条用餐规矩，规定每个人在半小时内不许离开餐桌，这样宝宝即便吃完也脱不了身，也就不急着吞咽食物了。

育儿小提示

◎向宝宝解释细嚼慢咽的好处

宝宝在吃饭时应该细嚼慢咽，因为饭菜在口里多嚼一嚼，能使食物跟唾液充分拌匀，唾液中的消化酶能帮助食物进行初步的消化，而且可使胃肠充分分泌各种消化液，这样有助于食物的充分消化和吸收，可减轻胃肠道负担。

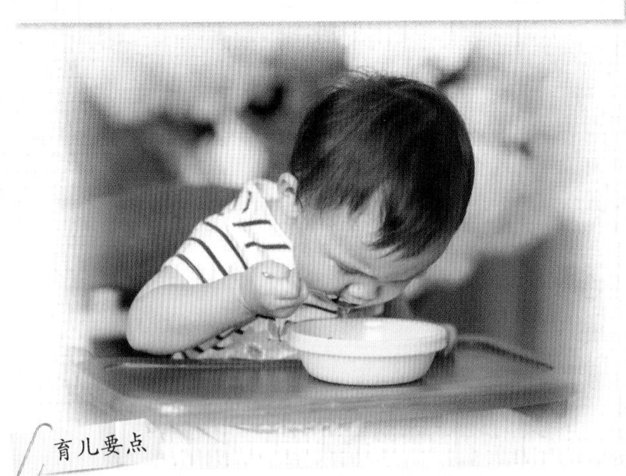

育儿要点

不能过分地溺爱孩子

◎**关键点：用餐习惯…**

很多父母都会溺爱自己的宝宝，但是溺爱也不能没有尺度。比如有些妈妈生怕自己的宝宝吃得不够多，所以默许他一边看电视一边吃饭；有的宝宝得靠讲故事哄着才能吃饭；还有些父母追着宝宝喂饭；更有甚者当宝宝蹲在便盆上的时候也继续给他喂饭。总而言之，让宝宝能吃完这顿饭就成了一个浩大而又漫长的过程。

营养小灶

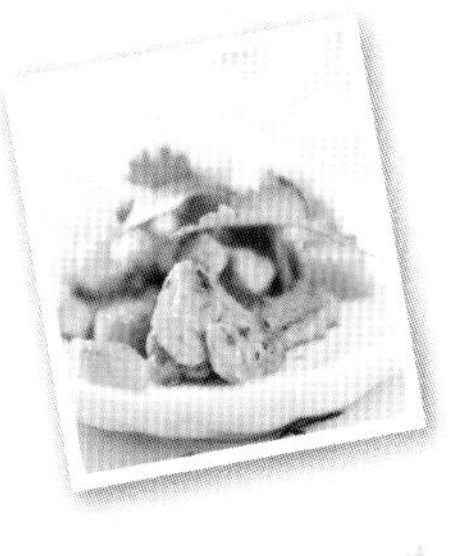

从给婴儿安排辅食开始，到孩子完全能适应宝宝食品为止的过程，需要科学合理地制作营养全面丰富、味美可口、色形兼备的多款美食，为宝宝的身体健康打下坚实的基础。

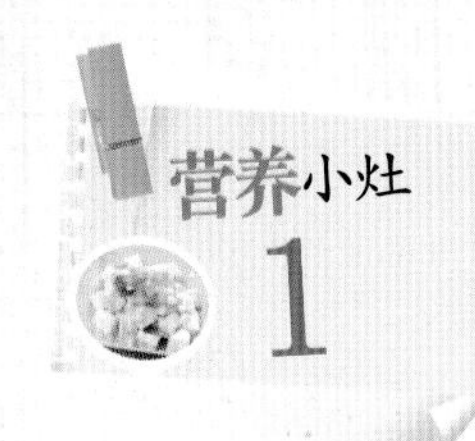

营养小灶 1

蛋白质、脂肪与碳水化合物供应量的比例要保持1∶1.5∶4

提高免疫力的营养餐

为了让宝宝生长发育正常，就必须让宝宝摄入全面、平衡的营养素，宝宝断奶后，在照顾消化能力的前提下，膳食构成应做到数量充足、质量高、品种多、营养全。

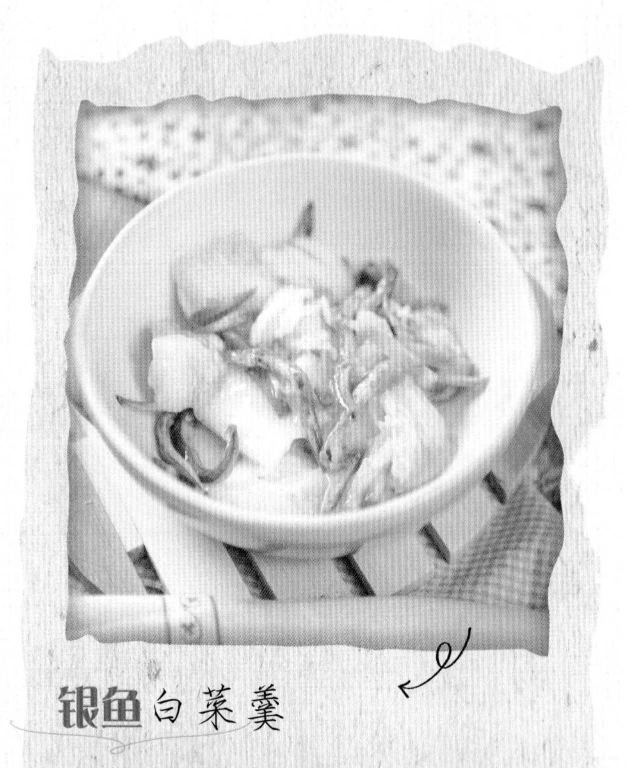

银鱼白菜羹

材料　白菜100克，银鱼20克左右，胡萝卜1根，盐、淀粉各少许，高汤适量。

做法　1.将大白菜切丝用油炒软，加盐、高汤烧开，胡萝卜刨丝同烧。

2.待大白菜、胡萝卜软烂时，将银鱼加入同煮至熟软，淀粉勾芡即可。

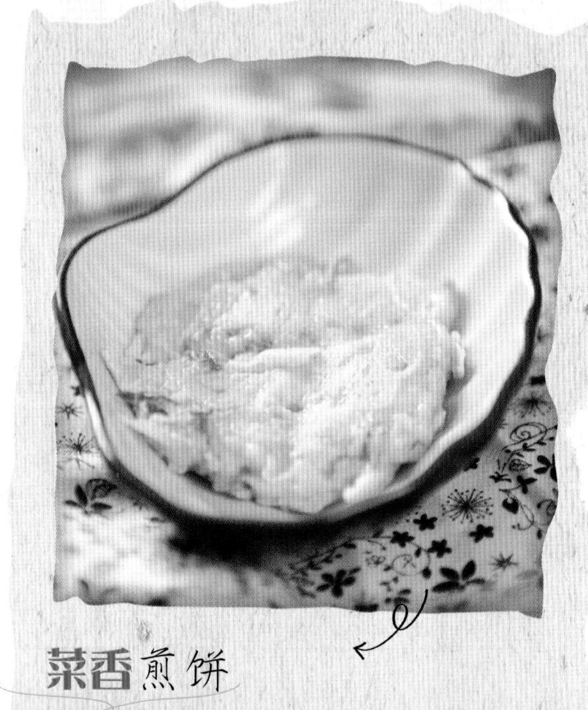

菜香煎饼

材料　油菜30克，胡萝卜15克，低筋面粉20克，鸡蛋1个，植物油两小匙，盐少许，水适量。

做法　1.将油菜及胡萝卜清洗干净后切丝。

2.将低筋面粉加入蛋清及少量的水，搅拌均匀，再放入油菜丝及胡萝卜丝搅拌一下。

3.油倒入锅中烧热，再倒入蔬菜面糊煎至熟，加入少许盐即可。

百合煮香芋

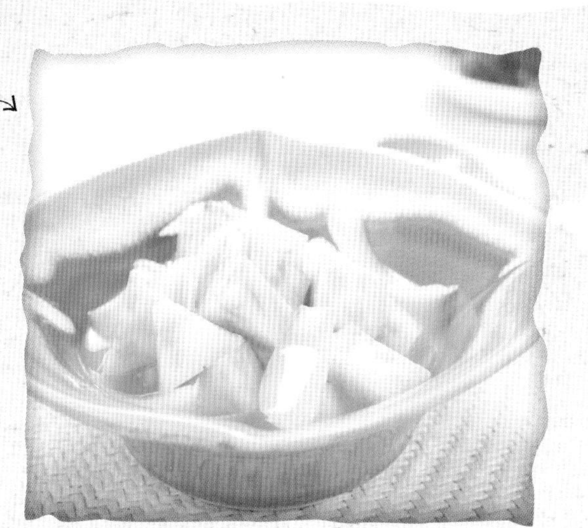

材料 芋头100克，百合50克，精盐1/2小匙，鸡精1/2小匙，砂糖1小匙，椰浆2小匙。

做法 1.将芋头去掉皮，切成小三角块，用热油炸熟备用。

2.坐锅点火放油，油热后倒入百合爆炒，再加入清汤、芋头煮10分钟。

3.最后放入鸡精、砂糖、椰浆，续煮1分钟即可。

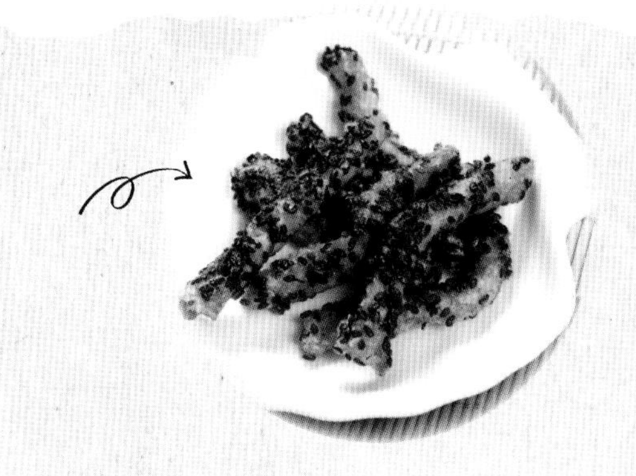

鸡肉芝麻棒

材料 鸡胸脯肉50克，酱油和甜料酒各1/4小匙，黑芝麻2小匙，植物油少许。

做法 1.鸡胸脯肉取出筋，切成棒状。

2.混匀酱油和甜料酒，加入鸡胸脯肉中，再涂满黑芝麻。

3.在平底锅上加入植物油，把调好的鸡胸脯肉放入平锅中煎熟即可。

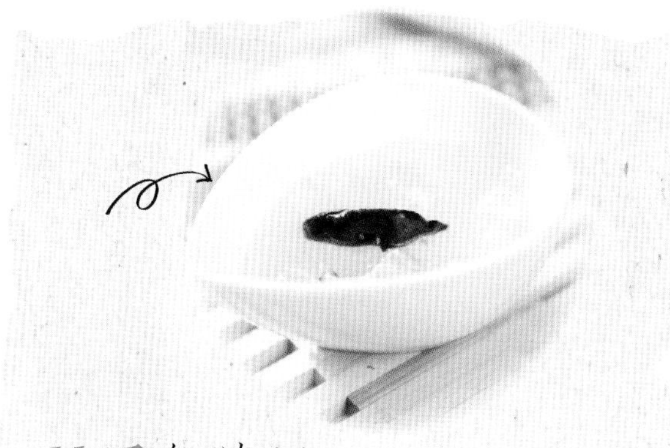

丝瓜冬菇汤

材料 丝瓜100克，冬菇80克，葱、姜、盐各适量，植物油少许。

做法 1.将丝瓜洗净，去皮，切开，去瓤，再切成小段。

2.冬菇用凉水泡发，洗净。

3.油热锅，将冬菇略炒几下，加入清水煮5分钟左右，再放入丝瓜煮，加葱、姜、盐调味即可。

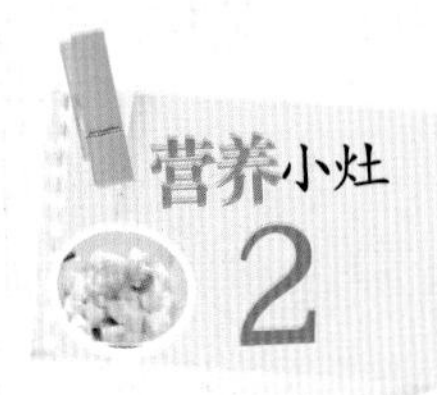

营养小灶 2

多让宝宝吃些益智食品

促进大脑发育的营养餐

宝宝能否生长发育好，长得是否健康，关键在于能否保证足够的营养供给，若营养不良会给宝宝大脑的发育产生灾难性的影响，造成智力发育不良。

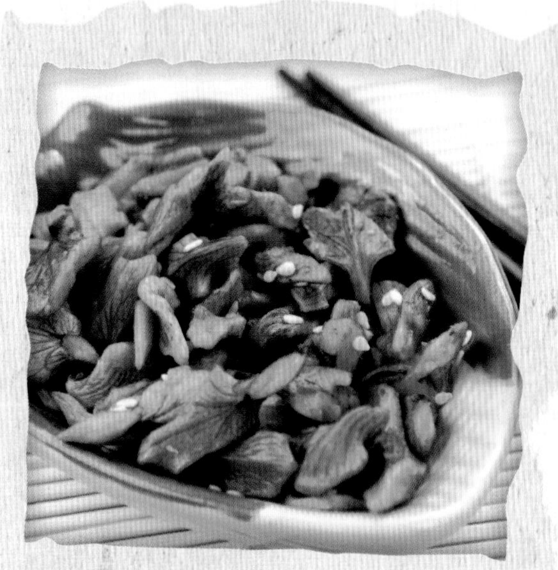

酥炸甜核桃

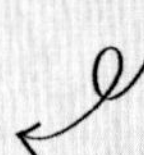

材料　去衣核桃肉100克，盐1/4小匙，砂糖、白芝麻各2小匙，柠檬汁数滴。糖胶料：麦芽糖、砂糖各2小匙，清水半杯。

做法　1.核桃肉入开水中煮3分钟盛起，冲净滴干；白芝麻洗净，滴干水分，下锅炒香。

2.烧水4杯，加入砂糖、盐及柠檬汁，放入核桃煮3分钟盛起，吸干水分。

3.将油烧热，当油热至七八成时，加入核桃炸至微黄色盛起，撒上芝麻即可。

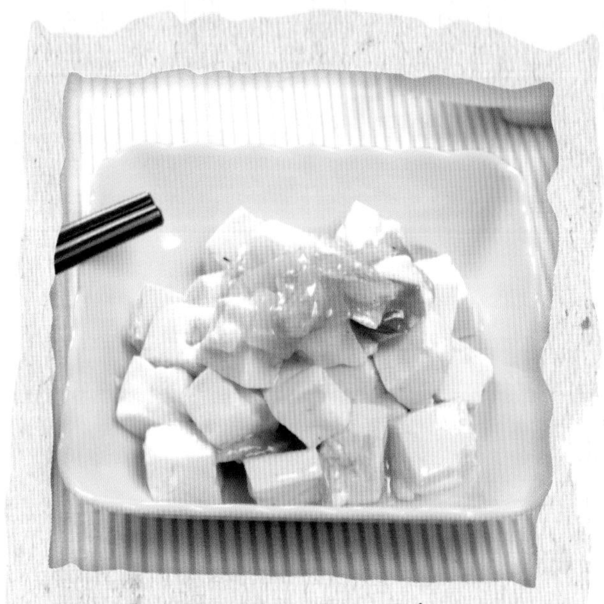

油菜海米豆腐

材料　豆腐100克，油菜20克，海米10克，植物油2小匙，香油4克，盐少许，水淀粉10克，葱花少许。

做法　1.豆腐切成1.5厘米见方的丁，海米用开水泡发后切成碎末，油菜择洗干净切碎。

2.将油放入锅内，热后下入葱花炝锅，投入豆腐丁、海米末，翻炒几下再放油菜，炒透后加入盐，勾芡，最后放入香油即可。

胡萝卜排骨汤

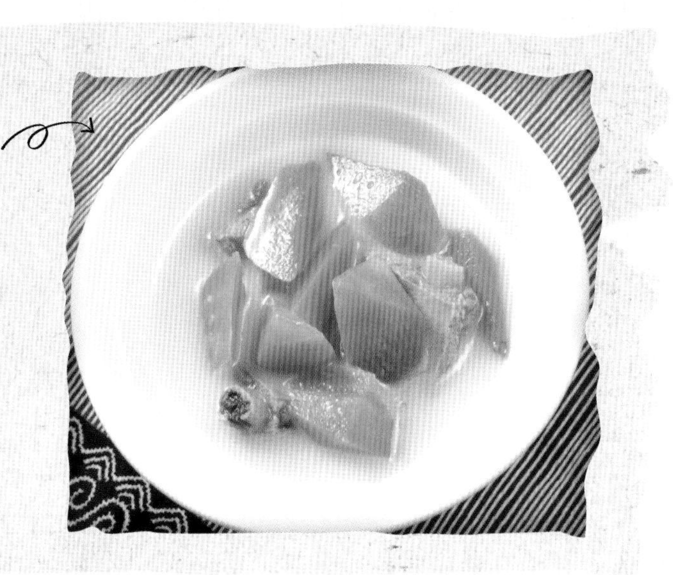

材料 胡萝卜50克，排骨25克，盐、姜各少许。

做法 1.在锅里加水2碗，放进排骨、姜片同煮。

2.至水烧开后改用小火煲，约半小时后再加进切成大块的胡萝卜，继续用小火煲烂，加少量的盐即可。

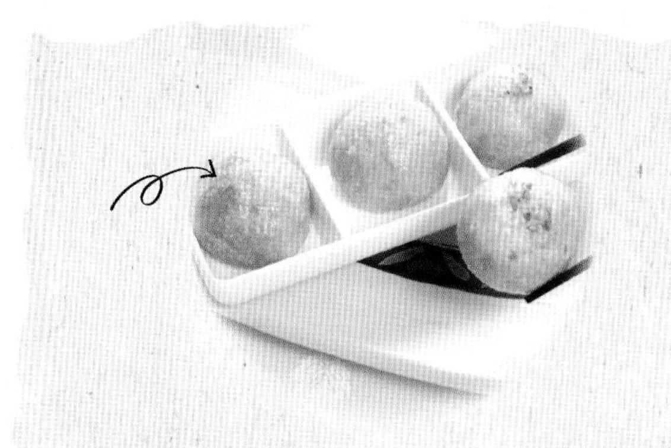

芝麻面包

材料 糙米面包30克，黄油4克，砂糖2克，芝麻2克。

做法 1.将面包烤熟。

2.涂上黄油，将芝麻和砂糖混合后也涂在面包上。

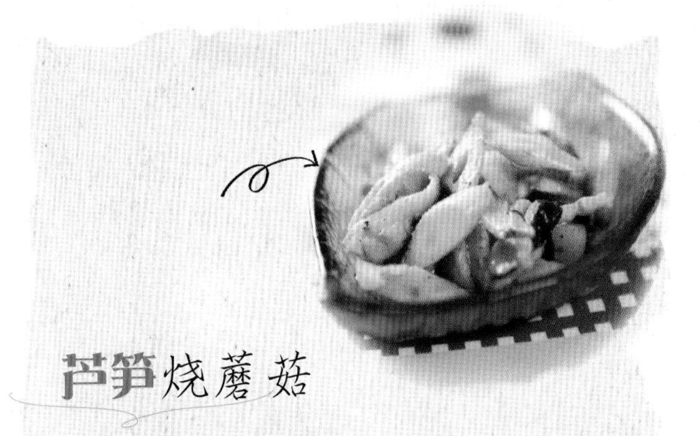

芦笋烧蘑菇

材料 芦笋200克，水发冬菇帽250克，肉汤250毫升，酱油、植物油、淀粉、糖、葱适量。

做法 1.将芦笋、冬菇洗净切丝。

2.锅置火上，倒入植物油，油开后倒入笋丝、冬菇丝煸炒几下，加入酱油、糖、肉汤旺火烧开。

3.再小火焖5分钟左右，倒入青葱拌匀，水淀粉勾芡即可。

营养小灶 3

了解能够提高注意力的食材

提高宝宝注意力的营养餐

如果宝宝的食品偏重于酸性，就会影响钙的吸收，从而让宝宝变得烦躁、易怒，所以宝宝的饮食一定要注意酸碱平衡。

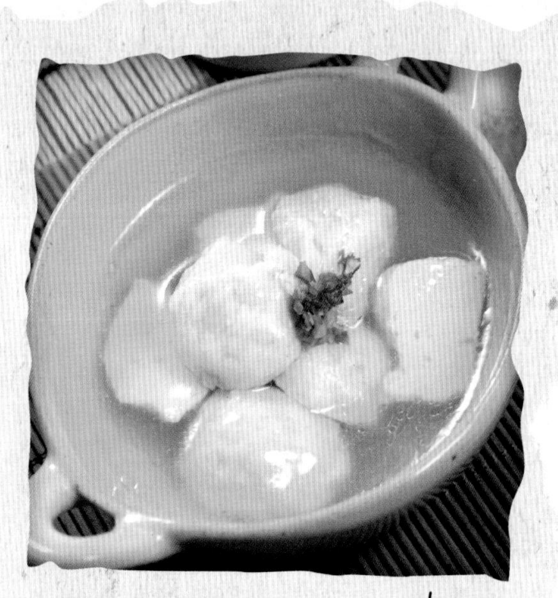

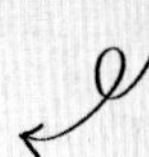

煮鱼丸

材料 鱼1/2条，豆腐1/2块，盐适量，鱼汤少许。

做法 1.把鱼去皮和骨、刺后，取净肉，研碎。

2.将豆腐用冷水浸泡20分钟，沥干汆熟，捣碎。

3.将鱼泥与豆腐泥混合均匀，做成小丸，放蒸锅内蒸，把鱼汤煮开后加少许盐调味；最后把蒸过的鱼饼放入鱼汤内煮熟。

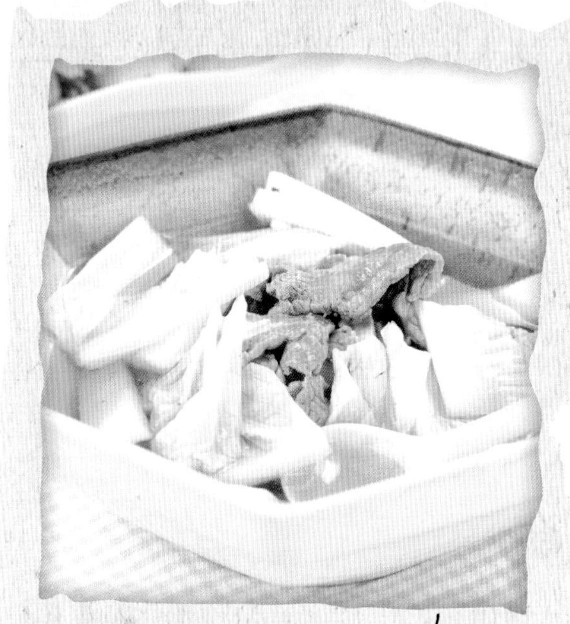

白菜豆腐牛肉汤

材料 白菜15克，豆腐1/5块，牛肉20克，酱油、香油、生粉、盐各少许。

做法 1.将牛肉按横纹切成薄片，调进酱油、香油、生粉混匀腌制半小时。

2.将白菜切成1.5厘米左右的长条；豆腐切成碎块。

3.将适量水放进锅内烧开，然后放进白菜，烧开后再加进豆腐同煮5～10分钟，最后加牛肉煮熟，再加少量盐调味。

松子豆腐

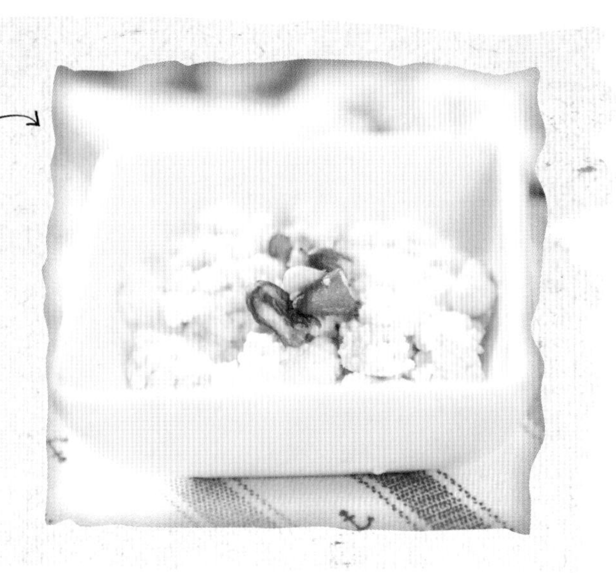

材料 豆腐1/2块，松子仁50克，香菜末50克，盐、白糖、葱花、姜、植物油、鸡汤各适量。

做法 1.将豆腐切成丁，在开水锅内烫一下捞出。松子仁剁碎。

2.锅置火上，放植物油烧热，用葱花、姜末煸出香味后放鸡汤和松子仁，再加入盐、白糖、豆腐烧开，再用小火烧至入味，撒上香菜末即可。

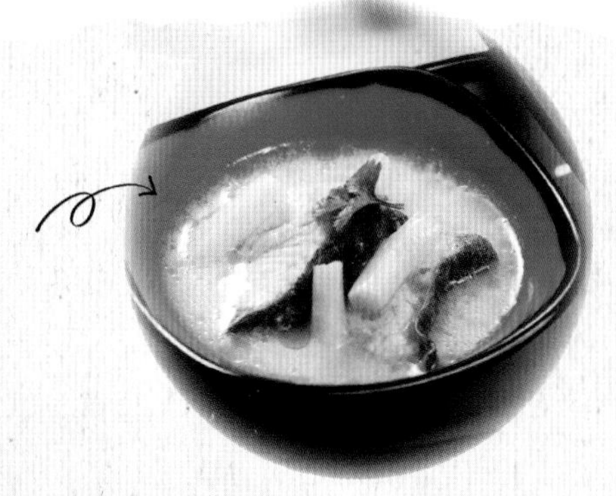

鲫鱼汤

材料 生菜50克，豆腐50克，鲫鱼1/2条，姜1片。

做法 1.鱼去内脏和鳞，洗净沥干水，生菜撕为3.3厘米长，豆腐切条。

2.热油，将鲫鱼下油煎黄时捞出。

3.另起锅，加适量水烧滚，放入豆腐和鲫鱼约15分钟，再下生菜，滚熟放盐调味即可。

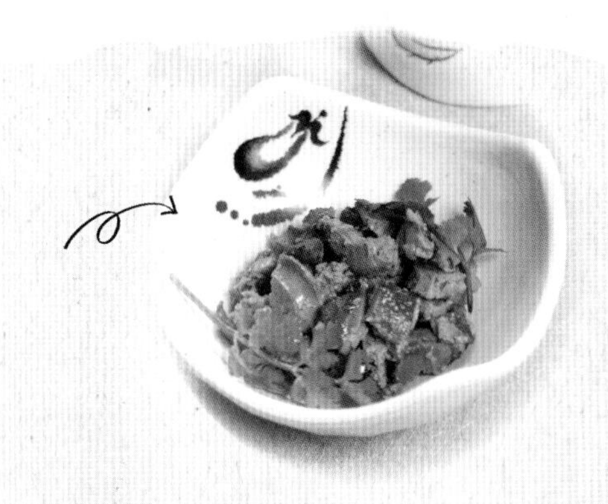

软煎鸡肝

材料 鸡肝100克，面粉少许，鸡蛋清、盐、植物油各适量。

做法 1.将鸡肝洗净，择去胆囊，切成圆片，撒上盐、面粉，蘸满蛋清液备用。

2.锅置火上，放油烧热，下入鸡肝，煎至两面呈金黄色即可。

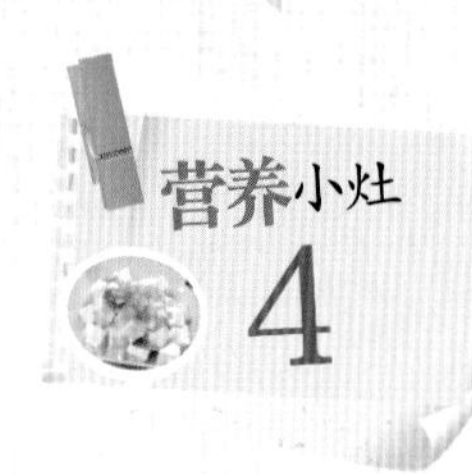

贫血多由铁的摄取量不足引起

预防宝宝贫血的营养餐

若铁摄取不足，就会导致无法制造足够的红血球，因此宝宝脸色会变得苍白，从而导致身体免疫功能的下降。

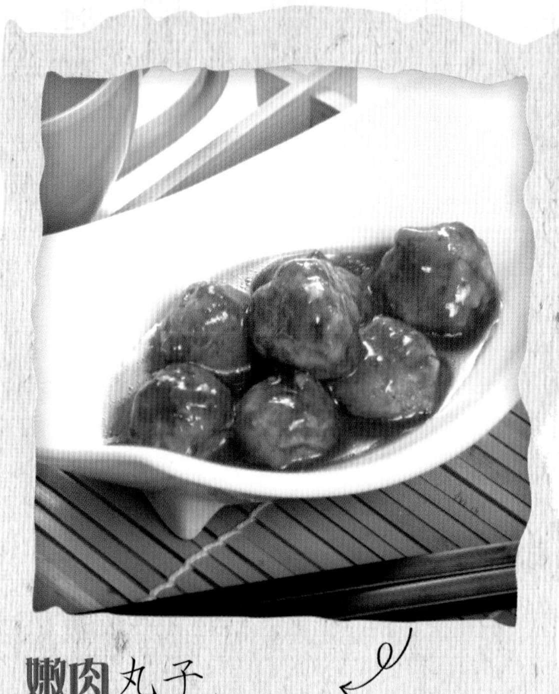

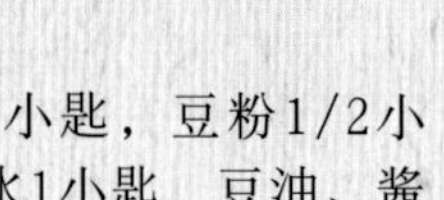

嫩肉丸子

材料 绞肉60克，葱末1小匙，豆粉1/2小匙，盐1/8小匙，水1小匙，豆油、酱油各少许。

做法 1.绞肉剁细，入葱末拌匀，甩打至有弹性，再分搓成一口大小的丸状。

2.将肉丸放入锅内，用中火蒸1小时至肉软，加入调料勾芡即可。

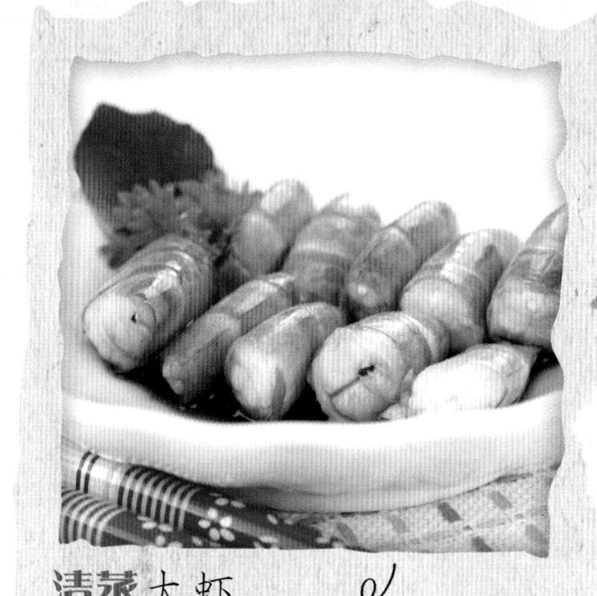

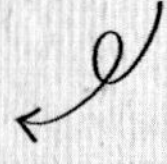

清蒸大虾

材料 带皮大虾100克，香油、醋各2小匙，酱油1大匙，味精2克，汤3大匙，葱、姜、花椒各适量。

做法 1.大虾洗净，剁去脚、须，择除沙袋、沙线和虾脑，切成4段，葱切条，姜一半切片，一半切末。

2.将大虾段摆入盘内，加入味精、葱条、姜片、花椒和汤，上笼蒸10分钟左右取出，拣去葱、姜装盘。

3.用醋、酱油、姜末和香油兑成汁，供蘸食。

虾皮清炖豆腐

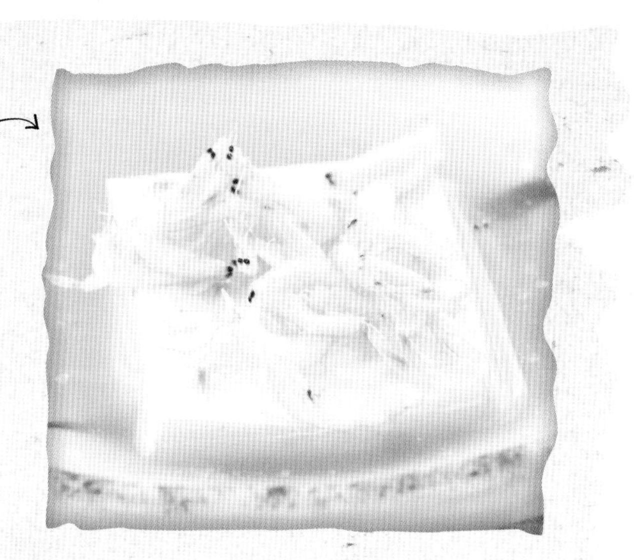

材料 虾皮10克，豆腐250克，葱、姜、水淀粉各适量。

做法 1.将虾皮洗净、沥干，豆腐切成3厘米大的正方形块。

2.锅中放油，油热放葱、姜炒香，加水约150毫升，放虾皮、豆腐同煮，若虾皮的咸味不够可放少量的盐，出锅时放入少量淀粉即可。

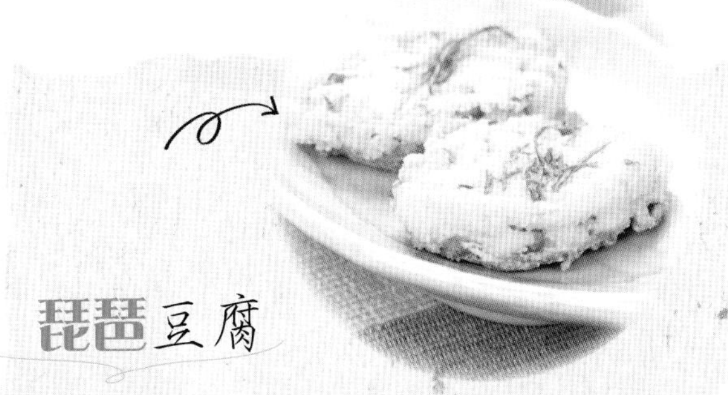

琵琶豆腐

材料 布包豆腐2件，虾50克，香菜2棵，姜1片，生粉、盐、蒜汁各3/4大匙，香油少许，蛋清1只。

做法 1.豆腐冲净滴干，鸡蛋打散成蛋液。

2.虾去壳去肠，用盐擦洗干净，抹干水分，拍烂，顺一方向搅匀，加入豆腐及调味料再拌匀。隔水蒸5分钟，凝固后，以小刀取出。在豆腐上撒少许淀粉，蘸上蛋液，放入滚油中炸至微黄色盛起，沥油，烧热锅，下油1小匙爆香，加入芡汁料煮滚，淋在琵琶豆腐上，再伴以香菜即可。

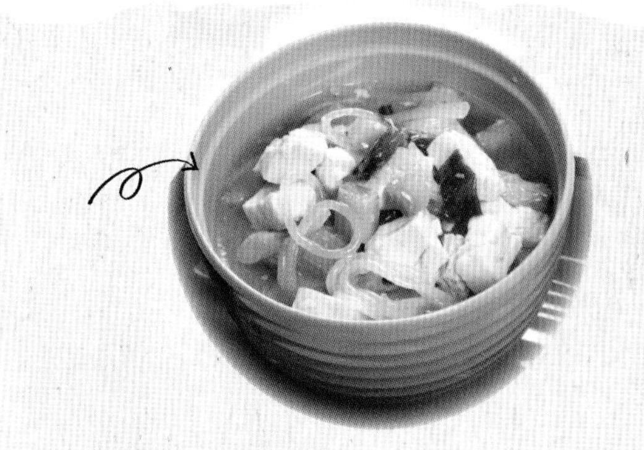

砂锅豆腐

材料 嫩豆腐100克，胡萝卜、菜心、腐竹、水发粉丝各50克。

做法 1.豆腐切块焯水后捞出，粉丝、腐竹泡发，胡萝卜切块。

2.砂锅内放粉丝、腐竹、胡萝卜，再放入豆腐，加鸡清汤，调好味后用大火烧开，小火煨至入味，淋香油即可。

营养小灶 5

想要宝宝长个就得选择高蛋白的食物

帮助宝宝长个的营养餐

世界上并没有一种能完美地帮助长个的食物，但我们的生活当中的确存在着不少能够帮助身体发育，宝宝长个的食品。

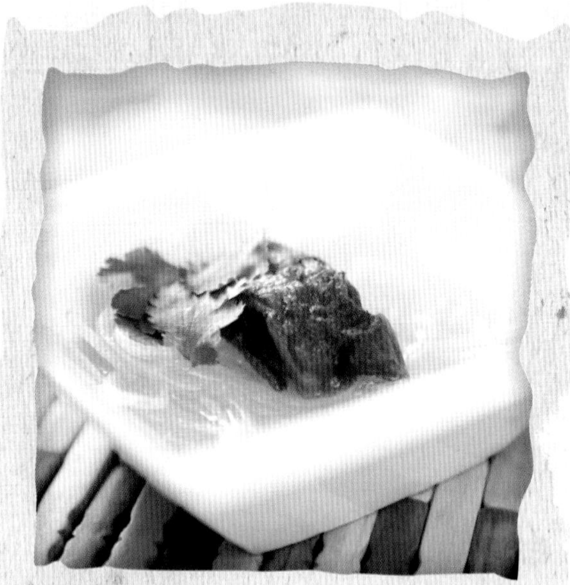

羊排粉丝汤

材料 羊排骨200克，干粉丝50克，葱、姜、蒜蓉、醋、香菜、植物油各适量。

做法 1.将羊排洗涤整理干净，切块。葱切末，姜切丝。香菜择洗干净，切小段。

2.锅置火上，放入植物油烧热，放入蒜蓉爆香，倒入羊排煸炒至干，加醋少许。

3.随后加入适量清水及姜丝、葱末，用大火煮沸后，撇去浮沫。

4.改小火焖煮2小时，加入用开水浸泡后的粉丝，撒上香菜，再次煮沸即可。

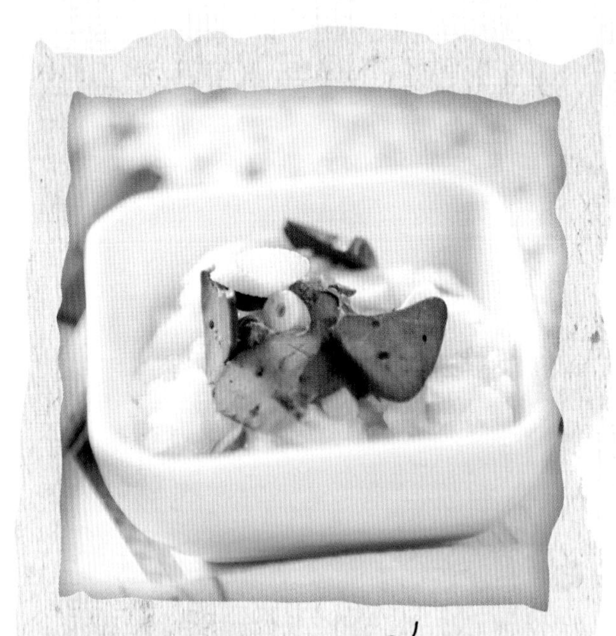

笋尖猪肝粥

材料 大米稠粥1碗，鲜笋尖100克，猪肝100克，葱、姜末、盐、水淀粉各少许，高汤200毫升。

做法 1.将笋尖洗净，切片，猪肝切片，放入碗中加葱、姜末、盐、水淀粉腌制5分钟。

2.笋尖和猪肝沥干水分。

3.锅置火上，锅里放稠粥煮沸，放入笋尖、猪肝，再加入高汤和盐，搅拌均匀即可。

海米拌油菜

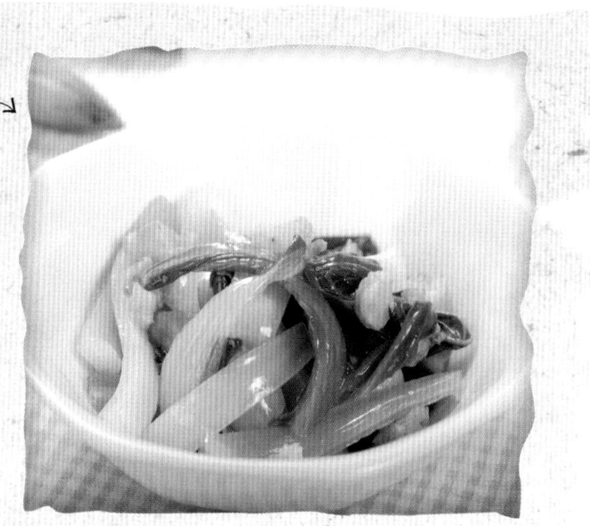

材料　油菜250克，海米25克，香油1大匙，盐1/2小匙。

做法　1.将油菜择洗干净，切成3厘米长的段。

2.将油菜放入开水锅内焯一下，捞出来，沥去水分，加入盐拌匀，盛入盘内，备用。

3.将海米用开水泡开，切成粒，放在油菜上，加入香油，拌匀即可。

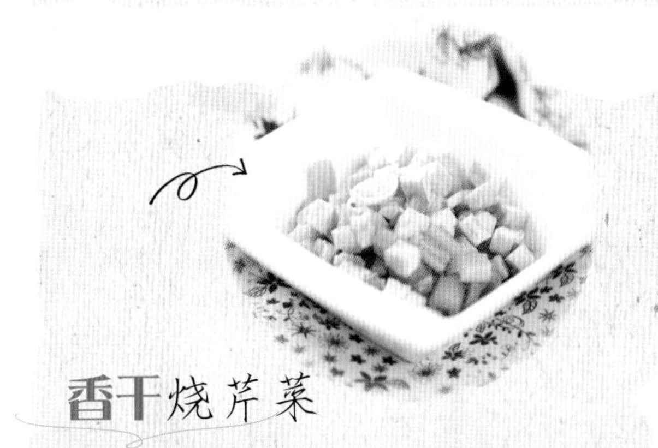

香干烧芹菜

材料　芹菜100克，香干50克，酱油、葱、姜、盐、植物油各少许。

做法　1.将芹菜切成长2厘米的小段，放入沸水锅内焯一下，再放在冷开水中浸凉再沥干。香干洗净，切成小段。葱、姜切成末。

2.锅置火上，放入植物油烧至七八成热时放入葱末、姜末炝锅，放入香干块，再放芹菜段，煸炒片刻，炒至芹菜转为翠绿，加入酱油、盐炒匀即可。

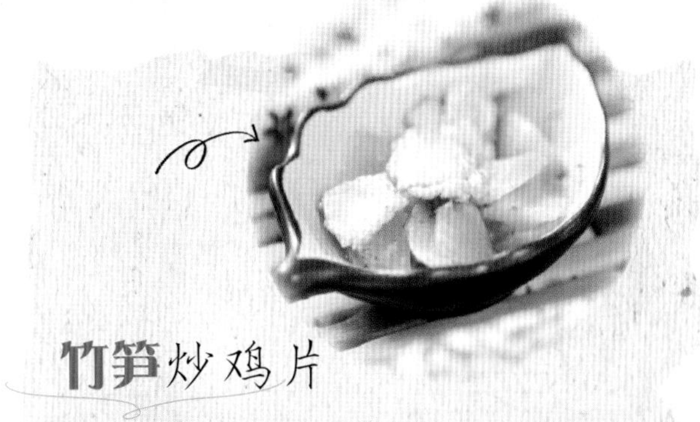

竹笋炒鸡片

材料　鸡肉100克，冬笋50克，蛋清1个，白糖、姜、葱、盐各少许，水淀粉、植物油各适量。

做法　1.将鸡肉洗净切成薄片，加盐、蛋清、少许水拌匀上浆。姜切丝、葱切段。冬笋洗净，切成薄片。

2.锅置火上，倒进植物油，烧至四成热，下鸡片滑散即倒入漏勺，沥干油。

3.锅里留少许余油，并置于大火上，用姜丝、葱段和笋片炒香，洒些热水，加白糖、盐，放入鸡片翻匀即可。

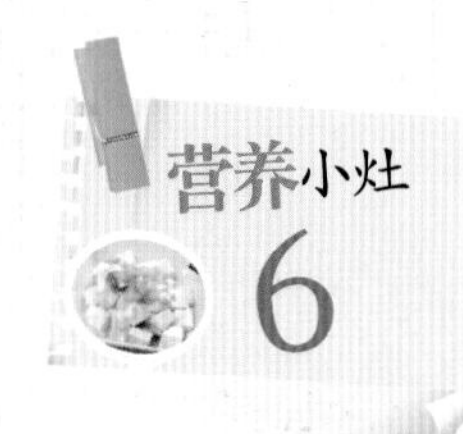

营养小灶 6

要改正不规则的生活习惯

预防宝宝便秘的营养餐

大便坚硬且排便很费力气时，造成肛门破裂或排便很困难的状态，叫做便秘。引起宝宝便秘的主要原因是所吃食物的不足和吃饭时间的不规则。

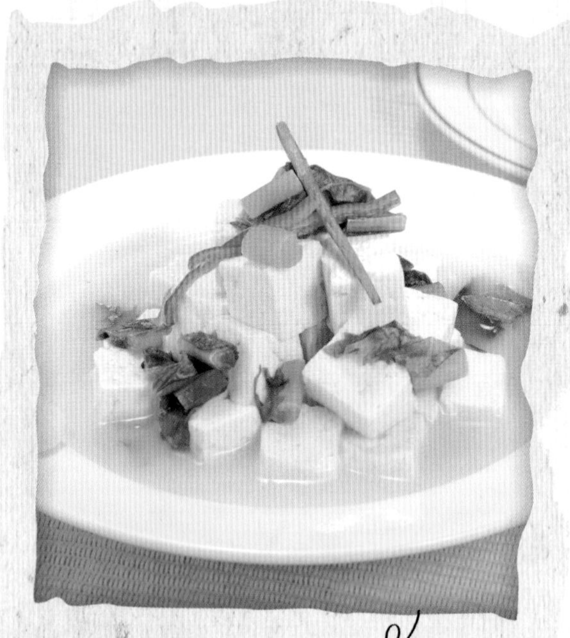

雪菜豆腐汤

材料 豆腐100克，雪菜50克，盐1小匙，葱花5克，味精1/2小匙，植物油1小匙。

做法 1.豆腐下沸水中稍焯后，切成1厘米见方的小丁，雪菜洗净切丁。

2.坐锅点火，热油，放入葱花煸炒，炒出香味后放适量水，待水沸后放入雪菜、豆腐丁，改小火炖10分钟，加入盐、味精即可。

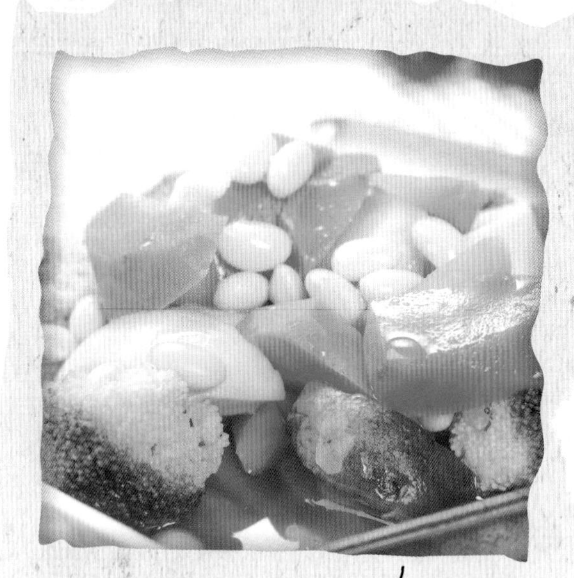

胡萝卜煮蘑菇

材料 胡萝卜100克，蘑菇50克，黄豆30克，西蓝花30克，植物油、盐各1小匙，味精、砂糖各1/2小匙。

做法 1.胡萝卜去皮切成小块，蘑菇切块，黄豆泡透蒸熟，西蓝花改成小棵。

2.热锅下油，放入胡萝卜、蘑菇翻炒数次，注入清汤，用中火煮。

3.待胡萝卜块煮烂时，下入泡透的黄豆、西蓝花，调入盐、味精、砂糖，煮透即可。

清拌苦瓜丝

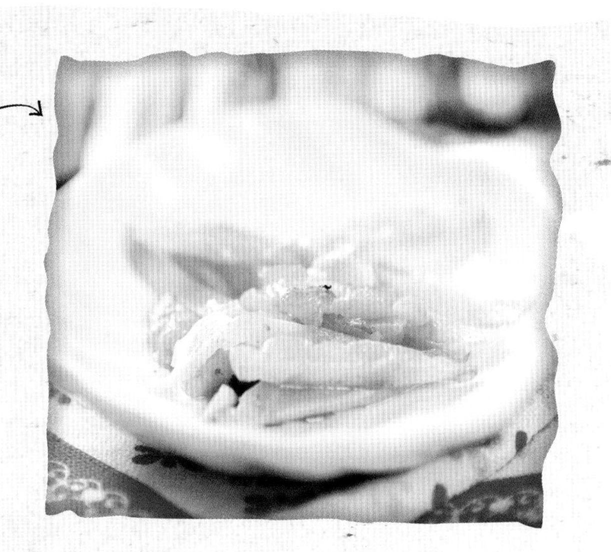

材料 苦瓜100克，香油1匙，盐、白糖各1小匙，蒜1瓣。

做法 1.将苦瓜洗净去瓤，切成丝，先放入开水中焯一下，再放入凉开水中过凉后捞出。蒜切碎成蓉。

2.将苦瓜丝挤去水分，放入盘内，放入盐、白糖、香油、蒜蓉，拌匀即可。

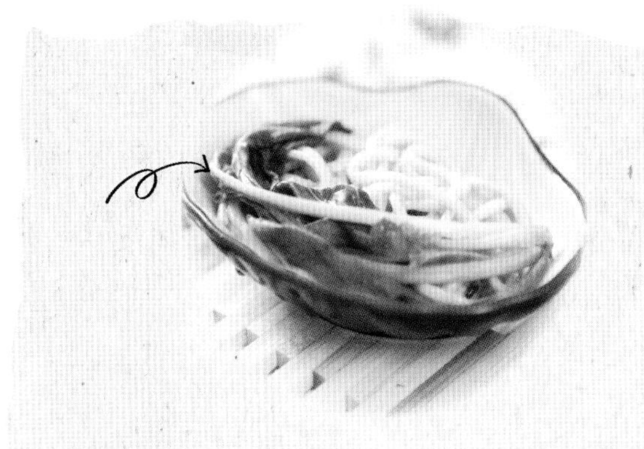

菠菜汤面

材料 面条50克，菠菜1根，植物油、高汤各适量，酱油、盐、葱花、香油各少许。

做法 1.锅置火上，将植物油放在锅里，放葱花爆香，加入酱油、盐翻炒。

2.锅里倒入高汤。开锅后放入面条，面条煮烂滴上香油即可。

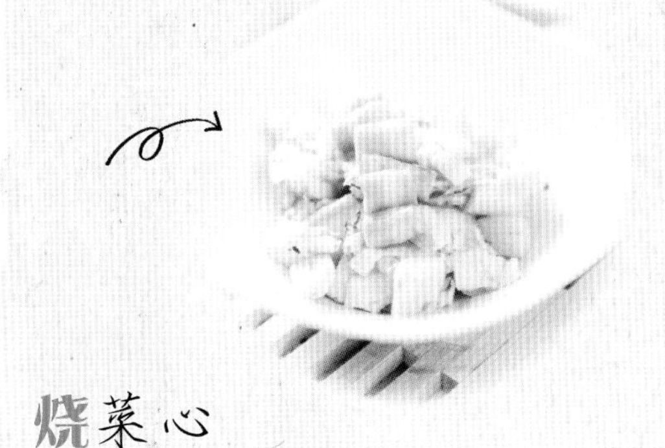

烧菜心

材料 白菜心1根，笋片50克，植物油、高汤各适量，葱花、盐、水淀粉各少许。

做法 1.将白菜心、笋片洗净后切成小段，在开水中焯一下。

2.锅置火上放入植物油，油热后用葱花爆香，再放入高汤。随后放入白菜心、笋片，锅开后放盐，再用水淀粉勾芡即可。

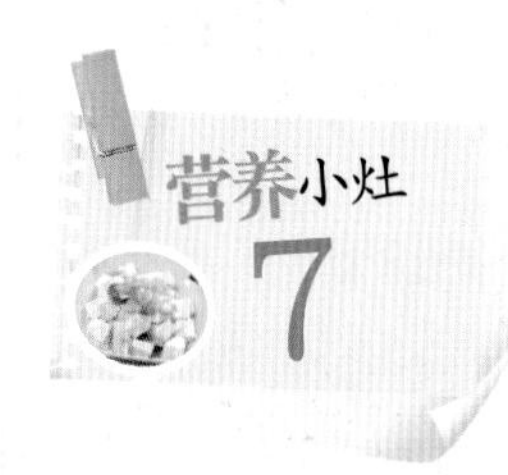

营养小灶 7

预防脱水症状的出现

预防宝宝腹泻的营养餐

因为腹泻而让宝宝挨饿是不明智的选择，当症状减轻而且宝宝也爱吃食物的话，可以提前流食的阶段来做成容易消化的温和的食物。

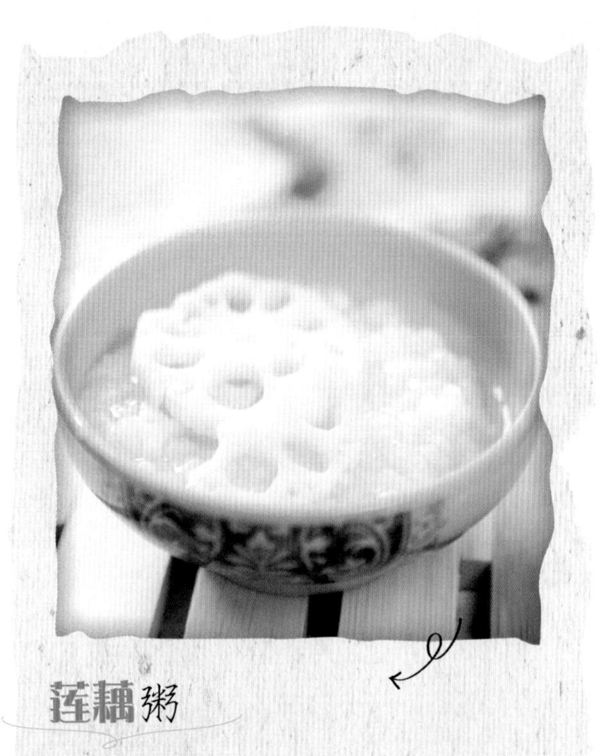

莲藕粥

材料　莲藕50克，软米饭1/2碗，白糖少许，清水适量。

做法　1.将新鲜的莲藕清洗干净，切成薄片。

2.锅置火上，将莲藕和软米饭一同下锅，加适量清水煮成粥。

3.快熟时加入白糖即可。

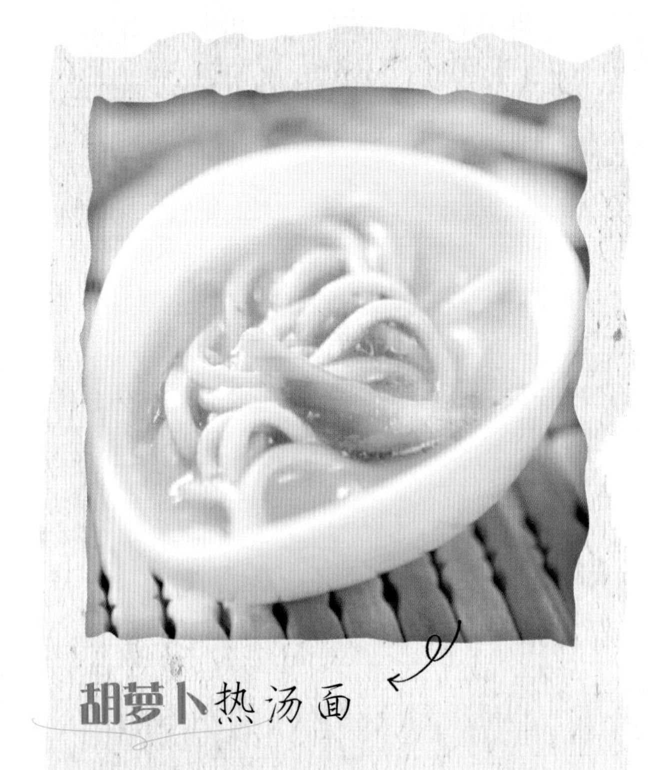

胡萝卜热汤面

材料　洋葱1/3个，猪肉50克，胡萝卜1/3根，高汤、植物油、精盐各适量。

做法　1.将胡萝卜、洋葱去皮，切片。猪肉切片，加盐调味。

2.锅内倒少许油，胡萝卜炒香，加入高汤，煮开。

3.加入肉片，打散开来。放入洋葱、盐调味。

4.另起锅将面条煮好和汤装入碗中。

豌豆布丁

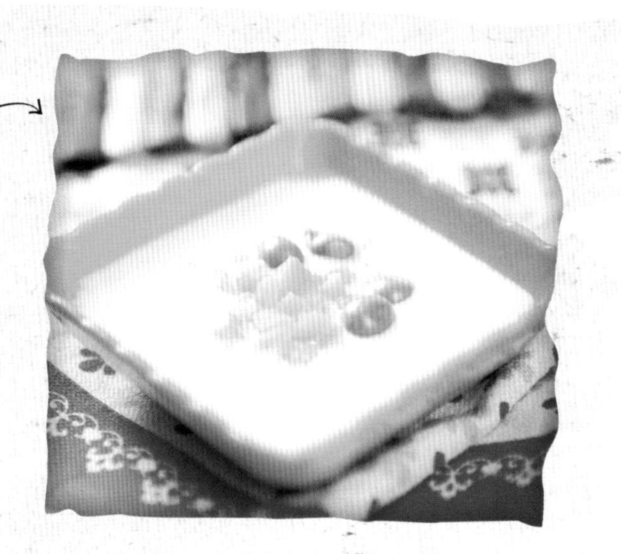

材料　豌豆20克，地瓜30克，胡萝卜5克，鸡蛋黄1个，牛奶50毫升。

做法　1.豌豆放入沸水里烫后剥皮切碎。

2.将地瓜蒸一下剥皮在热的状态下压碎，将胡萝卜削皮压碎。

3.在蛋黄里放入牛奶后搅和后再放入豌豆、地瓜、胡萝卜搅和。

4.在布丁框里倒入豌豆、地瓜、胡萝卜后放入蒸汽桶里蒸10分钟直到变柔和。

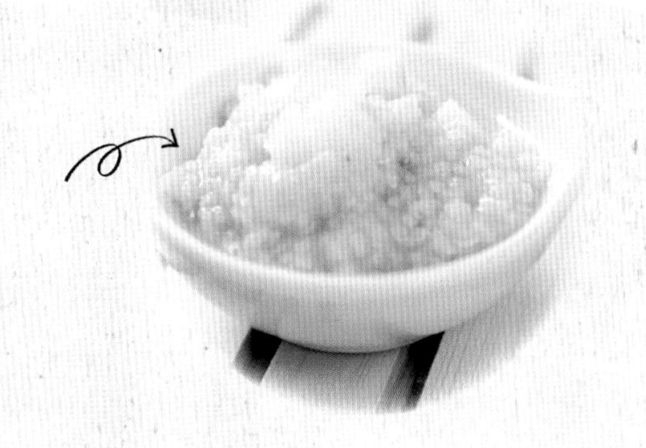

小米山药粥

材料　山药1/5根，小米2匙，白糖少许。

做法　1.将山药洗净捣碎。

2.锅置火上，将山药和小米一起放在锅里煮成粥，加点白糖即可。

姜丝鸡蛋饼

材料　鸡蛋1个，姜10克，面粉少许。

做法　1.将鸡蛋敲开个小孔，沥出蛋清，留蛋黄。姜切成细丝。

2.蛋黄、少许面粉和姜丝和在一起压成饼，上屉蒸熟即可。

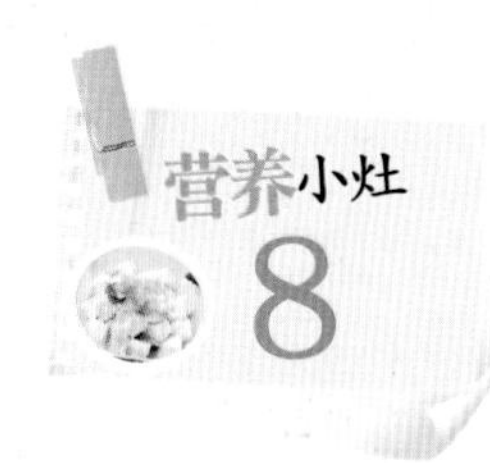

营养小灶 8

要补充充足的水分

宝宝感冒时的营养餐

往往患上感冒的宝宝大部分都不爱吃东西，所以高热量食物要每次少量，分多次食用，而且，为了不刺激嗓子，食物不可太烫，材料也要比平时切得更细一些。

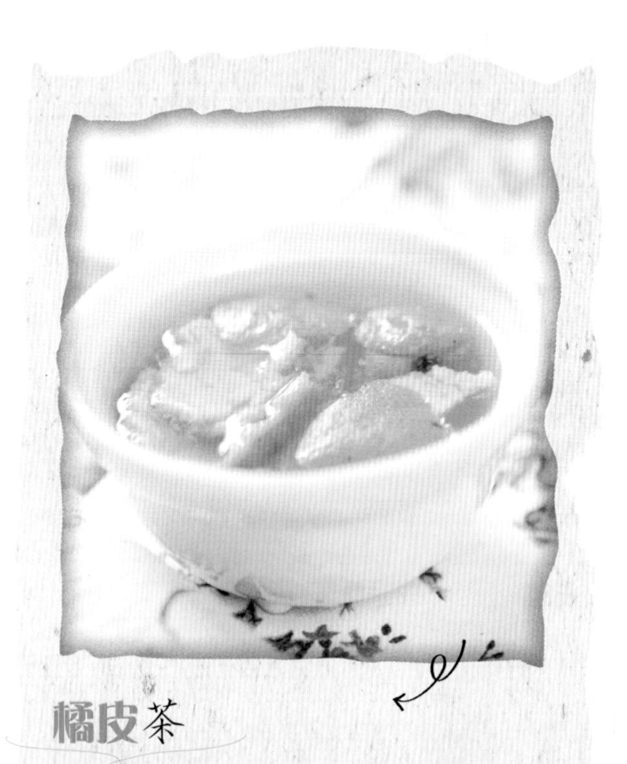

橘皮茶

材料 橘子皮20克，蜂蜜适量，清水200毫升。

做法 1.干橘皮洗净加水，熬到水量变成1/2。

2.在橘子皮水里放入蜂蜜即可。

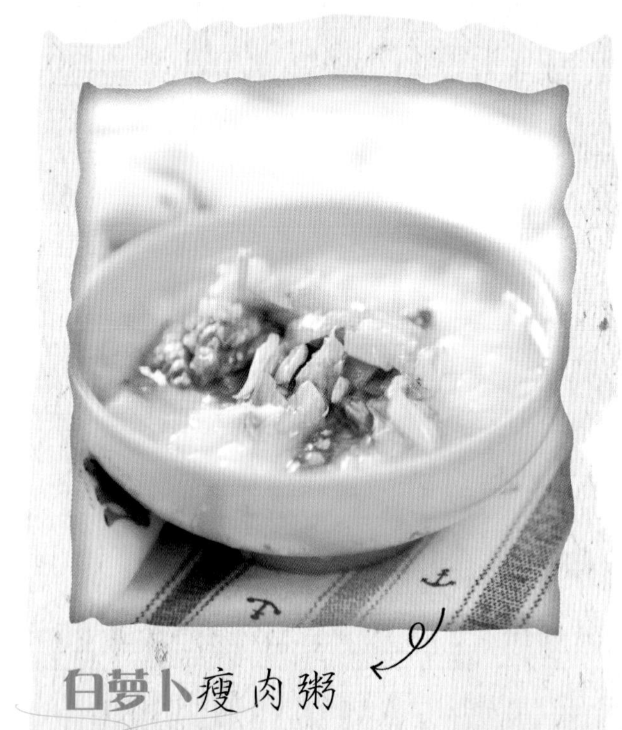

白萝卜瘦肉粥

材料 白萝卜1/5根，瘦肉50克，大米粥1碗，姜、葱、盐各少许。

做法 1.先把白萝卜、瘦肉切成丁，将姜、葱切成末。

2.锅置火上，锅里放清水烧开，再放入姜末、瘦肉丁、白萝卜丁。等熬开后，放入大米粥，改小火。

3.粥熬30分钟时加少许盐即可。

鲜笋嫩鸡汤泡饭

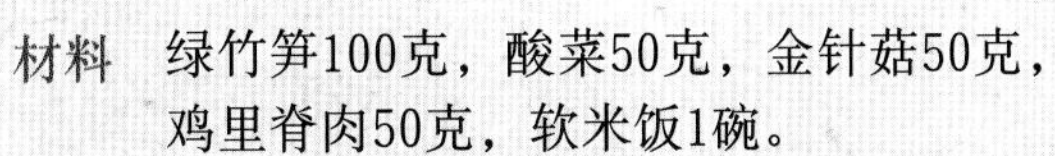

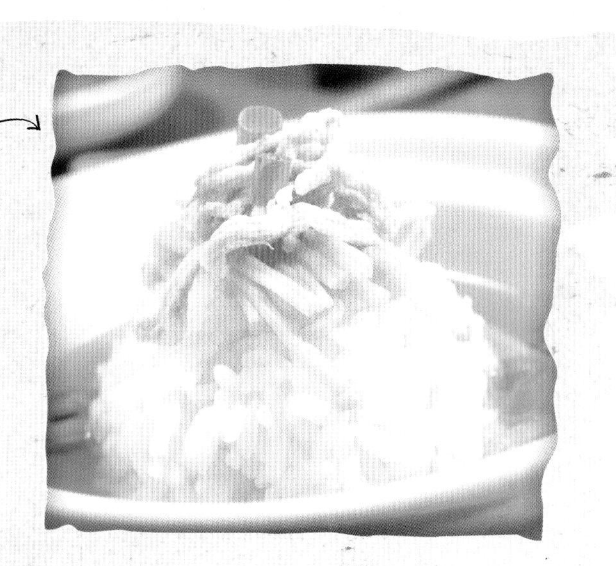

材料　绿竹笋100克，酸菜50克，金针菇50克，鸡里脊肉50克，软米饭1碗。

做法　1.将绿竹笋洗干净，去掉皮切成片，加700毫升水大火煮滚加酸菜、金针菇，转小火煮至水开。

2.加入调料，下入鸡里脊肉熬煮，直至肉熟为止。

3.出锅盛入碗中，泡入软米饭中即可。

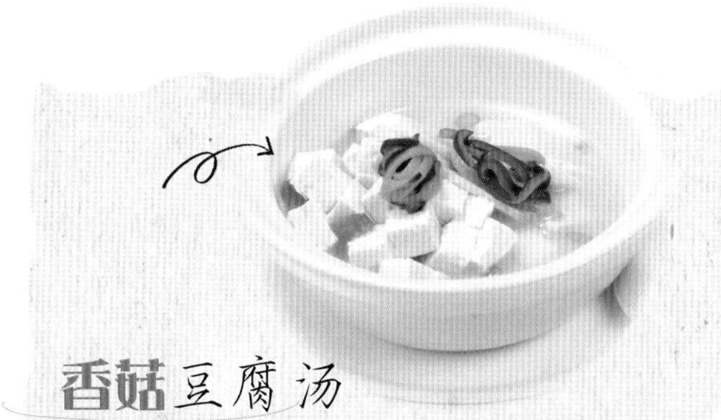

香菇豆腐汤

材料　干香菇25克，豆腐100克，鲜笋肉25克，黄豆汤1碗，熟花生油2大匙，湿淀粉3小匙，盐1小匙，葱花5克，香油1小匙。

做法　1.把干香菇洗干净，用温水泡发，去蒂切成丝，豆腐切成小丁状。

2.鲜笋肉切成片，放入热油锅中迅速翻炒，盛出备用。

3.将锅放置火上，倒入黄豆汤烧开，加入香菇丝、豆腐丁、鲜笋片、盐、熟花生油，撇去浮沫，用湿淀粉勾芡，淋香油，撒上葱花即可。

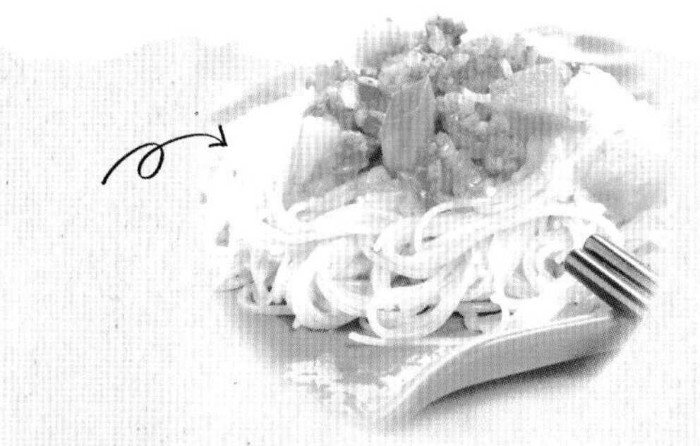

红汁番茄米粉

材料　番茄100克，洋葱30克，猪绞肉30克，蒜泥20克，芹菜10克，米粉30克，橄榄油、盐1/4小匙，辣椒酱1小匙。

做法　1.将番茄切成丁，洋葱切碎备用。

2.把米粉用热水泡软沥干备用。

3.用小火将调料与番茄、洋葱、猪绞肉、蒜泥、芹菜末、水100毫升一起煮成酱汁。

4.倒入沥干的米粉，抖炒一下即可。

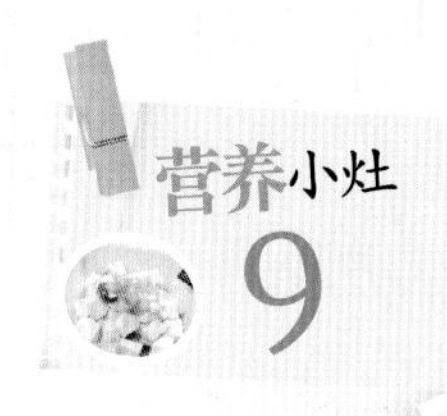

营养小灶 9

多数食物过敏的原因是因为蛋白

宝宝过敏时的营养餐

宝宝因为消化器官不成熟分解蛋白质的能力差，会对特定的事物产生过敏现象。通过了解各种食物的过敏症状和相应解决方法，从而能够安全地喂养宝宝。

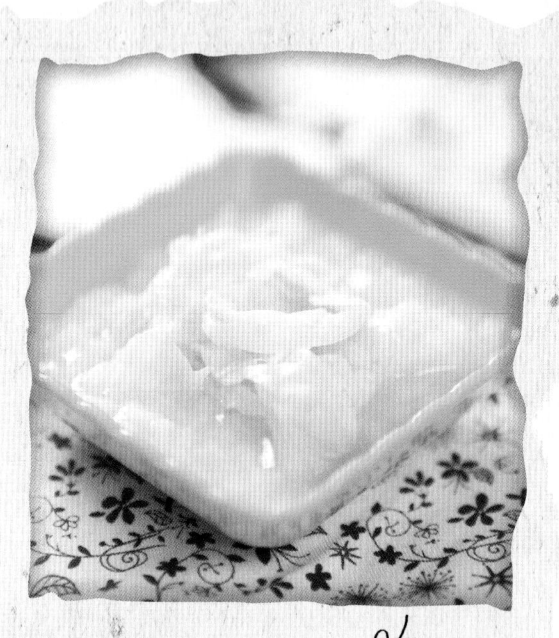

白菜粥

材料　大米粥1碗，白菜叶1/4片，水1/2杯。

做法　1.白菜叶洗净后把茎去掉，只取嫩叶，放入沸水中焯一下，然后捞出来切成碎末。

2.把大米、白菜叶末和水放入锅里用大火边搅边煮即可。

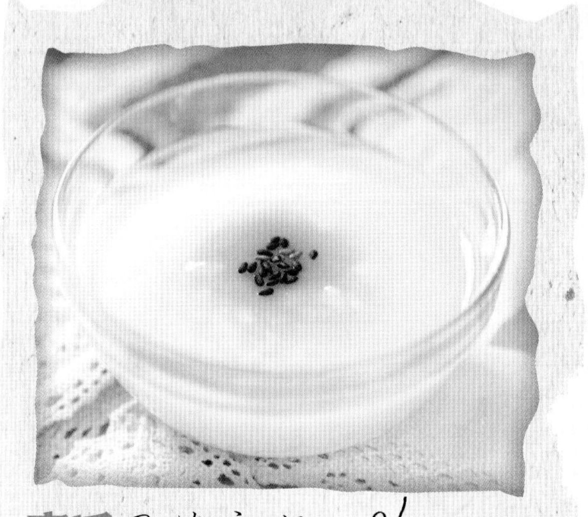

南瓜黑芝麻粥

材料　大米粥1碗，小南瓜10克，黑芝麻1小匙，紫菜1片，清水2/3杯。

做法　1.把小南瓜洗净后切成小块，去掉小南瓜籽，只取出果肉部分再研磨。

2.黑芝麻洗净后晾干，再用锅炒一会儿，然后放入粉碎机研磨成粉末。

3.选新鲜的紫菜，用火烤一会儿，再放到塑料袋里捏碎，做成紫菜粉。

4.把大米粥、南瓜泥和清水放锅里用大火边搅边煮。

5.当水开始沸腾时把火调小，再把黑芝麻粉和紫菜粉放锅里继续煮。

胡萝卜鸡蓉豆腐羹

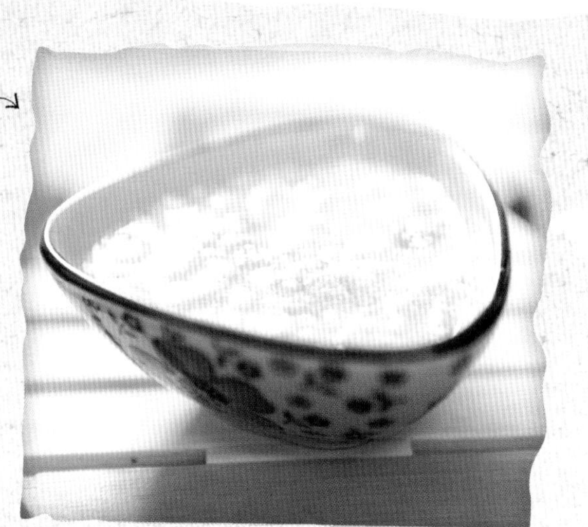

材料　鸡胸脯肉25克，胡萝卜1/5根，豆腐1/2块，植物油、盐、水各少许，鸡汤、水淀粉各适量。

做法　1.鸡胸脯肉剁成蓉，加入少许清水、盐、水淀粉拌成糊状。胡萝卜剁成泥，豆腐切成丁。

2.锅置火上，让植物油烧热，放入鸡汤，加盐烧开，再放入鸡蓉、胡萝卜泥、豆腐丁，烧开，用水淀粉略勾芡。

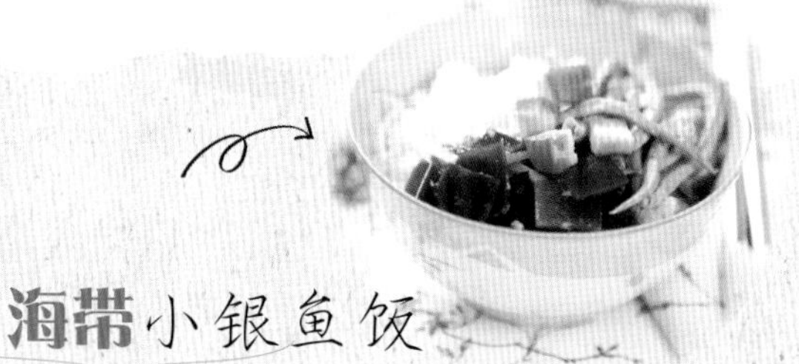

海带小银鱼饭

材料　米饭50克，小银鱼10克，海带10克，胡萝卜10克，香油、芝麻盐各少许。

做法　1.小银鱼用凉水浸泡，把里面的咸味儿去掉，然后控水放到没有油的锅里炒，将鱼肉部分用粉碎机研磨。

2.海带用凉水泡20分钟后，清洗几次去除腥味，在沸水里煮一会儿，捞出来后切成0.3厘米大小的粒。

3.胡萝卜削皮后洗净，在沸水里煮一会儿，切成0.3厘米大小的粒。

4.把已蒸好的饭、加工好的小银鱼、海带和胡萝卜放碗里，再用香油和芝麻盐做成调料搅拌即可。

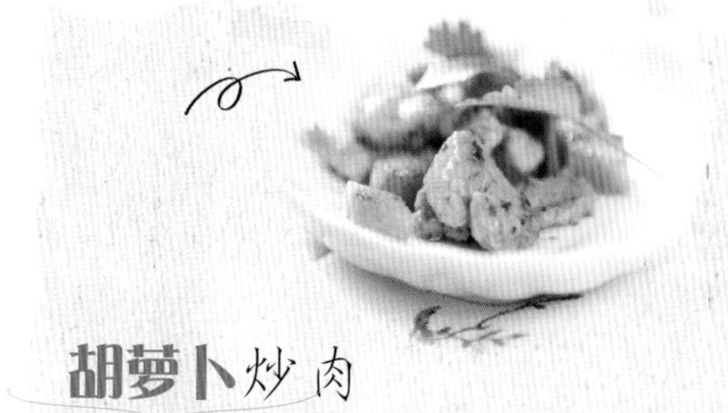

胡萝卜炒肉

材料　猪瘦肉100克，胡萝卜1/4根，植物油5克，香菜、淀粉各适量，酱油少许，葱、姜末少许。

做法　1.胡萝卜洗净，切丝，瘦猪肉切丝，加入淀粉拌匀，香菜切成末。

2.锅置火上，加入植物油烧热，放入葱、姜末炝锅，再放入肉丝炒散，放胡萝卜丝煸炒。

3.锅里加入酱油少许，炒熟后加入香菜末即可。

营养小灶 10

多吃富含蛋白质、维生素、钙质的食物

预防宝宝龋齿的营养餐

维生素D和钙是牙齿中石灰质的营养来源。如果宝宝乳牙有龋齿，就会因牙疼无法好好咀嚼食物，逐渐养成不爱吃硬食和不爱咀嚼的不良习惯，从而导致宝宝偏食或食欲缺乏。

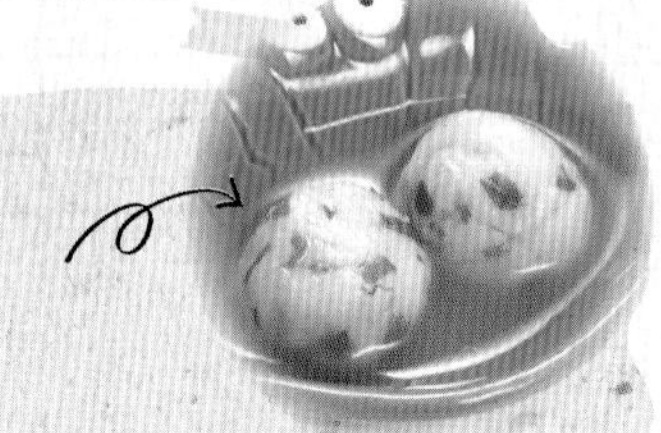

牛肉汤

材料 肉末2大匙，藕末1大匙，肉汤1/2小碗，酱油、植物油、淀粉各少许。

做法 1.把肉末和藕末混合，并放入少许酱油、植物油、淀粉，调和均匀，做成数个小丸子。

2.锅内放油待油热后，将丸子依次放入，用小火炸至焦黄色捞出备用；锅内放肉汤，并加入少许酱油，待汤开后，用淀粉勾芡，然后浇在炸好的丸子上。

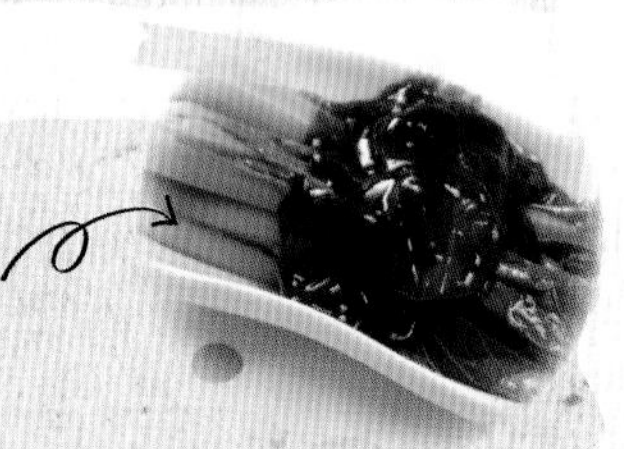

香菇菜心

材料 香菇、菜心各1把，酱油、砂糖、味精各适量。

做法 1.香菇用温水浸泡后，剪去根，反复清洗干净，挤去水分。

2.锅内放油烧热，放入香菇略煸炒一下，加入酱油、砂糖，加盖烧煮入味，加入味精，用水淀粉勾芡，淋油，盛在煸炒过的菜心上面即可。

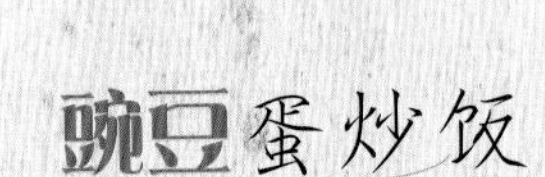

豌豆蛋炒饭

材料 豌豆20粒，胡萝卜丁、肉丝、番茄酱各适量，鸡蛋1个。

做法 1.肉丝放入锅内，加盐、水淀粉、蛋清，抓匀上浆；将另一个鸡蛋磕入碗内，加剩余的半个鸡蛋和盐少许搅匀。

2.炒锅上火，放油烧至四成热，下肉丝滑散捞出。

3.炒锅置火上，放油少许，下肉丝、蛋液和豌豆、胡萝卜丁，大火翻炒均匀，倒入软米饭拌匀，盛入盘内即可。

疾病预防

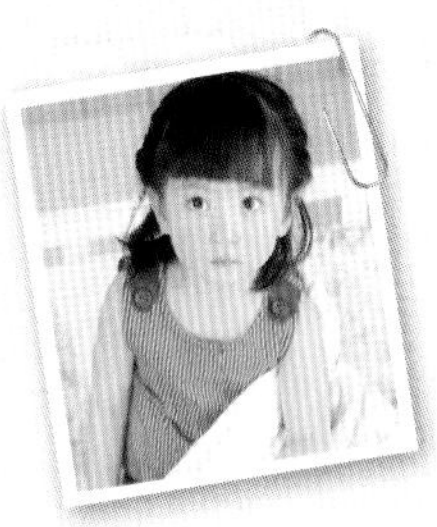

掌握一定的医学常识，为宝宝做好疾病预防是父母的关键工作。尤其是给宝宝进行抗菌治疗要谨慎，不能盲目信赖抗生素，患有感染不要自做主张，随意购买抗生素治疗，往往滥用抗生素是宝宝久治不愈的罪魁祸首。

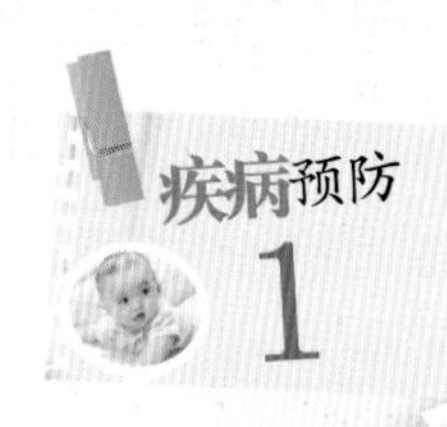

新生儿黄疸是一种特殊的生理现象

新生儿黄疸

如果不是由于疾病引起的黄疸，父母不必太担心，只要按照医生的吩咐，照顾好孩子，过一段时间黄疸自然会消失。

育儿要点

症状表现

◎关键点：了解黄疸症状…

1.孩子出生后24小时内出现皮肤暗黄，色泽不鲜亮，即出现黄疸。

2.面部的皮肤发黄逐渐向四肢远端或手足心发展。

3.皮肤的黄色加重，范围遍布全身。

4.足月的孩子黄疸持续2周以上，早产儿超过了3～4周。

5.黄疸于正常时间内消退后又重新出现。

育儿要点

母乳性黄疸

◎关键点：持续时间长…

母乳性黄疸，它不同于生理性和病理性黄疸。它的症状有如下的特点：外在的黄疸程度要比生理性黄疸高，而且持续的时间也会长一些，有些能持续两个月，除此以外婴儿一般没有其他不良表现。并且一旦停止喂养母乳，三天后即可见到显著的黄疸下降。

育儿要点

生理性黄疸和病理性黄疸

◎关键点：区别…

黄疸特点	生理性黄疸		病理性黄疸	
是否足月	足月儿	早产儿	足月儿	早产儿
出现时间	2～3天	3～5天	生后24小时	
高峰时间	4～5天	5～7天		
消退时间	2～3天	7～9天	黄疸退而复现	
持续时间	<2周	<4周	>2周	>4周
血清胆红素	<221umol/L (<12.9mg/dl)	<257umol/L (<15mg/dl)	>221umol/L (>12.9mg/dl)	>257umol/L (>15mg/dl)
每日胆红素升高	<5mg/dl（85umol/L）		>5mg/dl（85umol/L）	
一般情况	良好		不好	

育儿要点

父母能做些什么

◎关键点：护理…

1.观察皮肤。根据患儿黄染的部位和范围，判断发展速度。

2.注意保护孩子皮肤、脐部及臀部清洁，防止破损感染。

3.尽早给新生儿喂养，让胎便尽早排出。

4.要给新生儿充足的水分。每天6～8次小便，小便过少不利于胆黄素的排泄。

拒乳、烦躁、精神萎靡

新生儿低血糖症

低血糖是新生儿的常见病，父母一定要善于观察以免延误病情。

育儿要点

新生儿低血糖症的类型

◎关键点：找到孩子的问题…

典型或暂时性低血糖型

孕妇曾患妊娠高血压综合征，或双胎儿、小于胎龄儿，可出现典型低血糖症。患儿多发病在出生后2～3天，大多数为暂时性，痊愈后恢复良好。

早期过渡型

重型溶血病、窒息、糖尿病孕妇的婴儿出生后容易患低血糖症，但一般无外在症状，有症状的婴儿多发病于出生后6～12小时，病程短且症状较轻。

持续性或反复性低血糖

比较少见，如由于糖原累积症、增糖素缺乏症或先天性垂体功能不全所引起的低血糖症。

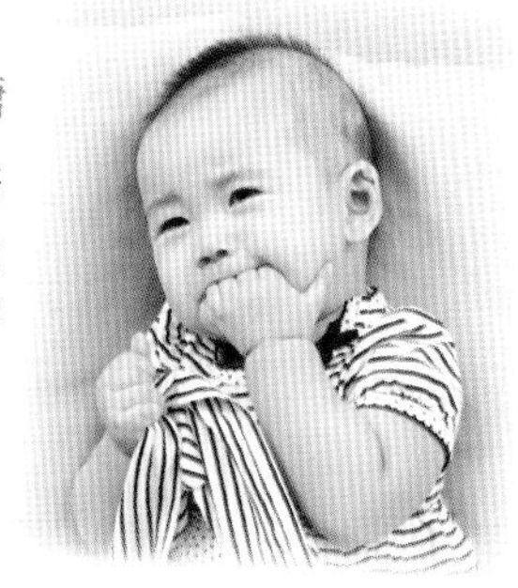

继发性低血糖型

原发疾病如先天性心脏病、硬肿症、败血症、中枢神经系统疾病可导致继发低血糖症，但症状常不易与原发疾病区别。

育儿要点

警惕预防信号

◎关键点：脑损伤…

1.症状多发生在出生后数小时至一周内，表现为嗜睡、精神萎靡、拒乳、烦躁、震颤、呼吸不规则或暂停、阵发性青紫、昏迷、眼球异常转动、有时多汗、面色苍白。

2.有的患儿表现为激动、兴奋和惊厥。

3.有一部分低血糖症患儿没有明显的症状，多见于早产儿，所以父母有必要带孩子到医院做相关检查。大脑的唯一能量来源是葡萄糖，所以低血糖对机体的影响以神经系统为最大，低血糖时间越长，对脑的影响越大。如果不及时治疗，短时间内可导致脑组织不可逆转的损伤，甚至导致死亡。所以，孩子一旦患有此病，父母要及时带孩子去医院治疗。

育儿小提示

◎尽早给孩子哺乳

自然分娩的产妇在产程前后应适当进食，少食多餐，以富含热量的半流食、流食为主，果汁、藕粉、面条、稀粥都是很好的选择。剖宫产的新生儿比自然分娩的新生儿更易患低血糖症，这是因为产妇禁食时间长和手术中补盐多于补糖。

孩子出生后，应尽快开奶，尽可能在产后半个小时内给孩子哺乳，同时产妇也应根据自身情况尽早进食，来降低新生儿低血糖的发生率。

疾病预防 3

乳糖不耐症状个体差异很大

乳糖不耐受

又称乳糖消化不良或乳糖吸收不良，是指人体内不产生分解乳糖的乳糖酶的状态。严重的乳糖不耐受多于摄入一定量乳糖后30分钟至数小时内发生。

育儿要点

发病原因

◎**关键点：碳水化合物 脑发育…**

乳糖是乳制品中存在的主要碳水化合物，是孩子主要的能量来源。乳糖进入体内后经小肠乳糖酶作用分解成葡萄糖和半乳糖，半乳糖是孩子脑发育的必需物质，与孩子大脑的迅速成长有密切关系；乳糖在肠道经发酵产生的乳酸可提高食物中钙、磷、钾、铁等矿物质的吸收利用。孩子换乳后，乳糖酶活性随年龄的增长而逐渐减少，最终成为乳糖酶缺乏并导致乳糖不耐受。

育儿要点

替代方法

◎**关键点：少喝牛奶…**

减少含有牛奶食物的摄取量

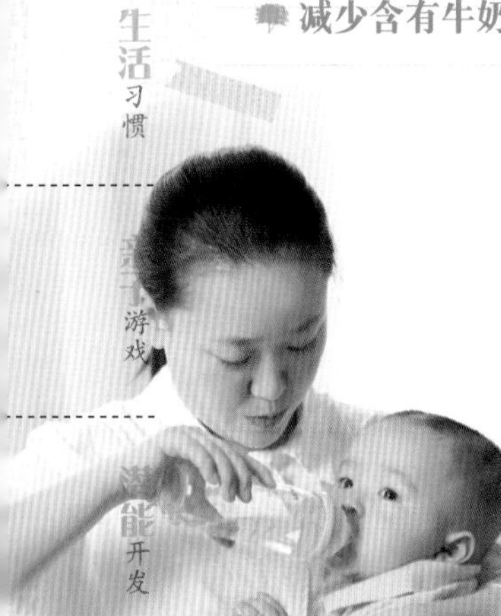

每个孩子的乳糖不耐受程度是不同的，有些孩子减少饮用量后就不会有不舒服的感觉，对这部分孩子来说每天多喝几次，一段时间后再增加食用量，使胃慢慢地适应，症状会有所减轻或完全不会发生任何症状。

育儿要点

不宜空腹饮奶

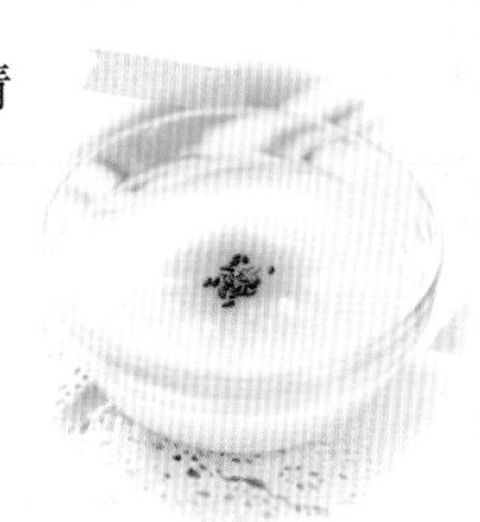

有乳糖不耐受者，不宜清晨空腹饮奶。在进食其他食物的同时饮用牛奶，例如乳制品与肉类和含脂肪的食物同时食用时，可减轻或不出现乳糖不耐受症状。

酸奶代替鲜乳

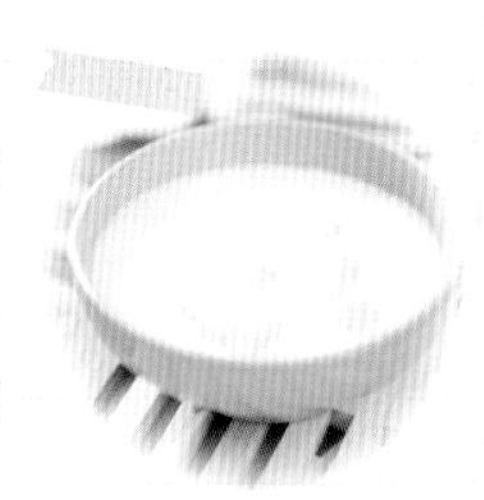

发酵乳中的乳糖已有20%至30%被降解，易于消化吸收。食用酸奶还能改善乳糖消化不良和乳糖不耐受，食用也非常方便。

喝羊奶

羊奶乳糖含量较牛奶低，而且含有丰富的ATP(三磷酸腺苷)成分，它可促进乳糖分解并转化利用，因此饮用后不易产生“乳糖不耐症”现象。针对婴儿的消化系统，建议喝羊奶。羊奶相对牛奶更养胃，其富含的营养相对来说要超过牛奶。

脐带剪断后受到细菌感染

脐周炎

疾病预防 4

首先要换药和引流，包括清理创伤面，保持患处干净清洁，之后就要还可以消炎治疗。

育儿要点

有流脓、出血的现象

◎关键点：新生儿…

脐带一般在宝宝出生后1周到10天左右会自然脱落，如果肚脐或者肚脐周围发炎就会变得红肿，或处于一种湿漉漉的状态并且有脓水、血水流出。

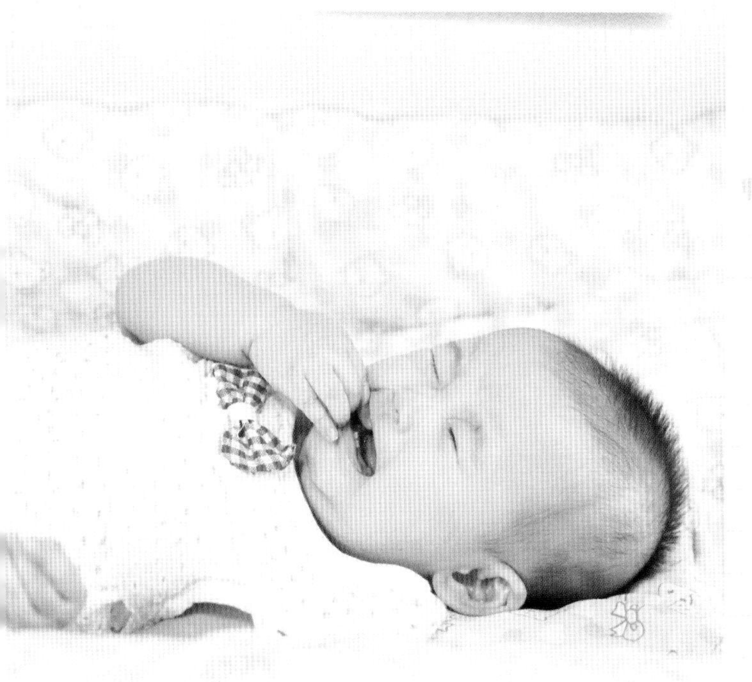

育儿要点

注意消毒并保持肚脐干燥

◎关键点：酒精 干燥…

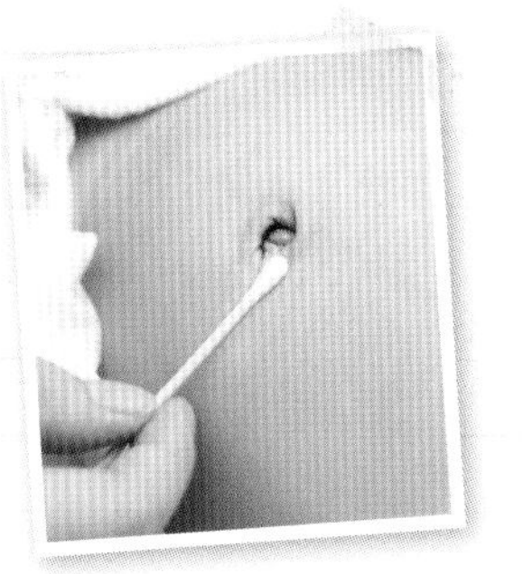

→在给宝宝洗澡的时候可以用蘸有酒精的棉签，给肚脐消毒并擦干肚脐及其周围。

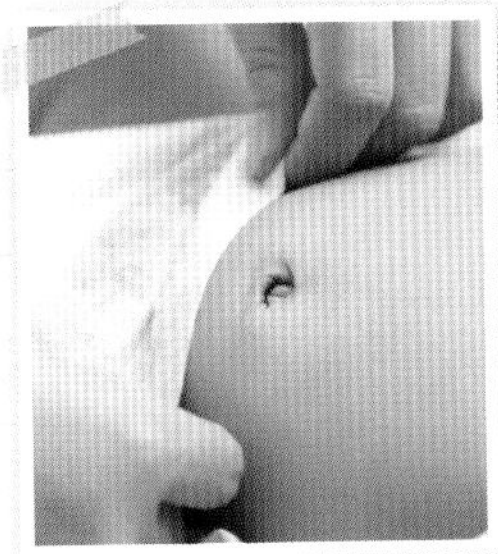

←还要注意不要让尿布覆盖住肚脐，如果被尿布覆盖住，肚脐就不容易干燥，造成病情恶化，细菌可能会感染身体其他部位。

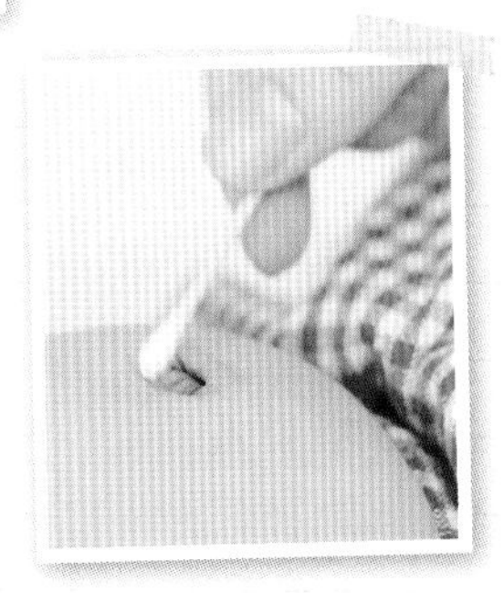

→一旦有恶化的表现应该及时就医，并且使用一些抗生素类药物或者进行手术清除脓水。

阵发性大声哭闹是早期信号

急性肠套叠

肠套叠是小儿常见的腹部急症之一，是指肠管的一部分套入另一部分内所形成的一种绞窄肠梗阻，像收起的单眼望远镜一样。

育儿要点

肠套叠的发生信号

◎**关键点：及时治疗…**

1岁以下婴儿肠套叠的发病率较高，是婴儿常见的急腹症，如不及时抢救，危险性很大，应引起父母的高度重视。肠套叠发生时，常见的信号有：

1.患儿会因剧烈的阵发性肠绞痛，突然大声哭闹。哭时表情痛苦，面色发白，出汗，四肢乱动，屈腿缩腹，约间隔几分钟至几十分钟发作一次，形成阵发性哭闹。

2.患儿在发病2～4小时内，会出现明显呕吐，初期吐出物多为胃内容物，继而出现黄绿色的液体，晚期可吐出粪便并有粪臭味。

3.绝大多数患儿在发病4～12小时后排出果浆样黏液，血便或深红色血水样便。

4.腹痛发作时，触摸孩子脐周围和上腹部，可明显摸到横形硬块，像腊肠样的小肿物。

5.患儿到了晚期，可有高热、脱水、昏迷的症状出现。

育儿要点

预防肠套叠的发生

◎**关键点：生活规律…**

1.科学喂养、饮食规律、不要过饥过饱，为保持孩子的肠道正常功能，添加辅食应循序渐进，不可突然改变小儿的饮食或操之过急，以免小儿的肠胃适应不了。

2.食量较大的肥胖儿容易得肠套叠，所以，父母若发现以上的信号，要及时送孩子去医院就诊。

3.肠套叠多发生于天气易变化的季节，所以当天气变化时，父母要及时给小儿加减衣服。在睡眠时，要注意盖好被子，以免腹部受凉。

4.家中不要滥用驱虫药物，以免诱发肠蠕动紊乱，从而导致肠套叠。

5.肠炎、腹泻也可诱发肠套叠，若腹泻患儿突然转为便秘，并出现呕吐时就应注意肠套叠的发生。

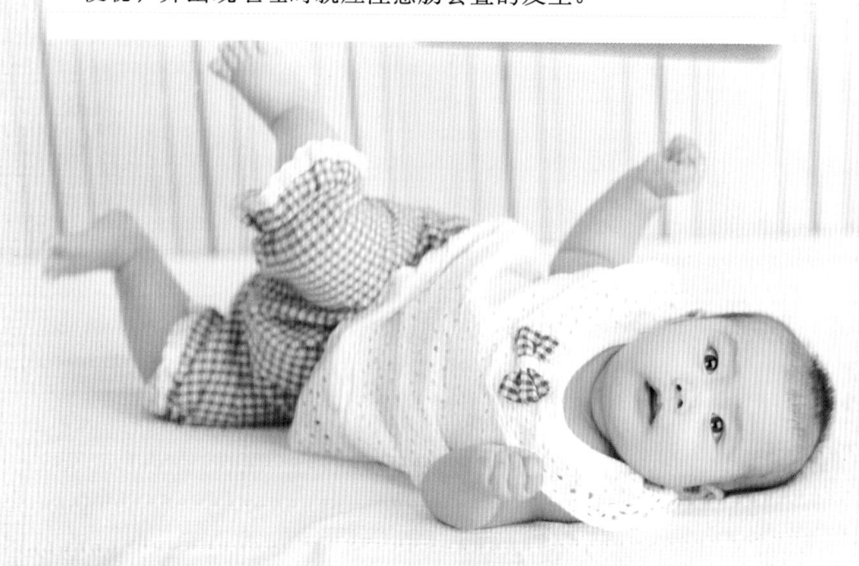

发热、流涕、咳嗽

感冒

感冒俗称“伤风”，是指喉以上的呼吸道感染，主要包括鼻、鼻咽、咽部，因为感染常波及整个呼吸道，所以西医又称为上呼吸道感染

育儿要点

了解感冒

◎**关键点：呼吸道感染…**

感冒俗称“伤风”，是指喉以上的呼吸道感染，主要包括鼻、鼻咽、咽部，因为感染常波及整个呼吸道，所以西医又称为上呼吸道感染。感冒是由病毒和细菌所致，前者占到患儿的90%，少数为细菌导致。感冒一般分为普通感冒与流行性感冒，前者多呈散发性，症状较轻；流行性感冒传染性很强，症状较重，具有流行性的特征。

感冒是小儿最为常见的疾病，一年四季都可发生，寒冷季节是发病的高峰期。通常情况下，患儿在3～4天可自然恢复，也有的患儿病程较长，可达2～3周。如果治疗不及时，感染就可扩大或累及邻近器官，导致某些并发症，常见的并发症有肺炎、中耳炎、急性支气管炎等。

育儿要点

父母护理最重要

◎**关键点：休息 生活环境…**

1.让宝宝充分休息，患儿年龄越小，越需要休息，待症状消失后才能恢复自由活动。

2.按时服药。就大多数感冒而言，多数是由于病毒所致，抗菌药物无效，特别是早期病毒感染，抗生素非但无效，滥用抗生素会引起机体菌群失调，有利病菌繁殖，加重病情。

3.小儿感冒发热期，应根据宝宝食欲及消化能力不同，分别给予流食或面条、稀粥等食物。喂奶的宝宝应暂时减少次数，以免发生吐泻等消化不良症状。

4.居室安静，空气新鲜，禁烟，温度宜恒定，不要太高或太低。有喉炎症状时更应注意，这样才能让患儿早日康复。如果发热持续不退，或者发生并发症时，应及时去医院诊治，以免发生意外。

育儿要点

感冒的预警信号

◎**关键点：预防…**

1.流鼻涕、打喷嚏通常是感冒来临的“前奏”。

2.发热是感冒的常见症状，多数患儿会出现38℃以上的高热，发热过高可引起惊厥、抽风。

3.感冒发作1～2天后，患儿会出现咽喉疼痛，咽部异物感，严重的患儿可出现吞咽困难、声音嘶哑等表现。

4.部分患儿会出现咳嗽的症状，并伴有咳痰的情况。

5.头痛、头晕、恶心、呕吐也是感冒的常见症状，严重的患儿甚至可出现腹痛、腹泻。

育儿要点

就诊指南

◎关键点：去医院的时机…

阶段	说明
暂且观察	咳嗽但无明显症状
应该就诊	虽有咳嗽以外的症状（发热、流鼻涕、腹泻、呕吐等），但精神状态正常 虽然咳嗽但睡眠很好 咳嗽情况拖延很久
紧急救治	有发绀、呼吸困难现象
及时就诊	胸部有呼呼的响声且呼吸困难 喉咙似乎被堵塞，突然剧烈咳嗽不止 一天中经常咳嗽，无法正常饮食、呕吐且疲倦 呼吸困难，胸部下陷，极度痛苦

育儿小提示

◎过了1岁可以随时接种疫苗

有很多宝宝白天有轻微的咳嗽，但是到晚上就开始严重，此时应尽早接受诊治，并且应向医生说明晚上咳嗽严重这一情况。

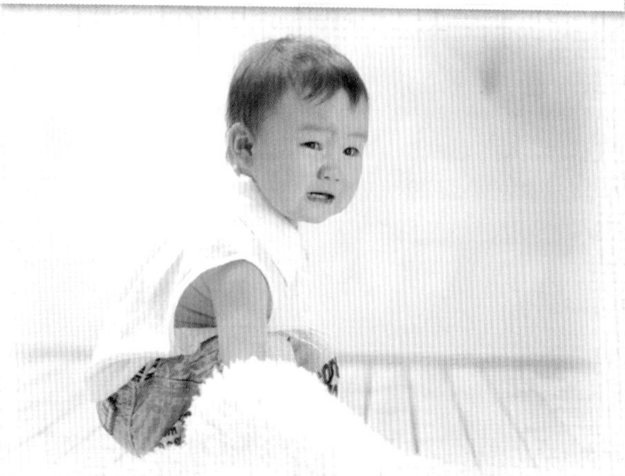

有发热症状	
感冒综合征	发热、流鼻涕并伴有咳嗽等感冒症状
麻疹	咳嗽、流鼻涕等感冒症状明显，发热3～5天左右全身出现红色皮疹
急性咽炎	出现低沉的咳嗽声
急性支气管炎	伴有痰，且咳嗽伴有飞沫
肺炎	剧烈咳嗽不断，呼吸急促

无发热症状	
百日咳	夜间剧烈咳嗽不止，咳嗽之后吸入空气急促
支气管哮喘	每次呼吸都伴有呼呼的响声，且有痰的咳嗽
细支气管炎	有鼻涕且轻微咳嗽，呼吸急促且呼吸困难
肺炎	剧烈咳嗽不断，呼吸急促

育儿小提示

◎感冒的按摩方法

1.早晚按摩。经常用手指轻轻摩擦鼻根处，每次上下按摩到微热为止。

2.热水搓耳。每晚洗脸时，用热毛巾搓耳朵，上下轻轻摩擦双耳耳廓50次。

3.按摩鼻沟。两手对搓，掌心热后按摩迎香穴10次。

痒人的红水疱

水痘

疾病预防 7

水痘是由水痘带状疱疹病毒初次感染引起的急性传染病。主要发生在婴幼儿，以发热及成批出现周身性红色斑丘疹、疱疹、痂疹为特征。

育儿要点

水痘患儿的典型表现

◎关键点：出疹…

水痘起病急，常有发热，伴全身不适，在发病当天或第二天开始出现皮疹，初起为一批小的红色斑疹或斑丘疹，数小时后变为椭圆形水滴状的小水疱，周围有红晕，疱疹持续3～4天逐渐干缩，最后结痂，脱痂后不留瘢痕。出现皮疹的部位以躯干、头皮、面部和腰部皮肤为多，四肢稀少。有时黏膜也出现皮疹，如口腔黏膜、咽结合膜、外阴部黏膜等。出疹时，小儿常常低热，精神萎靡，食欲缺乏。

育儿要点

水痘的病情

◎关键点：轻微…

绝大多数宝宝病情比较轻微，从出水痘至结痂全部脱落，历时约两三周。但也有1‰的患儿可能发生肺炎、心肌炎或脑炎等并发症，有一定的危险性。特别要提醒妈妈们注意的是，如果宝宝正在使用肾上腺皮质激素治疗其他疾病，或患有湿疹等其他较严重的皮肤病的宝宝，更要避免与水痘患儿接触。因为这些宝宝如果发生了水痘，病情更加严重。

育儿要点

出水痘的居家护理

◎关键点：隔离…

及早隔离

患了水痘的宝宝一经确诊，一定要立即在家隔离直至全部结痂。水痘虽然症状较轻，一般都能顺利恢复，但它的传染性很强，要尽可能避免健康宝宝与患水痘的宝宝接触。

不要抓破痘疹

这一步非常关键，要嘱咐宝宝不要用手去抓痘疹，特别是注意不要抓破面部的痘疹，以免疱疹被抓破化脓感染，若病变损伤较深，有可能留下疤痕。为了防止这一情况发生，要把宝宝的指甲剪短，保持手的清洁。

多喝开水和果汁

发热时要让宝宝休息，吃富有营养易消化的饮食，要多喝开水和果汁。

衣服要清洁宽大

宝宝的被褥要勤晒，衣服要清洁宽大，防止因穿过紧的衣服和盖过厚的被子，而造成过热引起疹子发痒。要勤换内衣。

不洗热水澡

洗澡也不是禁忌，能让身体清爽是好的，但不要给患儿洗热水澡，否则洗后会更痒。

夜间咳嗽是危险信号

哮喘

哮喘是一种以发作性的哮鸣气喘，呼气延长为特征的肺部疾患。气候变化、寒温失调、过食生冷咸酸等为常见的诱发因素。

育儿要点

症状表现是剧烈地咳嗽和喘

◎**关键点：**3个阶段…

小发作

咳嗽、呼吸变得比较急促、可以听到轻微的“呼呼”的喘鸣声。吸气相对比较轻松，呼气时觉得不顺畅。

中发作

可以听到清晰的喘鸣声，吸气次数增加，呼吸急促。睡眠中呼吸不顺畅，偶尔会睁开眼睛。并且表现得没有精神，食欲缺乏。

大发作

“呼呼、嗤嗤”的声音越来越明显，呼吸困难，呼吸时胸、喉咙下陷，嘴唇、指甲呈紫色有发绀现象。支气管哮喘常常在夜间或者黎明发作。另外，看起来要好转的时候支气管通常很敏感，稍微有一点刺激就会再次发作。

育儿要点

应对方法

◎**关键点：**用药 饮食…

1.应去有条件的医院作过敏原检查，可以针对过敏原作脱敏治疗。

2.吸入疗法对支气管哮喘提供了有效的治疗，在医生指导下，系统地用药，绝不能发作时用药，哮喘一停就停药。

3.适当地锻炼可增强患儿的体质，促进新陈代谢，改善呼吸功能。

4.饮食以清淡、易消化、营养平衡为主，可多吃富含维生素的果蔬，少吃过甜、过咸、过冷或过热的食物，对辛辣、煎炸，肥腻品也要忌口。

育儿要点

治疗护理

◎**关键点：**预防是关键…

正确用药可以预防发作

哮喘发作在医院接受检查的时候一定要彻底查明过敏原。治疗方法主要有消除气管炎症、气管扩张（支气管扩张剂）两种。应遵医嘱用药预防哮喘。

保持室内清洁

诱发支气管哮喘发作的原因包括灰尘、蜱螨、猫狗的毛皮屑、头发等。要预防发作，就要仔细清理，保持室内环境整洁，经常开窗通风换气。

被褥应经常晾晒保持干燥，用吸尘器吸净灰尘。另外，应避免在宝宝的房间吸烟，尽量减少烟对支气管的影响。

每呼吸一次就要连咳几次

百日咳

百日咳中医称为顿咳，又名“顿呛”、“顿嗽”、“鸬鹚咳”，是小儿时期感染百日咳杆菌引起的传染病。

育儿要点

百日咳患儿的典型表现

◎关键点：类似感冒 咳嗽…

1.在病初的1～2周内，患儿可出现类似感冒的症状，如发热、流鼻涕、打喷嚏、咳嗽，此时咳嗽的症状不是很明显，只是一声一声轻咳。

2.患病后的2～3周开始，患儿的咳嗽症状越来越明显，其特点为成串的咳嗽，连续十几声或数十声，最后吸一口长气，并发出一种类似鸡鸣样的声音，吐出大量黏稠痰液。

3.患儿在咳嗽时，病情非常痛苦，经常憋得满脸通红，双手握拳，舌头外伸，涕泪一起流。发作后，则精神状态良好。

4.一般患儿的夜间阵咳比白天更为频繁，患儿睡眠不安稳。

5.若是3个月以内的婴儿患病，则咳嗽的症状不明显，其表现为先是呼吸减慢，然后呼吸暂停，接着出现面色青紫，严重的可导致婴儿窒息而死亡。

育儿要点

应住院治疗的情况

◎关键点：严重…

①年龄小于3个月。

②体质差。

③痉咳期出现发热。

④呼吸困难。

⑤惊厥。

⑥病程长，治疗无效，不能排除呼吸道异物。

育儿要点

百日咳患儿居家护理

◎关键点：隔离…

隔离传染源

对本病患儿严格执行呼吸道隔离是重要的预防环节。隔离期自发病开始，为期7周；或痉咳开始，为期4周。密切接触的易感儿需检疫3周。需注意避免接触患儿，疫源地需通风换气。

分散患儿的注意力

对患儿要有耐心，尽量减少患儿哭闹和情绪波动，用讲故事、做有趣的游戏、玩玩具哄逗等办法转移患儿的注意力，可以减少痉咳发作的次数。

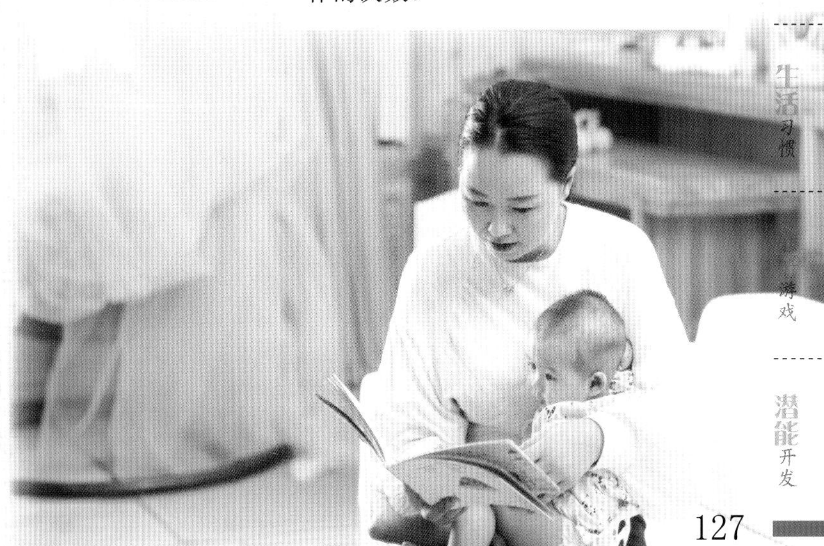

去户外呼吸新鲜空气

有的家长见孩子咳嗽，怕孩子着凉，把门户关得严严的。其实这样并不好。患百日咳的孩子由于频繁剧烈的咳嗽，肺部过度换气，易造成氧气不足，一氧化碳潴留，因此需要较多的氧气补充，让孩子多在户外活动，在室内也尽量保持空气新鲜流通。

呕吐后及时清洁口腔

患儿呕吐时要把头转向一侧，最好抱起或坐起，以免呕吐物呛入气管，呕吐后要及时给患儿清洗口腔，喂饮白开水也可达到清洁口腔的目的，以免发生口腔溃疡。

避免疲劳过度

百日咳病期长，对患儿的身体消耗很大，既不可不让孩子活动，又不可放纵不管，要保证足够的营养及休息，所以活动必须适度，避免过度疲劳。

合理的饮食

由于痉咳可导致呕吐，影响营养物质的摄取，应该给患儿吃富有营养且易于消化的食物。多吃一些含维生素多的水果和蔬菜。婴儿吃稠厚的奶，如在奶中加入米粉，可以减少呛咳。一般在痉咳后进食为宜，食物温度要适宜，过凉或过热的饮食都可能导致患儿咳嗽和呕吐。

保持室内空气清新

孩子患病后，应注意保持居室内空气新鲜，不要在室内吸烟，以免引起患儿咳嗽。

注意患儿姿势

患儿咳嗽时，应将其侧卧或坐起，轻拍背部，以免痰液进入气管，发生危险。

保持情绪平稳

尽量避免患儿哭闹，以免情绪波动，使咳嗽加剧。

精心护理患儿

婴幼儿的护理要更加细心，因为孩子小，发生并发症的危险就大，若患儿出现异常情况，要及时跟医生沟通，以免贻误病情。

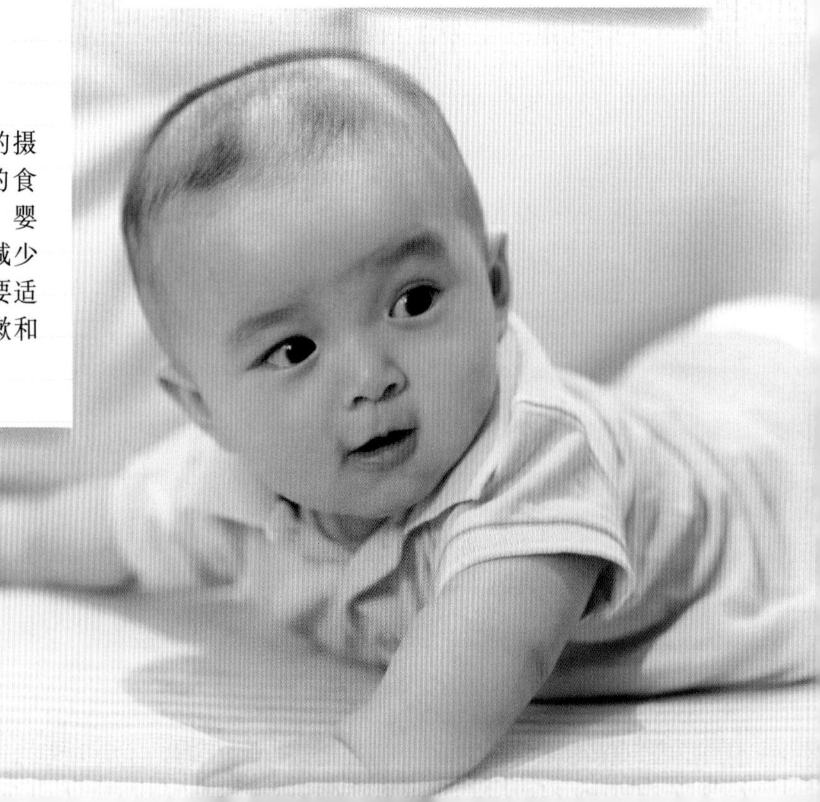

发热引起的痉挛

热性痉挛

热性痉挛不是癫痫，是幼儿在急性发热的时候突然出现的抽搐现象，发病时会伴有暂时性意识丧失，然后会完全恢复。

育儿要点

发病原因

◎关键点：发病率高…

这种痉挛多伴随有发热症状表现。常见于出生后6个月至6岁的宝宝，特别是3岁左右的宝宝更为常见。15个人中一般就会有1个人曾经患过此病，并不是什么罕见的疾病。

发病原因可能是因为宝宝大脑尚未发育完善，发热通常会引起脑细胞异常兴奋从而引起痉挛。这种疾病具有遗传性，父母或兄弟姐妹如果有过相关经历，宝宝的发病概率是非常高的。

育儿要点

症状表现

◎关键点：抽搐…

突然身体抽筋、丧失意识

在宝宝患有感冒、突发性发疹症、尿路感染等伴有高热的疾病时，常会毫无征兆地发生身体痉挛。表现为翻白眼、牙齿紧咬、身体硬直、手脚抽搐，同时可能丧失意识。

大部分会在5分钟以内停止

单纯性痉挛一般都会在2～3分钟以内停止，最长不会超过5分钟。痉挛停止后，宝宝多会困倦睡觉。醒了之后像什么都没有发生过一样，如果宝宝醒后哭泣，只要意识恢复正常，手脚没有麻痹现象应该问题不大。

育儿要点

治疗护理

◎关键点：预防呛气管…

将宝宝脸侧放，衣物尽量穿宽松的

这时一定要保持冷静，将宝宝平放，解开衣扣，宝宝可能发生呕吐，这时可以把宝宝的脸侧放，防止呕吐物呛入气管。

应该仔细观察宝宝在发生痉挛时的样子，这对于医生确诊宝宝是否为单纯性热性痉挛很有帮助。

观察时主要看宝宝的脸色、左右手脚是否对称、呼吸呈何种状态。另外还要注意痉挛的持续时间，在宝宝意识恢复正常后需要测量一下体温。这些情况对医生最后确诊很有帮助。

宝宝在最初出现痉挛症状表现时，可以等症状表现停止后带宝宝去医院

1.宝宝出现痉挛时不能大声喊叫，也不应该用力猛烈摇晃宝宝身体，更不要把手指、匙等伸入宝宝口中。

2.在宝宝初次痉挛停止后还是有必要带宝宝就医的。痉挛在5分钟以内停止后宝宝可能会睡一会儿，如果没有呕吐、倦怠等症状表现，可以在正常就诊时间就医。

3.但是如果宝宝的痉挛持续5分钟以上意识还没有恢复正常，痉挛过后有手脚麻痹现象，应该立刻前往医院。

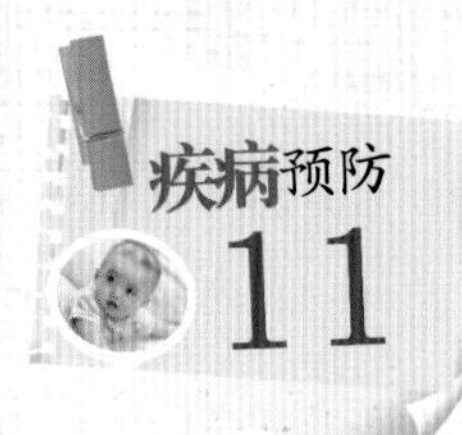

疾病预防 11

腮腺肿大，食欲缺乏

流行性腮腺炎

腮腺发炎，耳朵下部会发生肿大疼痛，经常是两侧同时肿大，但也有单侧先肿大，数日后另一侧开始肿大的情况。

育儿要点

流行性腮腺炎典型表现

◎关键点：腮腺肿大…

宝宝被腮腺炎病毒感染后，经过2～3周的潜伏期才出现不适症状。

大多数患病宝宝，以耳下肿大和疼痛为最早出现的表现，腮腺肿胀多为双侧，先是一边肿大，过了1～2天另一边也肿大起来，两边腮腺同时肿起来的宝宝也不少见。

少数患病宝宝，表现为在腮腺肿大的1～2天前，出现发热、头痛、呕吐、食欲不佳等全身不适症状，继而出现一边或两边耳下的疼痛，即腮腺肿起来。

肿大的腮腺以耳垂为中心，逐渐向周围扩大，边沿不清，皮肤表面也不红肿，但摸上去却有一些发热，伴有疼痛和弹性感。

由于张嘴时有疼痛，所以宝宝不愿吃饭，这种疼痛在进食酸性食物时更甚，有些宝宝还会出现颌下腺、舌下腺的肿大。

腮腺肿大在2～3天时达到高峰，一般持续4～5天会逐渐消退，全身不适症状也会随之减轻，整个发病过程为1～2周。

一般来讲，腮腺炎患儿都能顺利康复，但有少数宝宝会出现并发症。

育儿要点

流行性腮腺炎居家护理

◎关键点：隔离…

至少要隔离10天以上

马上对患病的宝宝进行隔离，直至腮腺肿胀完全消退。生活上加强护理，如卧床休息、多喝温开水、注意口腔卫生等，室内经常通风换气，保持适宜的温度和湿度。

喂柔软的流食

唾液腺发炎减少唾液的分泌而导致消化能力下降，同时两颊肿大又造成咀嚼食物困难，应该考虑给孩子吃些如汤粥等易咀嚼的食物。此类食物易残留在口腔中，因此还应注意饭后清洁口腔。

冷　敷

可以用冷毛巾敷肿痛部位，发炎期间避免外出，在家静养。退热1天后再洗澡。为防止并发症的发生应前往医院就诊。根据医嘱适当使用一些镇痛剂等。

清洁口腔

注意口腔卫生，经常给孩子用温盐水漱口，以清除口腔内的食物残渣，防止继发细菌感染。对于年龄小的患儿，家长应让他们多饮水，以达到清洁口腔的目的。

问答

问：流行性腮腺炎会反复发作吗？

答：宝宝患病一次后，通常可获得终身免疫，很少再患第二次。

口腔内出现点状或块状白斑

鹅口疮

疾病预防 12

鹅口疮属小儿口腔炎的一种，多发生于新生婴儿，尤其是早产、消化不良、身体衰弱的幼儿。营养不良和口腔不洁是本病的诱因。

育儿要点

患鹅口疮的表现

◎关键点：斑点…

此病初起时，口腔黏膜充血和发红，有大量散在的似白雪样、针尖大小的柔软小斑点，不久即可相互融合为白色斑片，像奶凝块一样，可铺满整个口腔黏膜。

好发于颊、舌、软腭及口唇部的黏膜，白色的斑块不易用棉棒或湿纱布擦掉。

在感染轻微时，除非仔细检查口腔，否则不易发现，也没有明显痛感，或仅有进食时痛苦表情。严重时宝宝会因疼痛而烦躁不安、胃口不佳、啼哭、哺乳困难，有时伴有轻度发热。

受损的黏膜治疗不及时可不断扩大，蔓延到咽部、扁桃体、牙龈等，更为严重者病变可蔓延至食道、支气管，引起念珠菌性食道炎或肺念珠菌病，出现呼吸、吞咽困难，少数可并发慢性黏膜皮肤念珠菌病，可影响终身免疫功能。甚至可继发其他细菌感染，造成败血症。

育儿要点

鹅口疮患儿居家护理

◎关键点：抵抗力 口腔卫生…

→注意孩子口腔卫生，喂奶后，妈妈可以给孩子喂些温开水以清洁孩子口腔，使真菌不易生长和繁殖。但不要用棉签或纱布用力去擦孩子稚嫩的口腔黏膜。

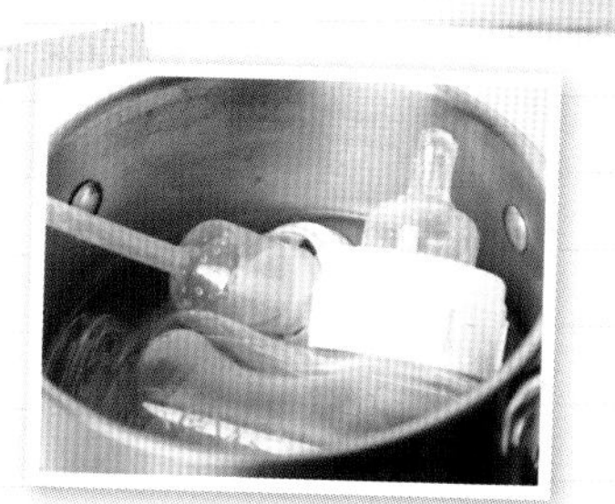

←婴幼儿进食的餐具清洗干净后再蒸10～15分钟。

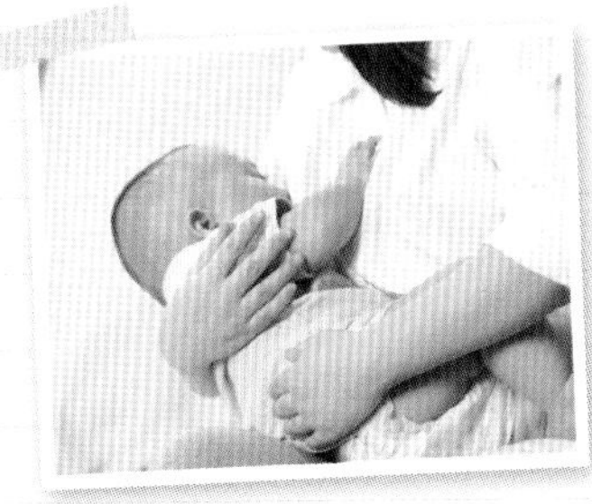

→哺乳期的母亲在喂奶前应用温水清洗乳晕；而且应经常洗澡、换内衣、剪指甲，每次抱孩子时要先洗手。

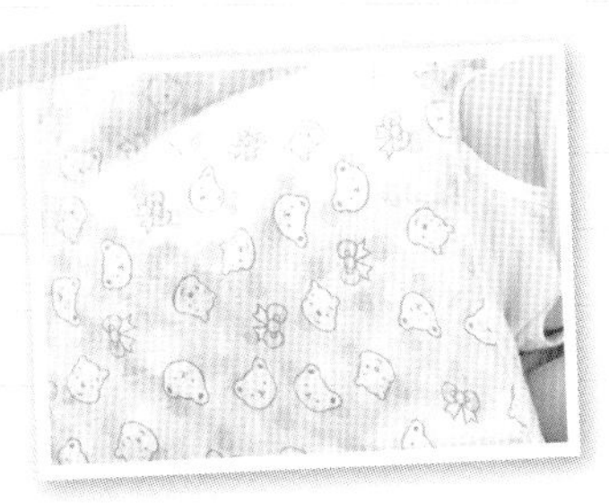

←对于婴幼儿的被褥和玩具要定期拆洗晾晒；宝宝的洗漱用具尽量和父母的分开并定期消毒。

疾病预防 13

婴儿湿疹是一种皮肤病

婴儿湿疹

得了湿疹会引起过敏反应，脸和腮部位出现粟米大的疹子，渐渐分散到身躯或胳膊腿上。

育儿要点

确认湿疹的方法

◎**关键点：过敏 饮食 遗传…**

- □额头或腮的一部分红、粗糙。
- □眼睛周围红、出现粟米大的疹子，皮肤大体上很粗糙。
- □脸大体上红且粗糙。
- □脸的外侧分界线的部位红，经常皴裂。
- □嘴周围经常皴裂或变红。
- □脱下上衣，后背的皮肤很粗糙。
- □肩膀或两个胳膊的皮肤较粗糙。
- □膝盖内侧或大腿的皮肤粗糙。
- □脚脖子或脚背的皮肤粗糙。
- □孩子躺着时经常用被子抹脸。
- □脱下衣服，经常挠胸部皮肤。
- □父母都有过敏症状。
- □父母中一人或孩子的兄弟中有过敏症状。
- □祖父母、父亲方、母亲方的三辈以内中有过敏的人。

上面的项目中适合的事项是3～4个时有可能是湿疹，是5个以上就很可能是湿疹，要去医院接受正确的检查。

育儿要点

治疗及居家护理

◎**关键点：药膏 辅食 空气…**

婴儿湿疹轻者不需治疗，但要注意宝宝的皮肤护理，保持皮肤清洁，必要时可适当使用复合维生素等药物。

切勿自己使用任何激素类药膏，因为这类药物外用过多会被皮肤吸收，给宝宝身体带来副作用。

注意保持宝宝大便通畅，急性期应避免预防接种，尤其是卡介苗和流脑疫苗，稍大的宝宝忌食荤腥发物，如蛋、奶、海味食品等。

母乳喂养的婴儿如患湿疹，母乳的妈妈也应暂停吃可能引起过敏的食物。通过合理的治疗和护理，患有湿疹的宝宝一般都能很快自愈。

要穿吸收性好的纯棉衣服，不要穿紧身的毛衣。洗衣服时要多次充分地冲洗，不要让洗涤剂还留在衣服上，接触衣服的皮肤炎症会更严重，所以要给孩子穿宽松点的衣服。

孩子平时吃的食物里添加新的食物时不要一次加多个，要以3～4天的间隔一个一个地增加，确认皮肤的反应。

呼吸外部空气可以锻炼孩子的皮肤和呼吸，天气好时一天做几次散步或让孩子在外面玩，运动量增加，食欲也增加，多和自然接触，自己找回免疫系统的均衡。

疾病预防 14

体态臃肿、运动不灵活

肥胖症

当全身脂肪含量超过正常脂肪含量的15%，或体重指数即体重与身高的比值大于25%称肥胖，随着年龄的增长，其心理上的痛苦远远大过身体上的痛苦。

育儿要点

肥胖的预警信号

◎关键点：脂肪 甜食…

肥胖会影响孩子的身心发展，那么，肥胖有哪些表现呢？具体内容如下：

1.患儿食欲旺盛，总爱饿，并且喜食肥肉或甜食。

2.患儿表现为不爱活动，体态肥胖，皮下脂肪丰厚，且分布均匀，面颊、乳房、肩部、腹壁脂肪积聚明显。

3.患儿常有疲劳感，常感到气短或腿痛。

4.患儿体重明显超过同龄小儿，且身高在同龄小儿的高限，一般性发育较正常孩子提前。

5.因肥胖、脂肪过多，患儿皮肤容易出现糜烂、炎症或产生疖肿。

6.患儿多出现自卑、胆怯、孤独等心理障碍。

育儿要点

肥胖产生的原因

◎关键点：热量 运动 疾病…

1.肥胖症的主要原因为过量摄入热能超过了消耗量，因而剩余的热能转化为脂肪积聚于体内。父母肥胖者子女常有同样趋势。

2.休息过多、缺乏运动。缺乏适当的活动和体育锻炼，亦为肥胖病的重要因素。过胖的宝宝不喜欢运动，在我们观察的肥胖儿中绝大多数属于少动而多食。单纯性肥胖病在肝炎或其他疾病的恢复期间，往往休息过多、运动太少所致体重增加。

3.遗传因素。肥胖儿的父母往往肥胖，如果父母都是明显地超过正常体重，子代中约有2/3出现肥胖，如果双方中有一人肥胖，子代显示肥胖者达40%。

4.神经、精神疾患。脑炎之后有时发生肥胖病。下丘脑疾患或额叶切除后，也可出现肥胖。情绪创伤等。

育儿要点

健康减肥的方法

◎关键点：节食 运动…

1.适当节制饮食。因小儿处于生长发育阶段，不提倡过度节食，应给予富有营养而少热量的饮食。多吃瘦肉、蛋、豆制品、蔬菜等，少食高糖、奶油、脂肪类食物。

2.积极参加体育锻炼，如散步、慢跑、跳绳、游泳等活动，以促进脂肪消耗，转换为热能。

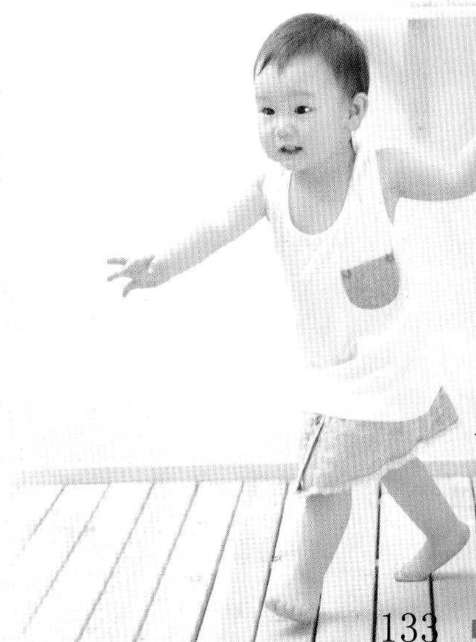

疾病预防 15

发热、尿频、排尿哭闹

尿路感染

小儿的泌尿道感染多数是因父母照顾不周，不注意阴部卫生造成的，所以父母在照顾孩子时，不仅要有耐心更要有细心，要经常给孩子更换尿布以及内裤。

育儿要点

没有患感冒却出现高热现象

◎关键点：发炎…

1.尿路是由肾脏、输尿管、膀胱、尿道组成的排尿系统。这个系统如果某个部位受到大肠杆菌等细菌感染、发炎被称为尿路感染症。根据发炎部位的不同一般分为上尿路感染症（肾盂肾炎）和下尿路感染症（膀胱炎、尿道炎）。正常排尿是从上向下单向流动，但是由于某种原因尿液发生逆流、停滞，导致细菌侵入尿路引起感染。

2.尿液从肾脏由输尿管输出，经膀胱、尿道排出体外。这段通路的某处如果受到细菌感染发炎则被称为尿路感染症。

育儿要点

尿频、排尿时疼痛伴有高热

◎关键点：感染 排尿困难 发热…

膀胱、尿道等下尿路如果受到感染发炎就会引起尿频、排尿时疼痛，宝宝由于无法用语言表达，因此常被家长忽略。上尿路感染也称肾盂肾炎，宝宝一般会有38℃以上的高热，症状明显，表现为全身倦怠、腰痛。宝宝还会出现脸色发青、呕吐、黄疸现象，高热但是没有流鼻涕、咳嗽、腹泻等其他感冒症状。

育儿要点

尿路感染的家庭护理

◎关键点：降温 服药 清洁…

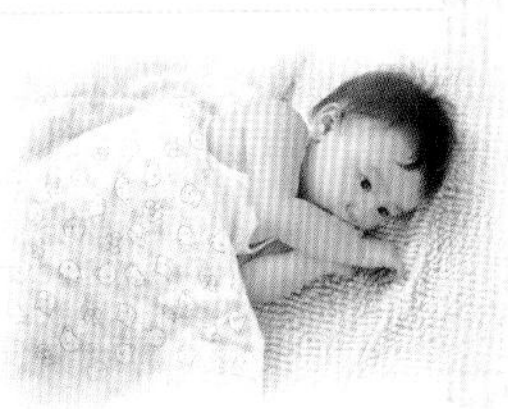

→宝宝常有高热、哭闹，可用物理或药物降温、镇静。要鼓励患儿多喝水而使其多排尿。要勤换尿布，保持会阴部清洁干燥，尿布用开水烫洗晒干，或煮沸、高压消毒。

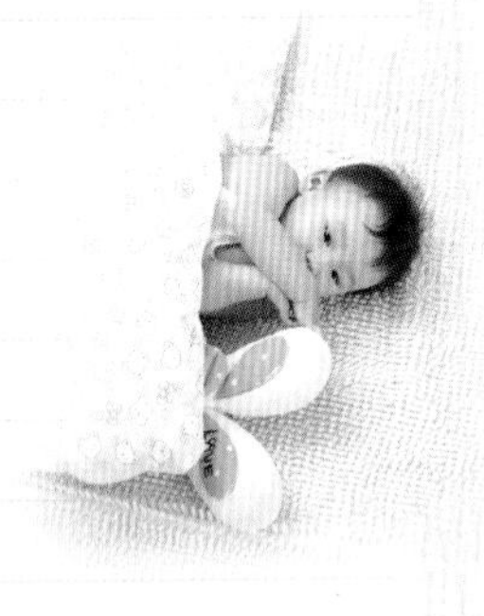

→观察药物副作用。按医嘱应用抗菌药物，注意药物副作用。口服抗菌药物可出现恶心、呕吐、食欲减退等现象，饭后服药可减轻胃肠道副作用，若副作用仍明显，必要时减量或更改其他药物。磺胺药服用时应多喝水，并注意有无血尿、尿少、尿闭等。

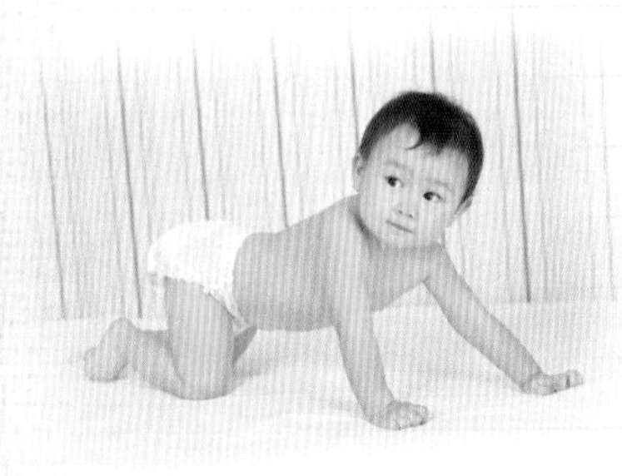

←教幼儿不穿开裆裤，勤换尿布；便后清洗臀部，保持清洁，女孩清洗外阴时应从前向后擦洗，防止肠道细菌污染尿道，引起上行性感染。

阴道灼热、疼痛、瘙痒

幼女阴道炎

有些妈妈明明发现孩子有些异常，觉得这么小的孩子带着去看妇科，会遭到别人的非议。孩子生病了就一定要去看，毕竟孩子的健康更重要。

育儿要点

妇科病不是成年女性的专利

◎关键点：病原体 炎症…

妇科病不只是成年已婚女性的事，小女孩也会患妇科病，其中较常见的就是幼女外阴阴道炎。如果不及时治疗，就可能为成年后患有不孕症以及一些慢性病留下隐患。女性阴道主要有两层保护措施，一是大小阴唇可阻止细菌入侵，二是阴道内含有酸性环境的分泌物，可防止病菌侵袭。

幼女患有外阴阴道炎主要是因为幼女卵巢功能不健全，阴道黏膜薄，防御病毒的功能差，容易受各种病原体或刺激物的侵袭而发病。本病常见的病原体有链球菌、葡萄球菌及大肠杆菌等，病原体可通过患病的母亲、保育员或被污染的衣物、浴盆、手等传播；也可因卫生不良、外阴不洁、常被大便污染而引起。此外，外阴损伤、抓伤，引起炎症，也可诱发此病。

育儿要点

预警信号

◎关键点：常见病…

幼女外阴阴道炎是一种常见病，由于孩子小，很难说清楚症状，再加上父母很难想到孩子患有此病，所以常常被忽视。当孩子出现下列信号时，父母应引起注意。

1.患儿的外阴红肿，阴道有脓性分泌物流出，多少不一，可有臭味。

2.患儿常感到阴道灼热、疼痛、瘙痒，于是常出现搔抓外阴、哭闹不停、坐卧不安的情况。

3.严重的患儿可引起外阴破溃和排尿困难，甚至导致小阴唇粘连及阴道闭锁。

育儿要点

妇科病预防才是关键

◎关键点：洁净 内裤…

1.孩子喜欢坐在地上玩，甚至把一些小玩具塞进阴道里，这些都容易造成感染而发病，所以，父母要加强孩子的护理，不要让其在不干净的地方玩耍，最好穿上闭裆裤。

2.要经常给孩子更换内裤，内裤应选择柔软的棉质布料，且宜宽松，不可穿过紧的内裤，以免因阴道分泌物无法散发而导致细菌滋生而染病。

3.孩子应有单独的毛巾、澡盆，不可和父母共用，并要定时清洗外阴，更不要带孩子去人多、不卫生的游泳池去游泳，以免感染疾病。

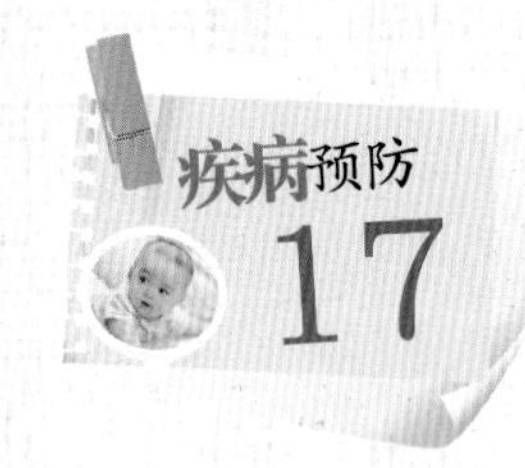

阴茎红肿、溃烂、排尿困难

阴茎包皮炎

防止阴茎炎的发生，就要根治包茎或包皮过长。婴幼儿期的先天性包茎，父母可在家进行清洗护理。

育儿要点

龟头前端受到细菌感染发炎

◎关键点：龟头 包皮…

阴茎的前端是龟头，包住龟头的皮被称为包皮。在包皮和龟头之间如果积存了包皮垢或被细菌感染，就会引起龟头包皮炎。

育儿要点

症状表现

◎关键点：发炎 排尿痛 皮口狭窄…

1.患儿在发病初期，会感觉阴茎头发痒及灼热感，习惯用手抓摸。

2.随病情发展，患儿会感觉阴茎头疼痛，阴茎头和包皮表面红肿，出现溃烂，并流有白色脓液，带有臭味，也有的患儿会出现发热、疲倦乏力等。

3.严重的患儿可出现腹股沟淋巴结肿大及压痛，排尿疼痛，尿线细等症状。

4.患了包皮炎后，若治疗不及时，患儿的包皮口边缘可见有瘢痕，包皮口狭窄，包皮上翻困难，不能使阴茎头外露等。

育儿要点

使用含抗生素的软膏涂抹

◎关键点：药物 尿路感染…

患包皮龟头炎时可有1/5000高锰酸钾液浸洗，并敷以消炎软膏。过敏性包皮龟头炎须口服抗过敏药物及外用考的松类软膏。如因包茎或包皮水肿不能翻转浸洗、引流不畅，经一般治疗炎症仍不能消退时，可行包皮背切开术，以利引流。待炎症完全消退后再行包皮环切术。

这种疾病可能会引发尿路感染症，需要尽早去小儿科就诊。消毒后可以使用抗生素类软膏涂抹患处。炎症比较重的话，也可以同时口服一些消炎药。这种疾病预防是关键，在给宝宝洗澡时应尽可能仔细清洗龟头和包皮处。

育儿小提示

◎适合手术的年龄

包皮环切手术最好在孩子5～6岁时进行，因为有些时候包皮是可以自行退缩的，不需要手术，另外，孩子太小，在护理上也比较麻烦，当然，若孩子的病情比较特殊，比较严重，还是尽快手术为好。

肺炎是儿童时期一种常见病

肺炎

疾病预防 18

肺炎是目前引起5岁以下小儿死亡的首要原因，与一般肺炎不同，婴幼儿肺炎有三大特点：病情不典型、并发症多、死亡率高。

育儿要点

发病原因

◎关键点：分类…

感冒之后，病毒、细菌、微生物等侵入肺部导致肺炎。对于抵抗力较弱的宝宝很容易引发重症。肺炎分为细菌性肺炎、病毒性肺炎、支原体肺炎、奥姆病菌肺炎等多种类型，但主要的症状都是发热和咳嗽，只是症状的程度及恢复的速度有所不同。

育儿要点

症状表现

◎关键点：体温 呼吸 精神状态…

1.不同年龄、不同病原体所致肺炎多伴有发热，但程度可从38℃左右的低热到39℃甚至40℃的高热。咳嗽较为频繁，早期常为刺激性干咳，以后程度可略为减轻，进入恢复期后常伴有痰液。

2.在发热、咳嗽之后，患儿常常伴有精神不振、食欲减退、烦躁不安、轻度腹泻或呕吐等全身症状。

3.如果患儿出现口周、鼻唇沟发紫症状，而且呼吸加快，每分钟可达60～80次，就说明有患肺炎的可能，需要赶紧到医院诊治。

育儿要点

护理要点

◎关键点：抗生素 血液检查…

大部分需要住院治疗

如果经X射线检查及血液检查确诊为肺炎，多数情况都需要住院治疗。除了需要摄入抗生素外，根据病情还可能需要吸氧、通过点滴补充水分及营养等治疗方法。住院时间的长短不尽相同，如果是细菌性肺炎有时甚至需要住院治疗一个多月。

家中治疗主要注意保湿、保温和水分补充

症状较轻的情况，也可以在家中治疗。为了预防二次感染，可以按照医生开出的处方，遵从医嘱给宝宝服用抗生素药物。除此之外的家庭护理与感冒相同，注意水分的补充和适当的加湿。另外，如果出现感冒症状，需要尽早治疗，以免发展为肺炎。

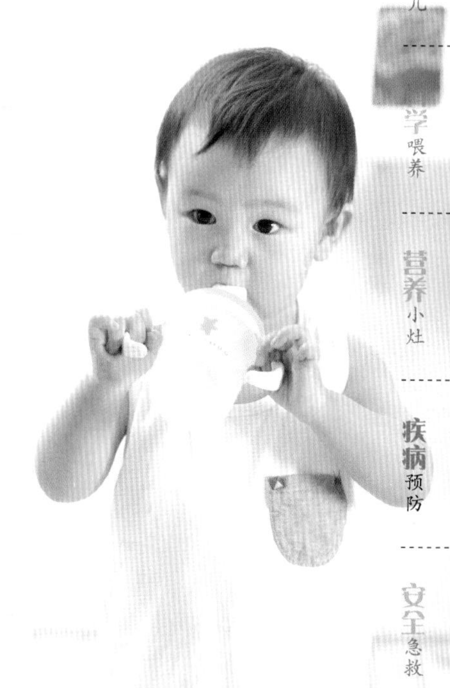

鼻塞、流涕、说话带有鼾声

腺样体肥大

腺样体肥大发展到严重的地步，其危害非常大，不仅能影响孩子的面容，甚至会导致死亡，所以在治疗上一定要尽早。

育儿要点

腺样体肥大的典型表现

◎关键点：打鼾 鼻塞 呼吸困难…

腺样体也称咽扁桃体或增殖体，位于鼻咽部顶部，即鼻腔后面，咽的上面，属于淋巴组织，表面呈橘瓣样。一般孩子在2～10岁时是腺样体增大时期，6岁时长到最大，10岁以后开始缩小，到13岁基本消失。当孩子发生鼻炎、急性扁桃体炎及流行性感冒等上呼吸道感染时，腺样体就可发炎增大，称之为腺样体肥大。当腺样体组织异常增生肥大时，会堵塞了上呼吸道，患儿就开始感到呼吸困难，继而出现鼻堵、张口呼吸的症状。若长期如此，将会影响心、肺功能，严重的可引起肺心病、心肌受损，甚至右室心力衰竭，个别患儿还会出现“腺样体面容”，即上唇上翘，上齿外呲，上腭较高，表情呆滞。

育儿要点

处理方法

◎关键点：手术 运动…

1.治疗腺样体肥大最好的方法就是手术切除，通常术后效果良好，一般在孩子4岁时即可手术。一旦孩子发展到“腺样体面容”，就很难处理了。

2.要让孩子多参加体育锻炼，增强体质，增强免疫力进而提高抗病能力。

3.对可引发本病的慢性疾病，要及时治疗，如鼻炎、鼻窦炎等。

4.不要吃炒货、膨化食品、油炸食品，这些食品容易上火。并注意让孩子多喝白开水。

育儿要点

预警信号

◎关键点：预防…

腺样体肥大严重的可影响孩子的面容，甚至导致死亡，所以，父母了解本病的早期信号对防止病情进一步发展非常有帮助，其具体信号如下：

1.鼻塞、流涕是本病的常见症状，患儿在睡觉时，常张口呼吸，并伴有鼾声，说话时带有鼻音。

2.患儿听力明显下降，甚至出现耳鸣。

3.因患儿常张口呼吸，因此在吃饭时，常因呼吸不畅而发生呛咳。

4.张口呼吸会影响面部发育，出现上颌骨变长，硬腭高拱，牙列不整，上切牙外露，唇厚，表情迟钝，有痴呆表现，形成“腺样体面容”。

5.因呼吸不畅，有些患儿也可出现鸡胸或扁平胸。

腹部阵发性疼痛

胃炎

疾病预防 20

过分顺从孩子，孩子贪食冷饮、饮食无节律、挑食、爱吃油煎食品等是胃炎的诱发因素。儿童慢性胃炎以胃窦炎多见，萎缩性胃炎比较少见。

育儿要点

常见的症状

◎**关键点：疼痛 饭后不适…**

小儿慢性胃炎是儿科常见病，其最常见的症状是：上腹部或脐周反复疼痛，往往伴有呕吐、饱胀、恶心、食欲不振，严重时影响活动及睡眠；多在饭后感到不适，进食不多但觉得过饱，常因冷食、硬食、辛辣或其他刺激食物引起症状加重；以上症状给予抗酸剂及解痉剂不易缓解；合并胃黏膜糜烂时，可反复少量出血；还表现为慢性腹泻和营养不良。

育儿要点

日常照顾

◎**关键点：定量吃饭 注意影响…**

饮食调理对治愈小儿慢性胃炎极为重要，父母要督促孩子定时定量吃饭，不可暴饮暴食，不可吃零食，并要少食粗纤维、肥甘厚味、过甜、过敏、鲜味浓厚、辛辣及强烈调味品、生葱生蒜等刺激性食品及寒冷硬固食品。

患儿饮食总的原则是食物要“嫩、细、软、烂”，并要注意营养，如牛奶、鱼、豆制品、新鲜菜、水果等就非常适合患儿。此外，还需吃一些容易消化的食品，如莲子、猪肚、山药、扁豆、米仁等。

育儿要点

预警信号

◎**关键点：饮食习惯…**

慢性胃炎也成为儿童的常见疾病，所以，父母应留心下列信号的出现：

1.长时间反复发作的上腹部疼痛是慢性胃炎的主要表现，部分患儿可出现脐周或无固定部位疼痛。

2.轻的患儿会出现间歇性隐痛或钝痛，严重的可出现剧烈疼痛。

3.疼痛多与进食有关，患儿可在进食过程中或进餐后出现疼痛，若吃刺激性食物，则疼痛加重，而进食易消化的稀软食物，则疼痛轻。

4.多数患儿伴有食欲不振、消瘦、恶心、呕吐、腹胀、便秘等状况，呕血或黑粪较为少见。

育儿小提示

◎食疗是最好的方法

对小儿胃炎没有什么好的办法，应以食疗较药物治疗为主。定时定量消化，少食辛辣刺激的食品，注意营养搭配。可服用一周克拉霉素，阿克西林及奥美拉唑看下效果。

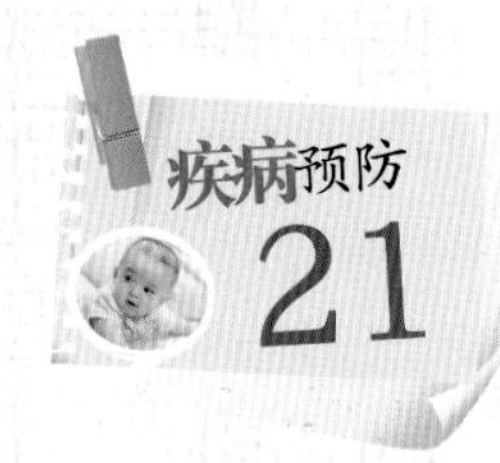

皮肤突现突消的红疹，伴有瘙痒

荨麻疹

寻找可能的致病原因，全面检查，寻找可能伴有的内脏疾病。严重的荨麻疹，伴喉头水肿、哮喘或低血压时，应立即去医院诊治，以免发生意外。

育儿要点

症状表现

◎关键点：瘙痒 复发…

出现有瘙痒感的发疹现象

皮肤的某个部位出现有瘙痒感的红色发疹现象。发疹大小不一，表面平滑且逐渐扩大。荨麻疹有时候还会出现在口腔内、喉咙等部位。宝宝食物过敏的最初症状表现常常是宝宝身上出现荨麻疹。但引起荨麻疹的原因有很多，包括服用的药物、日光、汗、气温变化、抓挠皮肤等物理刺激。

发疹消退后，再次复发的情况反复出现

身体上突然出现有瘙痒感的红色疹子，大小形状各异。开始的时候可能只是很小的一片，逐渐面积扩大。从发疹开始到消失可能持续数小时也可能数日并且伴有瘙痒感。反复出现的发疹现象如果在1周内消失为急性荨麻疹，持续1个月以上为慢性荨麻疹。

育儿要点

家庭护理

◎关键点：过敏原…

如果医生已确认或怀疑您的宝宝过敏了，则平常可就得多注意了。我们应注意宝宝周围环境恒温的重要。如果宝宝对灰尘过敏，则我们就得尽量避免环境中尘的滋生，例如保持家中的环境卫生，拿掉地毯、有毛衣物，尽量使用纯棉的衣物、寝具等。使用除湿机保持适当的湿度，50%～60%湿度，不宜太潮湿，以免滋生霉菌、尘等。

其次，要避免可引起过敏的食物，常见的过敏性食物有鱼、虾、蟹、巧克力、蛋、牛羊狗肉、竹笋等。

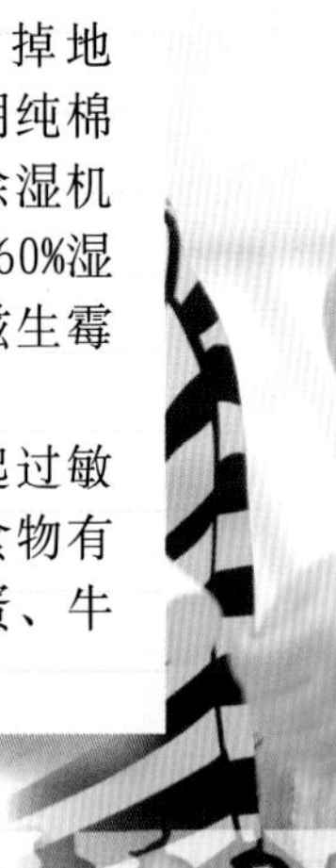

育儿小提示

◎荨麻疹治愈时间长

荨麻疹的症状是皮肤发红、肿、瘙痒。原因各式各样如下所示，也有许多个案原因不明。红肿呈大块而且可能出现在身体任何部位，症状很强烈而急发称为急性荨麻疹。全身出疹子，大约一段时间，可能几小时，也可能需几天才会消除。而慢性的荨麻疹，症状较轻也只出现在局部，可能持续一个月到一年之久的长时间。治疗的方法是注射或内服抗组织胺或抗过敏剂，症状可以减轻些。

发热、咽痛

疾病预防 22

急性扁桃体炎

急性扁桃体炎多数是由感冒引起的，所以预防感冒是防止扁桃体炎的一个重要措施。患扁桃体急性炎症应彻底治愈，以免留下后患。

育儿要点

发病原因

◎关键点：并发其他疾病…

急性扁桃体炎是腭扁桃体的一种非特异性急性炎症，多伴有一定程度的咽黏膜及咽淋巴组织的急性炎症。一年四季都可发病，多见于4岁以上患儿，若能得到及时治疗，通常预后良好。若治疗不及时或治疗不当，可引发中耳炎、鼻窦炎、颈淋巴结炎。部分患儿可因治疗不彻底，发展为慢性扁桃体炎，或其他慢性疾病。扁桃体是人体的重要免疫器官，对进入呼吸道的空气有过滤的作用，起着重要的抵御细菌病毒等致病微生物的作用。扁桃体分泌少量黏液，其中含有白细胞和吞噬细胞，对进入呼吸道的细菌和病毒进行吸附、吞噬或消灭。因扁桃体接触的细菌、病毒很多，所以很容易引起发炎。

育儿要点

症状表现

◎关键点：卡他性 化脓性…

急性扁桃体炎依其病理可分为急性卡他性扁桃体炎和急性化脓性扁桃体炎

两种类型，其在表现上也各不相同，具体内容如下：

1.急性卡他性扁桃体炎。一般此类型，症状较轻，患儿可有低热、咽痛、食欲不佳、乏力等表现。

2.急性化脓性扁桃体炎。

发病较急，患儿可出现发热、食欲不振等症状，有的患儿体温可升至38℃～40℃，年纪小的孩子可因高热出现呕吐或抽搐等状况。

咽痛是最为明显的症状，严重的患儿在进食、说话时，都能感觉到疼痛，并且疼痛可向耳部放射，也可见下颌角淋巴结肿大。

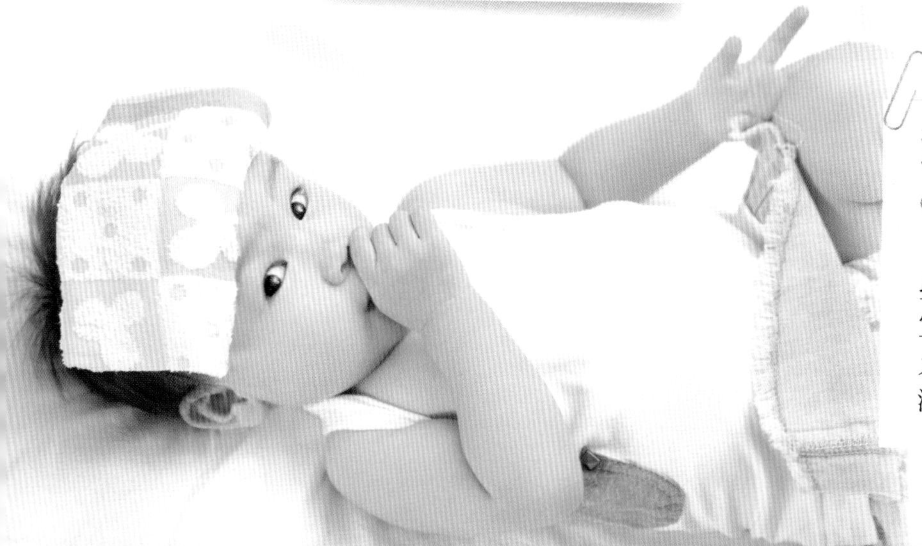

育儿要点

治疗护理

◎关键点：饮食 水分…

宝宝的喉咙疼痛，应吃一些容易咀嚼消化的食物，在宝宝发热时要及时补充水分，在允许的条件下还应经常给宝宝漱口。

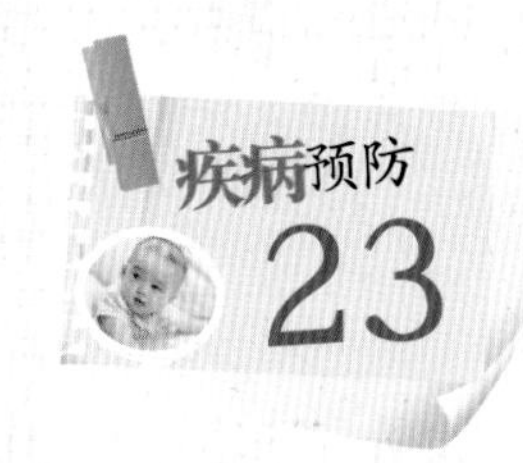

疾病预防 23

反复咽痛、伴有口臭

慢性扁桃体炎

急性扁桃体发炎反复发作会造成扁桃体肥大增生。这和患者的体质、空气污染等因素也有一定关系。

育儿要点

扁桃体炎患儿的典型表现

◎关键点：全身症状 局部症状…

全身症状

起病急，全身不适，畏寒或寒战，发烧头痛，四肢及腰背疼痛，食欲不振等全身症状。

局部症状

局部症状以咽痛为主，吞咽咳嗽时加重，有时伴有反射性耳痛，颌下淋巴结可有肿大及压痛。发出“啊”的声音，一般可看见咽部充血及悬雍垂两侧扁桃体肿大，以及其表面黄白色脓点或脓苔。

Tips

慢性扁桃体炎容易反复发作，所以应注意在平时生活中对孩子进行饮食调养，多吃滋阴降火，润燥利咽的食物，下面的食疗方可作为参考。

配料 雪梨1个、川贝3克、冰糖适量。

制法 雪梨去皮及心，川贝放入雪梨空心内，冰糖适量，共放碗内加盖，沸水炖熟服食。

用法 随量服用。

功效 清咽利喉、生津止渴。

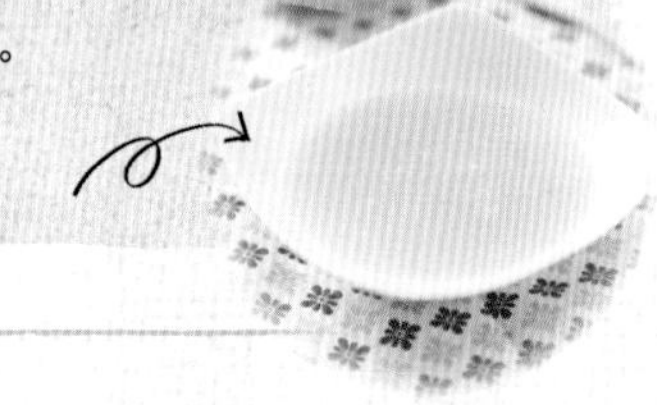

育儿要点

发病后如何照顾

◎关键点：半流食 运动…

对症支持治疗，增强免疫力患儿多因喉痛而不思饮食或呕吐，致机体过于消耗，抗病能力更加减弱。故应让患儿注意休息，食用易消化富于营养的半流质，如清淡可口的瘦肉粥、皮蛋粥等。要少食多餐，凉热适宜。同时可做西瓜汁、苹果汁等给患儿喝，有清热利喉的作用。若喉痛剧烈，可用复方硼砂液和温盐水漱口，有清洁和消毒作用；亦可用西瓜霜喉片及各种含片含化以减轻疼痛。若头痛及四肢酸痛，可口服克感敏等。

慢性扁桃体炎的患儿应养成良好的生活习惯，保证充足的睡眠时间，随天气变化及时增减衣服，去除室内潮湿的空气，都是重要的。

坚持锻炼身体，提高机体抵抗疾病的能力，若疲劳后应及时调整休息。

防各类传染病、流行病。流食或半流食，发高热的患儿可用酒精擦浴。

耳痛、听力下降

中耳炎

疾病预防 24

据美国国家健康中心的报告，2/3的孩子在1岁前曾患过急性中耳炎，到3岁时，有将近一半的孩子至少得过三次急性中耳炎。

育儿要点

中耳炎的症状

◎关键点：耳朵疼 发热…

宝宝抓着耳朵又哭又闹，是感冒引起的焦躁不安，还是得了中耳炎呢？如果你的宝宝出现了以下任何一种症状，你就应该尽早带他去看医生。

疼痛

这是典型的中耳炎症状，因为吸吮和吞咽动作会压迫感染部位，使患儿感到疼痛。因此，宝宝也可能不愿意入睡，因为一旦中耳发炎，卧姿反而会加剧疼痛和不舒适的感觉。

发热

中耳炎往往伴随着突然出现的发热，体温可升至37.8℃～40℃。

化脓

如果耳朵中流出黄色、白色或者含有血迹的液体，那么你的宝宝肯定是患上了中耳炎。流出的脓液说明原本留存于中耳的液体已经冲破了耳鼓。

听力障碍

这是慢性中耳炎的典型症状，它没有疼痛感，宝宝往往表现为听别人说话爱打岔，听音响，看电视时总是要求声音很大，对同样的声音刺激，宝宝的反应不如患病前灵敏了，等等。

育儿要点

家庭护理方案

◎关键点：警惕 饮食…

序号	说明
1	药液温度要与体温相近，如果药液过冷，应稍稍加温，以免在药液滴入后孩子出现恶心、呕吐等不良反应
2	耳朵内常有脓液流出的孩子，一定要经常将他耳内的脓液清洗干净。将孩子的耳廓向后下方牵拉，同时将耳屏向前推移，使外耳道变直张开，再用消毒棉签轻轻清洗
3	在孩子洗澡、洗头前，要用消毒棉球填塞他的两个耳孔，防止污水进入耳朵
4	孩子的饮食要清淡、容易消化、营养丰富，让他多吃新鲜蔬菜和水果，不要吃辛辣刺激的食物

育儿小提示

◎医生会怎么做

医生会给患中耳炎的宝宝清理耳朵里的一些分泌物，然后明确诊断，了解鼓膜的情况对症处理。有些非化脓性中耳炎在鼓室积液自行流出后可以好转；有些需要输液，服用一些口服药或者外用一些耳药。

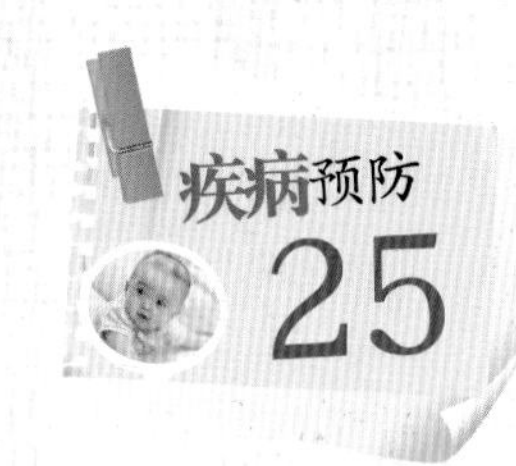

剧烈头痛、喷射性呕吐

脑膜炎

如果小儿出现长期低热，精神状态发生改变，持续头痛、呕吐，应到医院检查脑脊液，如果确诊为结核性脑膜炎，要彻底、正规地治疗，减少后遗症的发生。

育儿要点

预警信号

◎关键点：蚊虫叮咬 分类…

脑膜炎主要通过蚊虫叮咬进行传染。此病容易侵犯10岁以下的孩子，特别是3～6岁的孩子发病率较高，常见的早期症状有：

1.患儿发病急，突然发热，体温迅速上升到39℃以上，并且持续不退。

2.由于颅内压增高，患儿出现喷射状呕吐。

3.多数患儿常伴有剧烈头痛，烦躁不安，孩子哭闹不止。

4.较大的患儿还可能出现讨厌强光和巨大声音、肌肉僵硬，特别是颈部。

在流行季节，父母一旦发现孩子这些异常信号，应及时送医院治疗，否则，患儿可出现嗜睡、颈项强直、肢体痉挛、抽风、昏迷、呼吸衰微等而危及生命。

按照不同的细菌引起的脑膜炎又可分为三种，病毒引起的叫病毒性脑炎，结核杆菌引起的叫结核性脑膜炎，由化脓菌引起的叫化脓性脑膜炎，三者在脑脊液的改变、发病经过、病情的轻重有所不同，可进行区分。

病毒性脑膜炎症状通常较轻，出现头痛、呕吐等症状较轻。结核性脑膜炎发病较慢，发病初期仅有精神改变、发热、食欲减退等无特异性的表现，而头痛、呕吐出现较晚，一旦出现已是中、晚期。化脓性脑膜炎发病较急，发病初期有发热，体温增高，达39℃以上，呕吐初期较轻，只是在吃东西时吐，随后呕吐加重，与进食无关，改变体位时更容易吐。

育儿要点

预防办法

◎关键点：卫生 疫苗…

1.培养孩子良好的个人卫生习惯，如叫孩子勤洗手，咳嗽、打喷嚏时使用手帕，不直接对着他人等。

2.孩子出生后按时接种计划免疫，这些预防疫苗能防止因感染某些病毒而造成的脑炎。疫苗安全有效，保护效果也较好，可以到当地疾病控制机构咨询接种疫苗事宜。

3.让孩子远离小动物，如猫、狗等，这些动物身上可能带有不同种类的病毒，一旦被其咬伤，就可能使病毒进入体内。

4.改善居住、工作环境的拥挤状况，并勤通风换气，尤其是幼儿园、学校等人群聚居地区。流行期间应尽量避免带孩子到公共场所，外出时应戴口罩。

◎家长不能盲目给孩子下诊断

发热感冒是儿童常见病，所以有的父母习惯把孩子发热看成感冒，认为，给点感冒药吃，就好了。其实不然，孩子的病有其特殊性，有许多疾病都有发热的症状，父母切莫大意，充当郎中，这样会害了孩子。

大便困难、次数减少

小儿便秘

疾病预防 26

小儿便秘是一种常见现象。小儿脏腑娇嫩，气血尚不充足，脾胃功能尚不健全。饮食不当、寒温失调，都会引起便秘。

育儿要点

便秘的多种特征

◎关键点：排便次数 规律…

如果不排便也许是便秘，但不能仅凭是否每日排便来判断是不是便秘。排便的次数因孩子个体的差异而会有所不同。便秘指粪便硬结无法顺利排出体外，排便困难而且伴有痛感。如果孩子精神状态良好并且食欲正常，每2～3日顺利排便1次，这是排便的正常规律。但是，如果每日都排便但粪便硬而且伴有痛感则是便秘。

育儿要点

护理要点

◎关键点：按摩 饮食 运动…

喝一些橙汁、吃一些纤维比较丰富的食物

宝宝便秘的时候，需要多吃一些含纤维比较丰富的食物或者喝些橙汁类饮品。这时要避免吃胡萝卜等不利排便的食物。

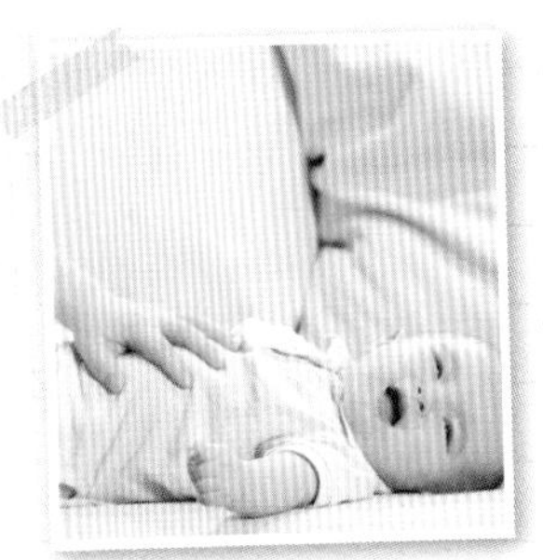

给宝宝做“圆”形按摩

为了促进宝宝正常的胃肠蠕动，可以用手掌以肚脐为中心，用力向下按压宝宝的肚脐，顺时针方向画“圆”形，以帮助宝宝消化食物。

多给宝宝吃富含纤维的蔬菜、酸奶等食物

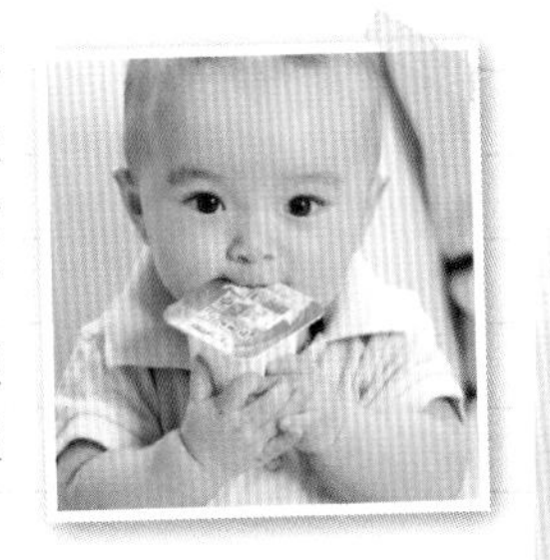

如果经常给宝宝吃容易消化的食物，很容易造成宝宝便秘。食物要尽量多样化，多给宝宝吃些富含食物纤维的蔬菜、海藻类食品以及多喝些含乳酸菌的酸奶。

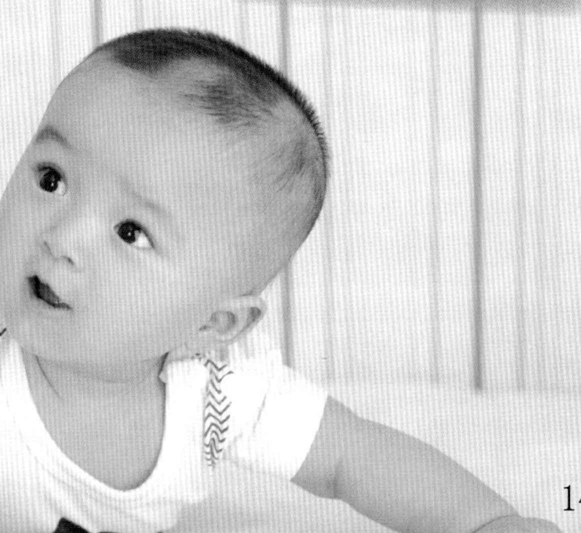

宝宝无法排便时可采用棉棒润肠

宝宝便秘时，可以轻轻按压肛门，如果还是无法排便，可以用棉棒蘸取宝宝油伸入肛门1厘米左右，慢慢旋转约10秒钟之后抽出棉棒。

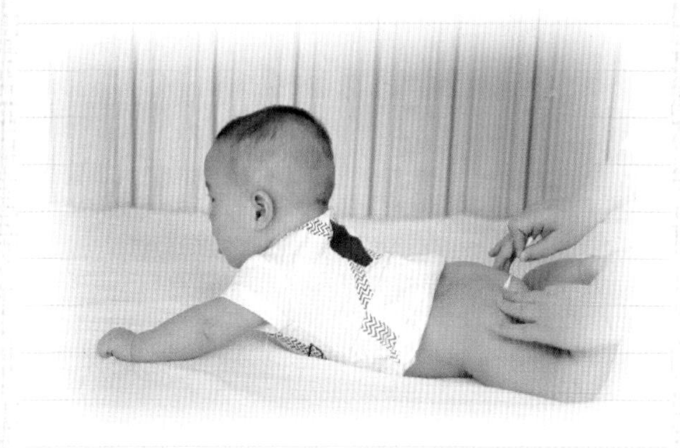

适当运动

适当加强腹肌的活动，有助于改善便秘的症状，如简单的蹲、身体往前后弯曲或转腰的动作，都可以加速肠蠕动。让孩子爬一爬，滚一滚也是很好的助肠活动，这些活动简单、易掌握，可以让孩子多做一些。

良好的排便习惯

3～7岁的孩子腹部及骨盆腔的肌肉正在发育，排便反射机能还不成熟，还不知道有便意就应该去洗手间。所以，家长要经常提醒孩子，帮助他养成每天固定排便的好习惯。家长可以选择早餐后1小时，作为孩子固定的排便时间，让孩子在自己的坐便器上坐10分钟，如果还没有便意，就让他起来，这样孩子就会渐渐养成定时如厕的习惯。

育儿要点

就诊指南

◎关键点：症状…

程度	说明
暂且观察	精神状态、食欲与平时相差无几 便秘在3日以内
应该就诊	便秘持续1周以上并反复发作 腹胀难耐 排便时哭泣 粪便硬、肛门反复出血
及时就诊	腹部剧烈疼痛 灌肠时排出血便 便色发黑且呈血便状

育儿小提示

◎注意要点

顽固性便秘时，如果精神状态、食欲与平时相比如有异常应前往医院就诊。有血便时应携带尿布给医生作为参考。

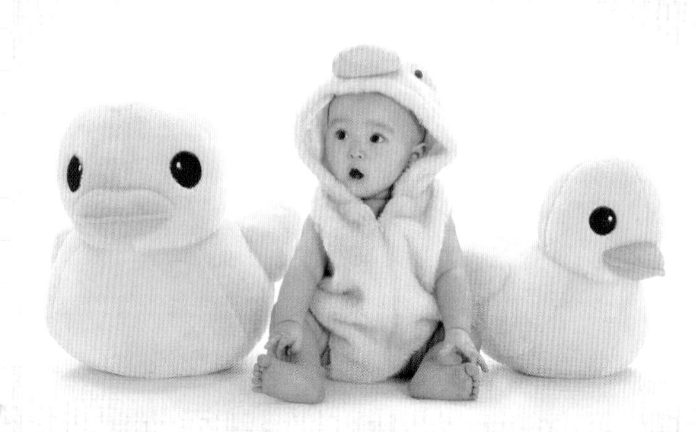

水样大便、大便次数增多

小儿腹泻

疾病预防 27

宝宝的大便原本应较稀，月龄比较低的时候大便次数要比成人多很多，因疾病引起的腹泻通常症状是大便次数增加且水分多。此时应注意宝宝情绪及食欲。

育儿要点

宝宝的粪便因个体差异而不同

◎关键点：情绪…

1天中排便次数虽多但粪便柔软，并且和平时一样情绪饱满食欲旺盛，此种情况并不是腹泻。宝宝正常情况下月龄越低排便次数就越多。特别是出生后1～2个月吃母乳的宝宝，排便次数相对更多且粪便柔软。另外换乳后最初时间开始食用新食品，更多地摄入水分，这些都能引起大便较稀。这只是暂时性的，因此无须过分担心。

育儿要点

腹泻由多种原因造成

◎关键点：轮状病毒 感染…

1.秋季腹泻。又叫小儿轮状病毒肠炎，这种病毒就是小儿腹泻的主要病原之一，它季节性强，不分南北方，每年秋冬季发病，12月份达到高峰，发病多为6～24个月的婴幼儿。

2.细菌性感染。这种腹泻发病可急可缓，多是卫生不达标，导致病从口入。婴幼儿由侵袭性细菌以外的病因引起的腹泻（包括非感染性和感染性），一般按病情的轻重可分为：轻型（单纯性腹泻）、中等型和重型（中毒性腹泻）三类。

3.饮食因素。多见于人工喂养或添加辅食的婴幼儿。当然，可能还有其他因素导致孩子腹泻，如气候变化、水土不服等。但无论怎样，妈妈最好还是带着孩子去医院，经医生查体和粪便化验，明确腹泻原因，对症用药。

4.除了感染病原体发生腹泻外，也有可能因消化不良或者疲劳、心理因素而引起腹泻。

育儿要点

就诊指南

◎关键点：症状…

程度	说明
暂且观察	粪便比平时稍稀 1天排便次数比平时多1～2次
应该就诊	腹泻持续时间超过1周 粪便中混有少量血、气味偏酸
及时就诊	无法摄入水分 除腹泻外还伴有发热及剧烈呕吐、腹痛、血便现象 粪便偏白与平时异常，有臭味甚至恶臭
紧急救治	腹泻并且剧烈呕吐 腹泻且无精打采，排尿量减少 除腹泻外还有抽搐现象

育儿小提示

◎注意要点

向医生说明腹泻开始时间、次数、粪便状态、情绪、食欲等情况。带有粪便的尿布将对诊断会有所帮助。

疾病预防 28

手、足、口腔内出现水疱

手足口病

如果持续高热3天以上，精神萎靡甚至出现昏迷，或者剧烈呕吐，须要立即看急诊接受治疗。手足口病可能发展为脑炎、心肌炎多器官衰竭，造成致命伤害。

育儿要点

手足口病的特征

◎关键点：高热 黏膜疹…

特点	说明
发热	体温多为37.5℃～38.5 ℃，很少超过39℃。热程持续2～3天
口腔炎	表现为口腔黏膜充血，其表面可见到黏膜疹，为粟米大小的红色斑疹或疱疹，疹的周围有红晕，部分疱疹破溃形成小溃疡，患儿自觉疼痛致使吞咽困难及流涎，7～10天愈合
皮疹	好发于幼儿手掌、足底，呈稀疏的直径为0.2～0.5厘米大小不等的斑丘疹或疱疹，有轻度痒感。其次分布在臀部、躯干和四肢。丘疹或疱疹多在一周消退，少数8～12天恢复，疱疹多不破溃，疹后不留色素沉着
淋巴结肿大	在颌下或颈侧可触及直径1～2厘米大小的淋巴结，会有轻微疼痛

育儿要点

如何应对手足口病

◎关键点：隔离 口腔 皮疹…

保持空气流通

家里应空气新鲜，温度适宜，要定期开窗通风。

保持口腔清洁

应保持口腔清洁，预防细菌继发感染，定时用温水漱口，口腔有糜烂时可涂鱼肝油，以减轻疼痛。

皮疹护理

患儿的衣服、被褥要保持清洁，衣着应宽大、柔软，经常更换。剪短患儿指甲，必要时包裹患儿双手，防止其抓破皮疹。对于臀部有皮疹的患儿，应随时清理大小便。

喂养清淡的食物

患儿一周内应卧床休息，多饮温开水。患儿因发热、口腔疱疹会令食欲降低。因此，饮食宜清淡、可口、易消化，口腔有糜烂时可以吃一些流质食物。

避免传染给他人

患病期间不宜带患儿到人群聚集、空气流通差的公共场所，以避免传染给他人。

注意观察病情

家长应严密观察患儿的病情变化，发现患儿有高热、剧烈头痛、呕吐、面色苍白、哭闹不安或嗜睡时，应立即送其到医院就诊。

自闭症又称儿童孤独症

自闭症

疾病预防 29

约每1万名儿童中有2～4例自闭症儿童，多见于男孩，男女比例约为5：1。虽然“自闭猛于虎”，但如果早发现、早治疗，患儿仍有可能走出孤独的世界。

育儿要点

什么情况下会患自闭症

◎关键点：怀孕中出现问题 疾病 遗传…

序号	说面
1	医学研究发现以下情况，孩子得自闭症比例比较高
2	母亲怀孕期间得风疹，会使胎儿的脑部发育受损而导致自闭症
3	母亲怀孕期间的新陈代谢疾病亦会造成胎儿脑细胞功能失调，影响脑神经传递信息的功能，造成自闭症
4	母亲怀孕期间窘迫性流产等因素而造成婴儿大脑发育不全，或是早产、难产、新生儿脑部受伤均可能造成自闭症
5	婴儿期患脑炎、脑膜炎等疾病造成脑部伤害，会增加患自闭症的机会
6	如果家庭中有成员有自闭倾向，幼儿发病概率会增加10%
7	自闭症容易和弱智联系在一起，大约2/ 3的孩子智商低于70

育儿要点

自闭症的早期特征

◎关键点：观察 哭闹 语言 睡眠…

自闭症又称儿童孤独症，通常在3岁以前就会表现出来，一直延续到终身。

年龄	特点
4～6周	常哭闹，但并不是由于有需求
3～4个月	不笑或对外界逗引没有笑的反应，不认识父母
6～7个月	对玩具不感兴趣，别人要抱他时，不伸出手臂；举高时身体僵硬或松弛无力；不会喃喃自语
10～12个月	对周围环境缺乏兴趣，长时间哭叫，常有刻板行为；拿着玩具不会玩，只是重复某一固定动作；与母亲缺乏目光对视；对其他人不能分辨；对声音刺激缺乏反应，像耳聋的孩子；不用手指人或物品；不模仿动作；语言发育迟缓
21～24个月	睡觉不稳定，有时甚至通宵不眠；不嚼东西，只吃流食或粥样食物；喜欢看固定不变的东西，有刻板的手部动作：旋转、翻动、敲打、抓挠等；肌肉松弛，常摔倒；缺乏目光对视，看人时只是一扫而过即转移别处；对环境的变化感到不安或害怕；可能出现学舌，但迟缓，对词语理解困难

育儿要点

自闭症的典型症状

◎**关键点：声音 语言 眼神 交流…**

对声音没反应或者有过激反应

比如大人呼唤孩子的名字，他却并不理会，甚至连头都不抬，去医院检查却没有听力问题；对于某些正常的声音，孩子却会用手捂住耳朵，出现受刺激的表情。

说话鹦鹉学舌

有些孩子讲话吐字困难，仿说现象明显，无法顺利交谈，会被动重复问题；不会使用正确的人称。对父母的出现不会欢喜，对外人的出现不会害怕。

独立性很强

喜欢沉浸于自己的世界，不像同龄孩子对父母依赖，不会像一般孩子一样缠着大人、喜欢大人抱他、逗他、陪他玩等。只有他有需要，才会和父母“交流”。

看不到他的眼神

家长对孩子说话时，孩子的眼神总是回避，眼光飘忽，好像周围有更吸引他的东西。斜眼看人，走路踮脚尖，对自己的声音感兴趣（叫、笑、自言自语），用手摸嘴唇、耳朵或其他身体部位，玩手指、拍手、跺脚，身体前后摇晃，原地转圈等。

拒绝接受变化

这类孩子对特定的物品有依赖性，甚至对这些物品的摆放、摆弄都有固定的方式；行为动作固定，不懂得因人、因时、因地不同而有所变化。

难于和他人交流

这些孩子对团体活动或者同龄人的活动不感兴趣，很少和他人交流，喜欢独处。

玩耍方式非常奇怪

对一些旋转物品感兴趣；可以无限制反复玩耍同一种东西，而且非常专注，注意力极强。

育儿要点

预防儿童自闭症，我们能做什么

◎**关键点：生活习惯 教育 交流…**

让宝宝养成良好的生活习惯

按时起床，按时睡觉，定时定量吃饭进食，正常大小便，等等。

同时，父母应该多创造机会

让宝宝去见识外面的世界，鼓励宝宝和陌生的小朋友交流。在家中避免让宝宝长期独处。

注意教育宝宝的方式

孩子并不能事事如你所愿，你更要注意正面鼓励、安慰“受伤”的宝宝，如果态度粗暴会让受挫的宝宝更加封闭。鼓励宝宝好好学说话，增强他的自信心。

和宝宝多交流情感

父母应当和宝宝多交流。等到宝宝会说话了，就尽量鼓励宝宝多开口：念儿歌、讲故事，锻炼语言能力和交往能力。

安全急救

跌伤

惊厥

煤气中毒

出现安全事故时，最重要的就是冷静应对。父母的冷静也许能为宝宝带来急救的绝佳机会，更利于宝宝的健康和恢复。

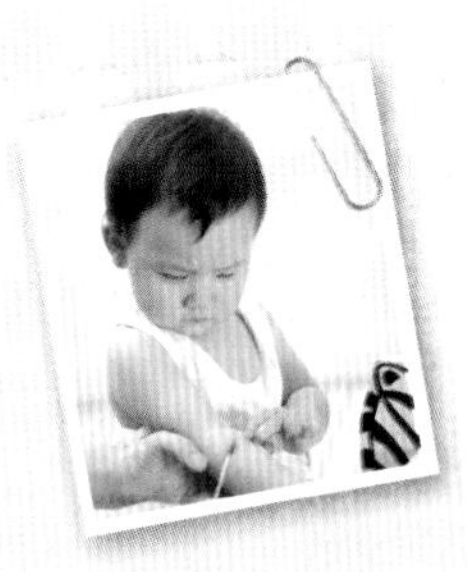

烫伤

溺水

中暑

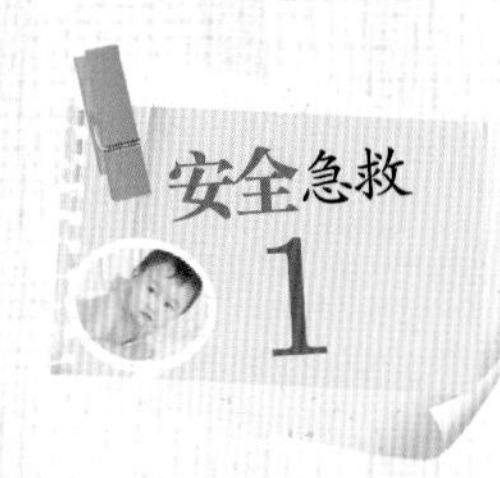

心跳和呼吸停止往往相继发生，互为因果

心跳呼吸骤停

婴幼儿心跳呼吸骤停是很少见的突发事件，引起心跳呼吸骤停的主要原因是气道梗阻、心脏疾病、中枢神经系统抑制、中毒、麻醉意外等。

育儿要点

如何确保宝宝的呼吸通畅

◎**关键点：操作方法…**

首先要确保他的呼吸通畅，这个时候宝宝没有意识，全身的肌肉都呈松弛的状态，而且没有办法让他做任何动作，宝宝的舌头最容易堵住喉咙而阻碍他呼吸，家长可以用一只手抬高宝宝的下巴，另一只手把宝宝的额头往后扳，让他的头部后仰，使空气能够进入他的肺部。

育儿要点

如何进行人工呼吸

◎**关键点：人工呼吸 心跳…**

先确定宝宝是否还有呼吸，将脸靠近小朋友的嘴边，确认小朋友是否还有呼吸。

人工呼吸

如果宝宝不到1岁	如果宝宝1岁以上
盖住宝宝的嘴和鼻子，注意吹气的频率，按照3秒1次，1分钟20次的频率口对口吹气	捏着宝宝的鼻子，口对口以4秒1次，1分钟15次的频率吹气。每次吹气的时候都要注意宝宝的胸部是否有膨胀，一直持续到宝宝能独立自然呼吸为止

注意心跳

身体有轻微动作，突然咳嗽，有要自己呼吸的举动，对于1岁以上的宝宝还可以用食指和中指共同按在宝宝的脉搏上，对于一岁以下的宝宝可以放在他的静脉上感觉。

育儿要点

如何使用心脏起搏术

◎**关键点：1岁以上 1岁以下…**

对于1岁以上的宝宝

用力按住他的胸骨下端往上两个手指宽度的地方，也就是他胸部下凹3厘米处。频率控制在1分钟100次左右。同时左手捏住宝宝的鼻子以1次人工呼吸，5次心脏起搏术的频率同时交替进行，直到宝宝恢复知觉，开始有心脏跳动为止。

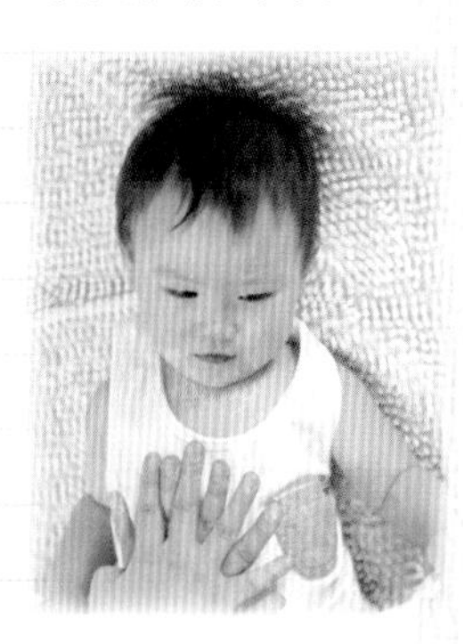

对于1岁以下的宝宝

找准他左右乳头的中间点，这个点往下一个手指的宽度从正上方向下按，因为宝宝的新陈代谢比成人要快，所以脉搏跳动也比成人快，所以要以1分钟100次的频率进行抢救。压的深度为从正上方向下压2厘米。

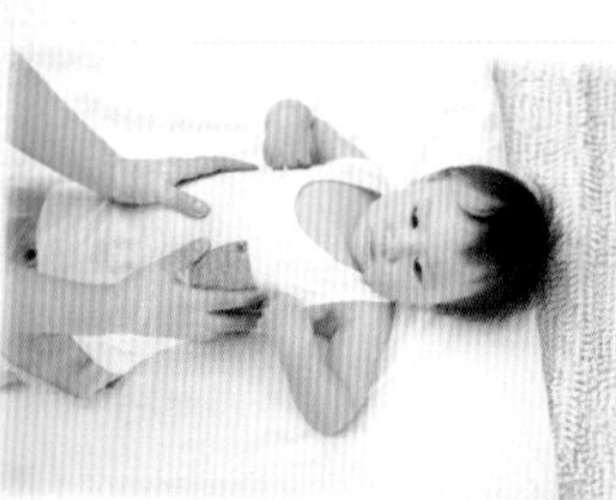

第一时间救治

溺水

安全急救 2

一旦发生溺水的情况，把他从水中打捞起来之后，立即叫救护车。在等待救护车的过程中，把他平放在平地上，首先要看看宝宝是否还有意识、呼吸和脉搏。

育儿要点

紧急救护措施

◎关键点：有意识 无意识…

宝宝还有意识

如果宝宝还有意识的话，脱掉他身上的湿衣服，先给他把水擦干，再给他保暖，用干燥的毯子或者被子把他包裹住，帮助他升高体温，可以用手掌为他按摩全身，再送往医院。

宝宝没有意识

如果宝宝没有意识的话，立即叫救护车。在等待救护车的过程中，如果宝宝有呼吸，为他做好保暖，并且保证他呼吸的顺畅；如果宝宝没有呼吸，立刻给他做人工呼吸和心脏起搏。

育儿要点

预防常识

◎关键点：提前准备…

如果宝宝不会游泳，就别带他去有水的地方，或者玩的时候要有家长专门陪同看护。如果是稍大点的宝宝，会游泳，也要了解宝宝的健康状况，比如他的身体素质，他最近的食欲等。

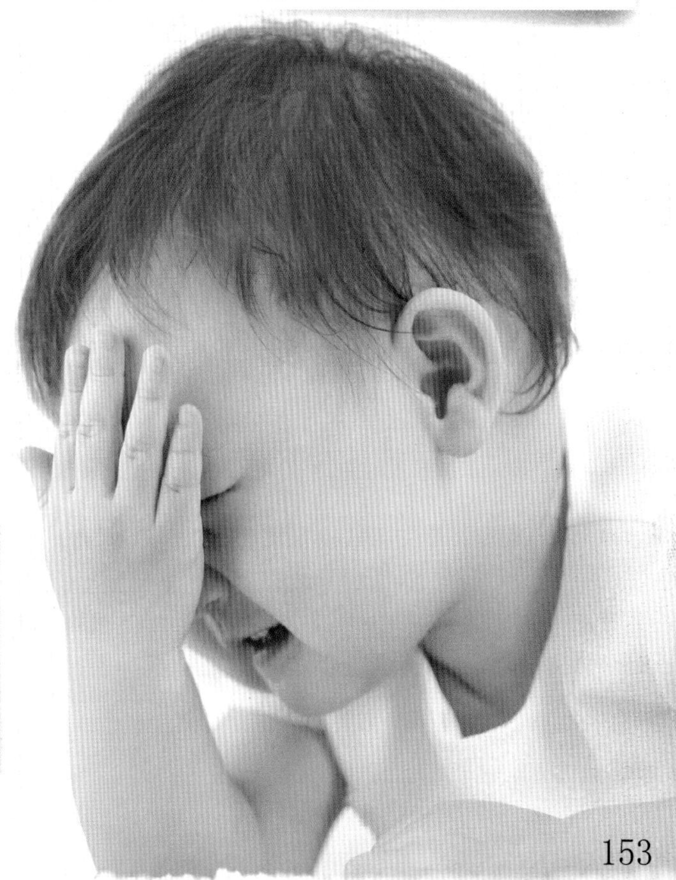

育儿小提示

◎为了宝宝学会救助方法

人工呼吸和心脏起搏不是事发后短时间就能掌握的救助方法，所以为了宝宝的安全，家长应该在平时多学习一些急救知识。以下后两种情况宝宝是没有生命危险的。

1.溺水后昏迷，没有意识。

2.大声哭泣。

3.有呼吸和心跳，和他说话也有反应。

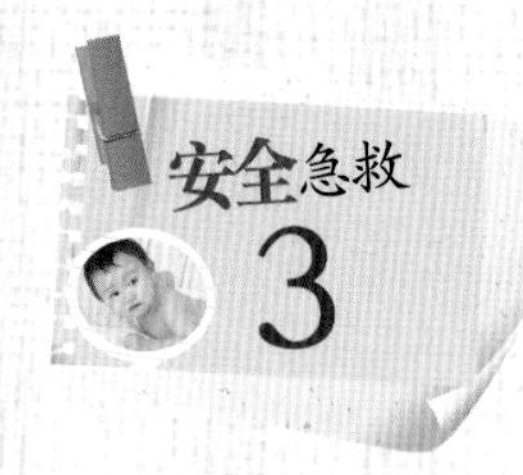

跌伤后家长注意观察

跌伤

如果是轻微的跌伤，给宝宝冰敷伤处就可以了。如果宝宝的胸部、腹部、脖子或者是背部受伤并且出血的话，要立即检查，依情况而定，决定是否去医院检查。

育儿要点

紧急救护措施

◎关键点：手脚 腹部…

当手脚跌伤时

1.清洗伤口并给伤口消毒。如果有伤口，先用清水或者是双氧水来冲洗伤口。接着消毒并覆盖上纱布，再绑上绷带，以保护伤口，最后可以再冰敷伤口以减轻宝宝的疼痛。

2.冰敷跌伤处。如果有伤口的话，可以用冰袋附着在伤口上，如果没有伤口，以冷水弄湿毛巾，直接冰敷患部就可以了。

如果是用冷敷，皮肤较敏感的宝宝可能会发炎，所以可以使用冰毛巾或是冰袋帮宝宝冰敷患部。

当撞到腹部时

首先，让宝宝平躺，帮宝宝把腹部紧裹他身体的衣服脱下，然后，让宝宝抱着膝盖侧躺，或是平躺并把脚抬高，躺着时尽量让宝宝舒服。如果这样能使宝宝疼痛逐渐地消失，而且过一会儿宝宝也能像平常一样行走的话，宝宝的身体应该没有什么事情了。

育儿要点

需送医院处理的情况

◎关键点：骨折 摔伤…

伤口肿大

当宝宝的伤口已经冰敷，但是却不见好转，而且越来越严重的话，要立即带着宝宝去医院外科就诊。

两天后依然疼痛

当宝宝跌伤后两三天仍然不好，一直喊疼，或者是伤口不见好转而且恶化的话，这可能是骨折了，所以要立即带着宝宝去医院就诊治疗。

从高处跌落

撞击脖子或者背部的力量很大。

宝宝腹部感到疼痛时

宝宝摔伤后感到腹部疼痛，出现冒冷汗、呕吐等症状。如果有强烈或者多次呕吐的症状时，要立即就医。

丧失意识

剧烈咳嗽，并有血丝。

胸部受伤时

如果是胸部疼痛难忍，可能是肋骨骨折；如果宝宝剧烈地咳嗽，或者是出现咳血、咳痰，这时可能是伤到了肺部，要立刻叫救护车。

育儿小提示

◎受伤后即使没有症状也要注意观察

家长需要注意观察，宝宝可能会在过段时间之后才开始不舒服，所以要注意观察宝宝的食欲和情绪，如果出现反复呕吐的情况要及时去医院就诊。

惊厥俗称“抽风”或“惊风”

惊厥

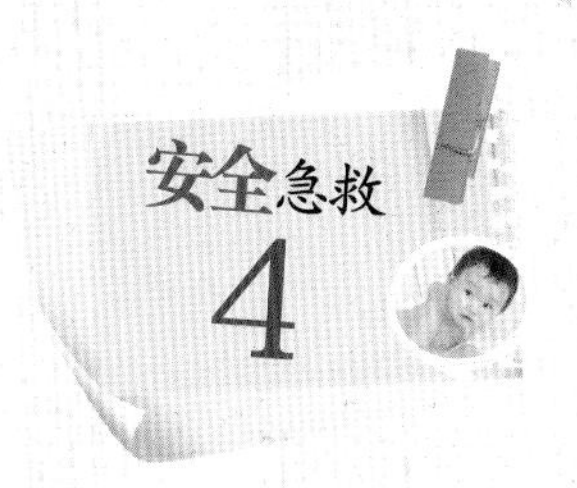

当管理肌肉运动的有关大脑细胞暂时过度兴奋时，就会发生失去控制的肌肉运动，可局限于某群肌肉或身体一侧，或波及全身，即出现惊厥。

育儿要点

惊厥分为两种

◎关键点：惊厥…

有热惊厥

即惊厥同时伴有发热，常见于一些感染性疾，如脑膜炎、脑炎(流行性脑脊髓膜炎，简称流脑)、化脓性脑膜炎、结核性脑膜炎、病毒性脑膜炎、某些传染病(如麻疹、百日咳、腮腺炎并发的脑炎)、流行性乙型脑炎、中毒性菌痢、败血症等。

小儿高热惊厥是小儿惊厥中最常见的病因，因患上呼吸道感染、急性扁桃体炎等高热疾病，使中枢神经兴奋性增加而产生惊厥，高热退后惊厥也就停止。高热惊厥多见于6个月到3岁的小儿，有的小儿每次高热时都会抽搐，长到4～5岁后才逐渐消失。

无热惊厥

即惊厥时不伴发热，常发生在一些非感染性疾病，如新生儿颅内出血、婴儿期低钙。此外，大脑发育不全、低血糖、高血压脑病，以及食物中毒、有机磷农药中毒和某些药物中毒(如阿托品、氨茶碱、樟脑)等，也可引起惊厥。

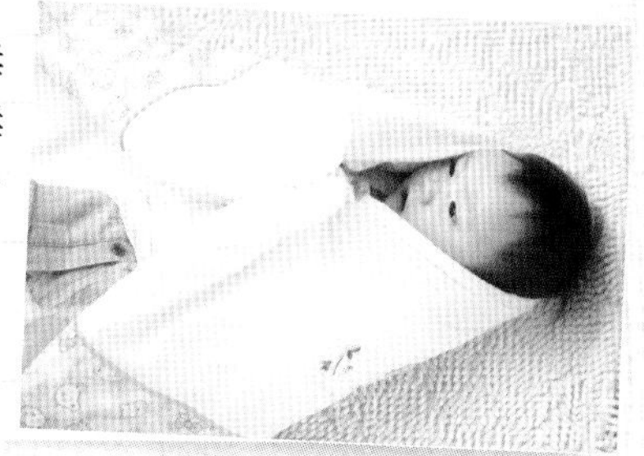

育儿要点

小儿惊厥如何处理

◎关键点：侧头 降温 通风…

使患儿静卧于床上，衣着包裹太紧者，应该松开，把患儿头偏向一侧，使痰液不致于吸到气管里，同时在患儿上下门齿之间，放一根以软布包好的金属匙柄或木筷、牙刷柄等，以防咬伤舌头。发现惊厥时即以手指甲或用针灸针掐或针刺人中穴止痉。如同时有高热，可用冰袋冷敷前额以降温，也可用白酒或30%～50%酒精擦澡。或在患儿前额放上一条冷湿毛巾，经常更换冷敷。在处理过程中，非常重要的是，家长或老师必须镇静，千万不可慌，周围保持安静，避免一切对患儿不必要的扰动，因为任何刺激都可使惊厥加重。其次，患儿住的房间要通风，夏天避免日光照射，冬季很好保暖。屋内环境要安静，切不可大叫大吵。

育儿小提示

◎惊厥是很严重的问题

无论同时任何原因的惊厥，如持续时间过长，都可以引起脑缺氧，导致脑细胞的损伤，带来不同程度的后遗症，因此小儿惊厥是个严重症状，需紧急处理。

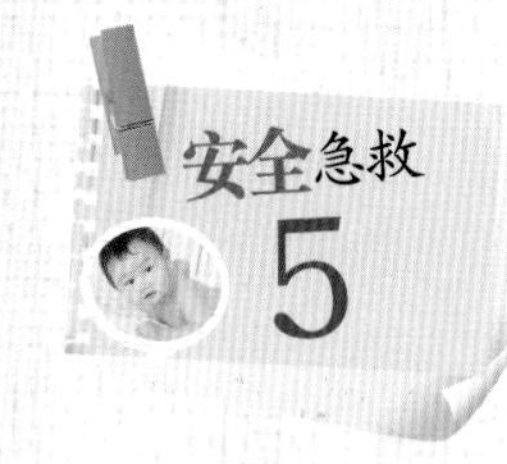

安全急救 5

中暑需要马上降温

中暑

由于小宝宝的体温调节中枢尚未发育成熟，所以如果在阳光下暴露的时间过长，就容易因为不能及时调整使得体温快速升高，从而引起中暑。

育儿要点

怎样判定宝宝是否中暑

◎关键点：症状…

假如下列几个现象同时出现，就需高度怀疑是否中暑：

序号	说明
1	身上温度很高，但是不流汗。(中暑的典型症状，需引起高度重视)
2	宝宝开始出现皮肤发红、发热，摸上去感觉很干燥
3	宝宝开始烦躁不安，哭闹不已，呼吸脉搏也开始加速，进而显得倦怠，更严重地会进入抽搐或者昏迷状态
4	大一点的宝宝可能会觉得头晕恶心，辨不清方向，感觉昏昏沉沉

育儿要点

发现中暑后的急救方法

◎关键点：阴凉地 仰卧 降温…

在等到专业人士救援之前，假如宝宝中暑的情况较为严重，父母可预先在现场进行下列简单的急救措施。

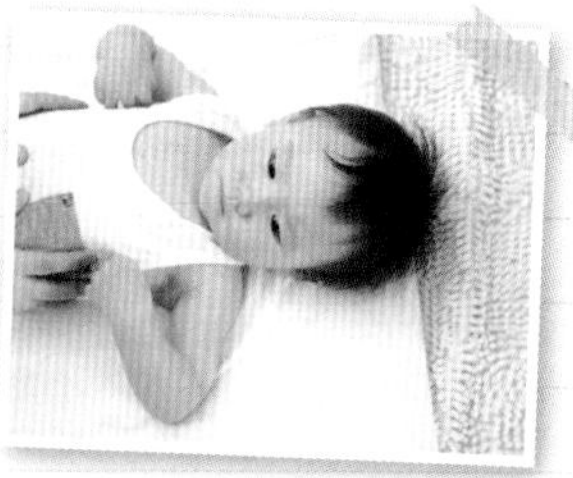

←首先将宝宝抱置到一个通风阴凉干燥的地方，比如门廊下、树荫下。

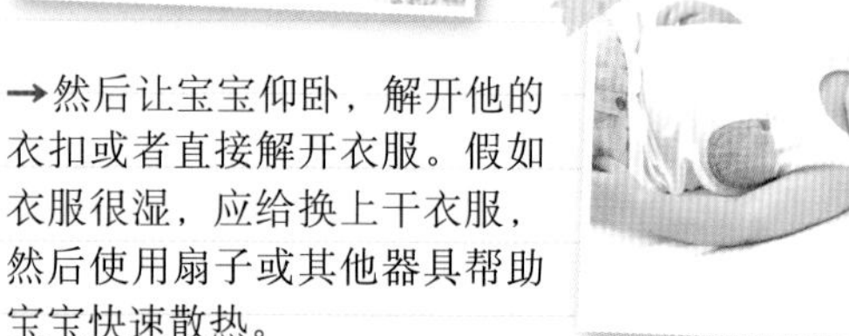

→然后让宝宝仰卧，解开他的衣扣或者直接解开衣服。假如衣服很湿，应给换上干衣服，然后使用扇子或其他器具帮助宝宝快速散热。

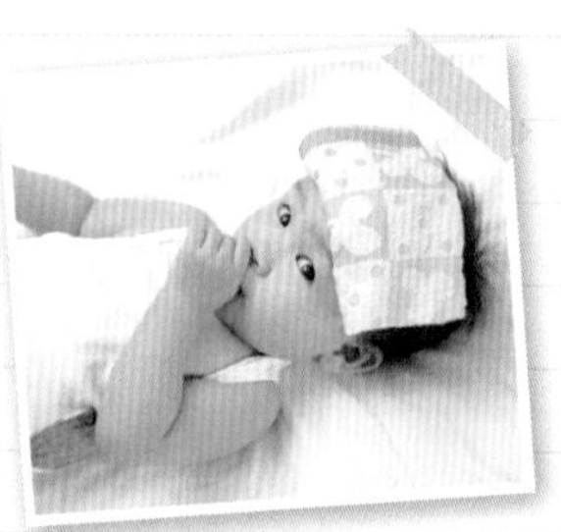

←注意保持宝宝的体温要在38度以下。可以使用物理降温法，用湿毛巾敷在额头、腋下和腹股沟部位。也可以用温水或者酒精擦拭全身。或者把宝宝放在冷水里浸浴15～30分钟。

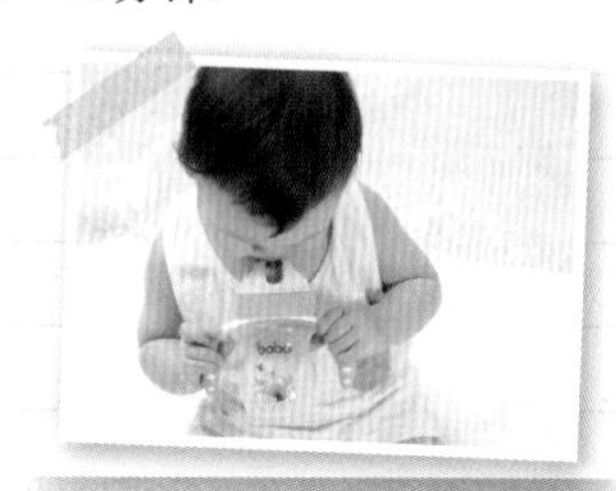

→假如宝宝意识清醒或者已经经过前面急救清醒过来，可以给他喝些绿豆汤、淡盐水来解暑。人丹和藿香正气水也是不错的解暑药物。

怎么预防宝宝中暑

◎关键点：运动 透风 喝水…

居室内温度和湿度不可过高

居室要经常通风透气，室温和湿度不可过高。室温保持在24℃～28℃，湿度60%～65%较为理想。

户外活动要适度

去户外时，要给宝宝穿得清爽，薄厚要适度，不可在暴烈的阳光下长久地玩耍或做剧烈的运动，最好在阴凉处活动。别忘了给宝宝戴上一顶轻便的遮阳帽以保护头部，要不然很容易中暑。

让宝宝按时起居

天气炎热时，妈妈往往让宝宝睡得很晚，认为白天再不好好睡觉，就会扰乱宝宝的生物钟，由此而使宝宝的体力下降，耐热能力减弱，稍稍受热就会发生中暑。恰恰相反，越是气温升高时，越应让宝宝严格按照以往形成的作息规律起居。

让宝宝比平时更多地摄取流质

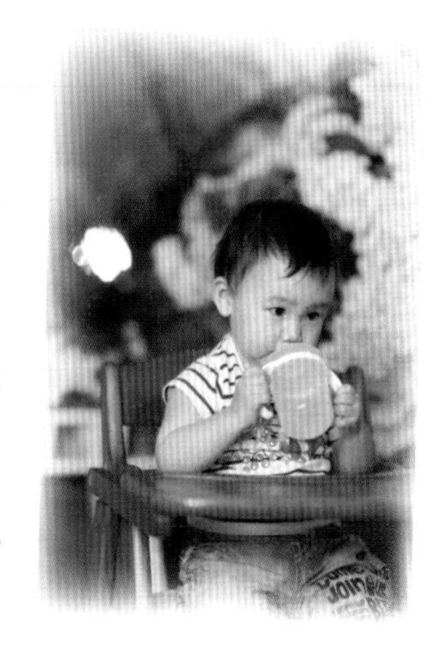

由于气温高宝宝出很多的汗，因此要经常进行水分补充。除了多喝温开水外，还可在饮食上给宝宝喝些清热祛暑的粥类，尤其是在户外活动后，更要马上给宝宝喝水，出汗太多时，可喝一点加盐的饮料或吃西瓜，以补充身体所需水分。

别把宝宝放在停驶的汽车内

带宝宝外出时，切不可把宝宝留在停驶的汽车内，即使是停在阴凉地。因为，阳光会不停地移动，可能过了一会儿汽车就完全暴露在强光下了。用不了多久，车内的温度就会急剧上升。虽然车窗开着，但却像是个烤箱，可使宝宝很快中暑。

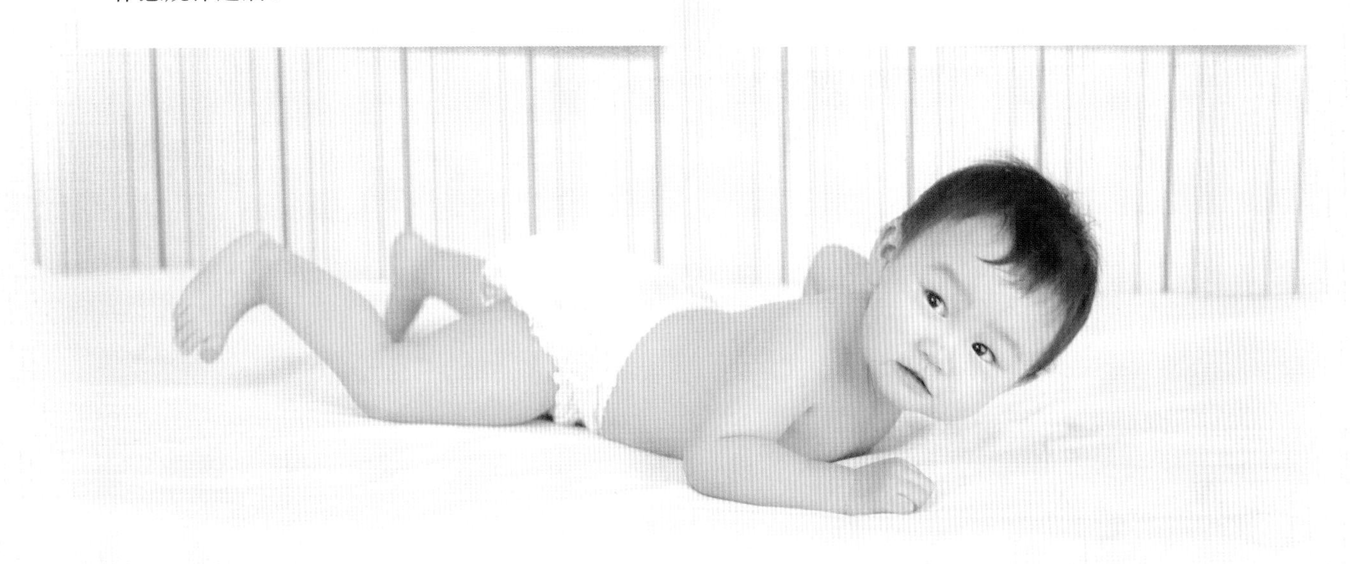

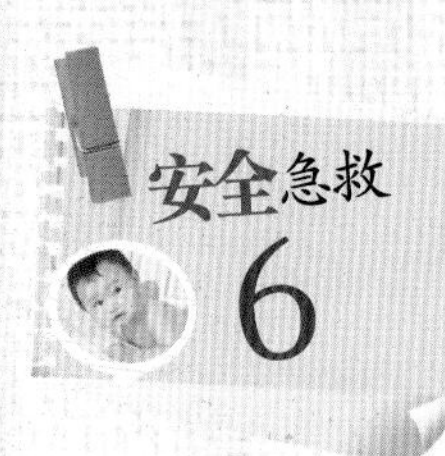

安全急救 6

电击伤，俗称“触电”

触电与雷击伤

电击伤常可引起患儿呼吸心跳停止，直接危及生命。因此，加强安全用电，熟知当时、当地的急救技术非常重要。

育儿要点

引起触电的可能

◎关键点：无知…

引起触电的常见原因是小儿年幼无知，因而与成人引起触电的原因有所不同。

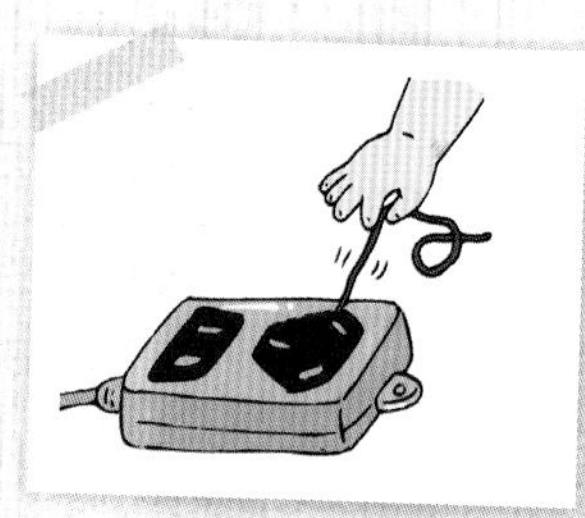

←用手指或通过一些金属工具塞进电源插孔，或用手指玩弄绝缘层已损坏的电线、电灯开关、灯头、电视机等。

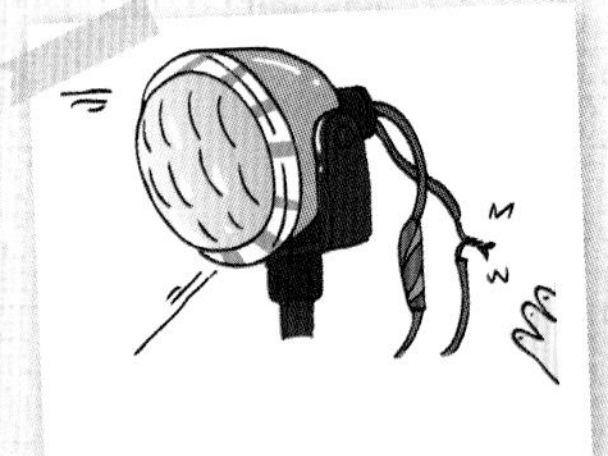

→在农村，可因为灌溉、脱粒机等农用电动工具或临时照明用的电线外皮脱落，手或足触及后引起触电。

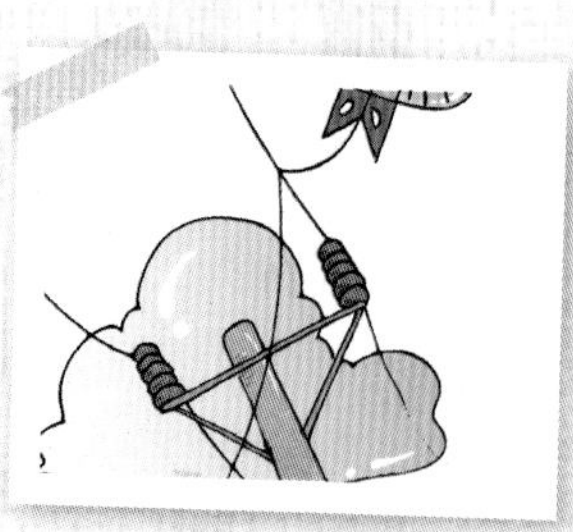

←在靠近电线处放风筝时，线绕在电线上，或爬上电线杆玩弄电线，都容易引起触电。

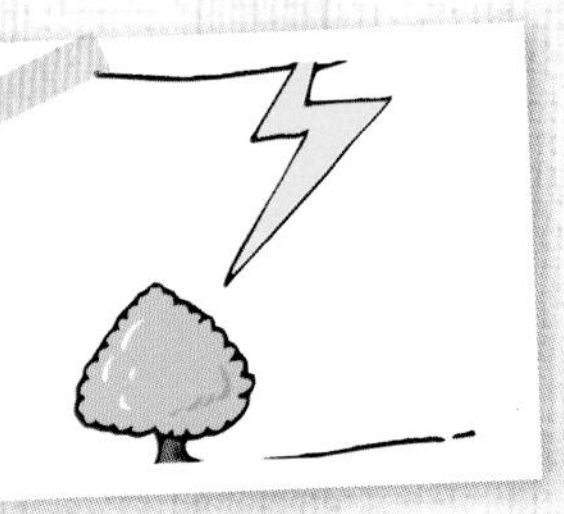

→雷雨时，在树林或高大建筑物下躲雨，或在野外行走，则容易遭受雷击。

育儿要点

电击对人体的伤害

◎关键点：电压电流…

电流种类

交流电比直流电危险性大。220伏每秒50～60周率的电击对人危害最大(常用的交流电为50周率）。

电压愈高，后果愈严重

因为流经身体的电流量与电压成正比，与电阻成反比。电压愈高，则电流量愈大，穿透机体的力量愈强，伤害也就愈大。

电流强度

通过人体的电流强度越大，接触的时间越长，则所引起的破坏作用越大，损害越重。

其他因素

电流接触皮肤的电阻因素，电阻越大，越容易造成局部灼伤，但对全身的影响较轻，则危险性相对也小。小儿皮肤较薄，故电阻较小，所以在同样触电条件下，其造成的危害较成人严重。电击伤时电流通过人体，途经体内何种脏器，也是决定电击伤严重性的重要因素。电流由一手进入，到另一手通出，贯穿胸部重要脏器(如肺、心脏），造成严重损害。

育儿要点

被电击后父母应该这样做

◎关键点：抢救 观察 治疗…

抢救

脱离电源：一旦触电事故发生后，应争分夺秒以最快的方式使小儿脱离电源。脱离电源最安全有效的方法是关闭电门，如暂时无法关闭电门，则应用干燥的竹棒、木棍等不导电物体使小儿脱离电源。在小儿脱离电源前，应禁止直接拖拉触电小儿，防止急救者自身触电。

呼吸、心跳停止时的急救：小儿脱离电源后，一边准备送医院治疗，一边应在当地密切观察小儿的呼吸和心跳。如果呼吸已停止，应立即施行口对口人工呼吸。如颈动脉搏动消失或听不到心音，则应立即施行有效的胸外心脏按摩。

育儿小提示

◎急救方法

根据患儿大小，人工呼吸每分钟做18～25次，胸外心脏按摩每分钟80～100次。一般比例为1：4，即人工呼吸1次，心脏按摩4次，抢救一定要充满信心，坚持到底。送医院途中也要继续，有时需几小时，直到病人清醒。

观察

局部表现：低压电流造成的灼伤创面小，边缘规则，与健康皮肤分界清晰。

创面呈焦黄或褐黑色，可以深达皮下脂肪层，多数见于手臂及脚。一般为一个进口而出口可以有一个以上。高压电或闪电击中的伤，面积较大，伤口深，有时可见到电伤烙印或闪电纹。

全身表现：如触电时间较短，则仅有短时间的头晕、心悸或轻度恶心感，此时虽程度较轻但也需去医院检查。如果触电时间长，流经身体的电流量就大，必然加重对机体的损害。患儿可处于昏迷状态，血压迅速下降，呼吸快而浅，以至停止。心律不规则，甚至心室纤维颤动，心跳停止。如出现此类情况，应做口对口人工呼吸和胸外心脏按摩，并立即送医院治疗。

治疗

根据局部烧伤的程度给予处理。家长必须配合医生进行坏死组织的切除，甚至需做截肢、植皮等处理。同时，需注意有无伤口继发出血，可用止血带暂时止血。

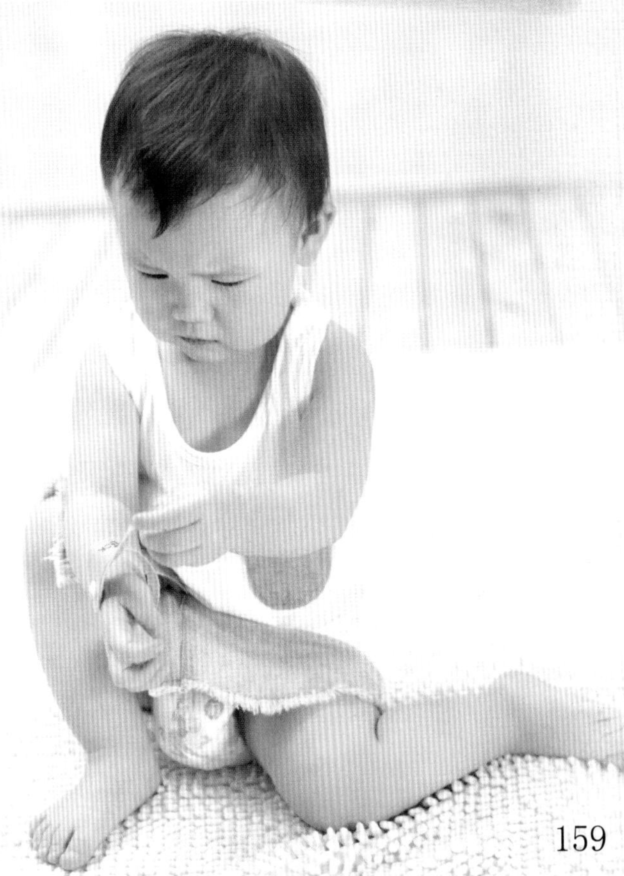

煤气中毒就是一氧化碳中毒

煤气中毒

当人体吸入大量一氧化碳时，因其与血红蛋白的亲合力大于氧，故使血中与一氧化碳结合的血红蛋白含量增高，导致脑、心、肾、肝等重要组织缺氧。

育儿要点

煤气中毒的典型症状

◎关键点：中毒程度...

轻度中毒

有头昏、眩晕、心悸、恶心、呕吐、四肢无力，甚至短暂的昏厥。如迅速离开中毒现场，症状很快消失。

中度中毒

除轻度中毒的症状加重外，面色潮红、皮肤和黏膜呈樱桃红色，尤以两面颊部、前胸和大腿内侧较为明显，并有多汗、脉快、步态蹒跚、表情淡漠、嗜睡，且有昏迷或虚脱。1～2天可完全恢复，一般无后遗症。

严重中毒

严重中毒引起的昏迷可持续几小时，甚至几昼夜。可有高热或惊厥。皮肤、黏膜有时可不出现樱桃红色而显示苍白或青紫。自深度昏迷状态清醒后，部分病人可出现各种神经精神症状。

育儿要点

煤气中毒后如何处置

◎关键点：保暖 吸氧 人工呼吸...

→立即将患儿移至空气流通处，使之吸入新鲜空气，并注意保暖。

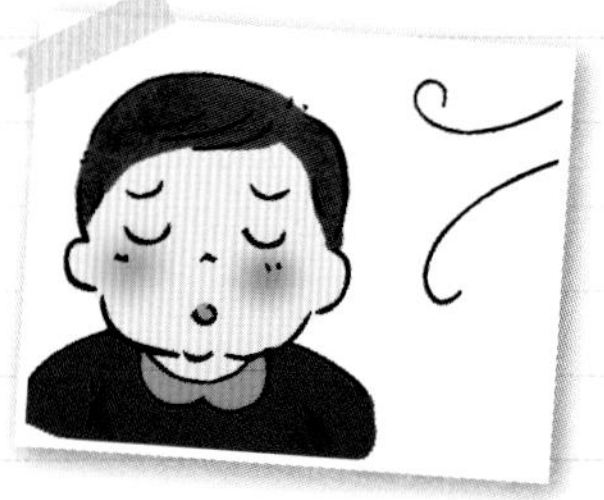

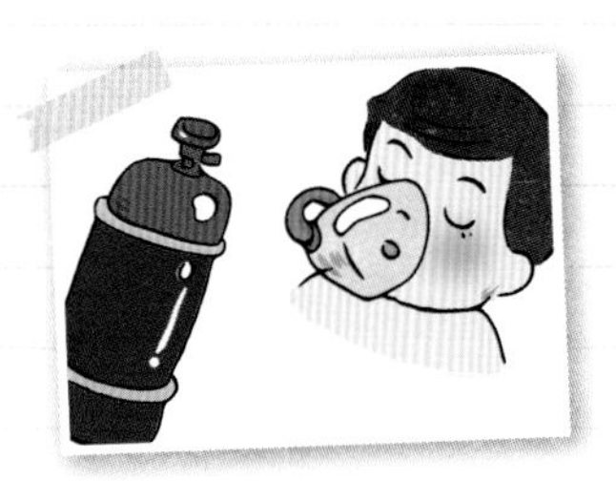

←有条件的要立即吸氧。

→如有呼吸不规则或呼吸停止者，要及时进行人工呼吸。

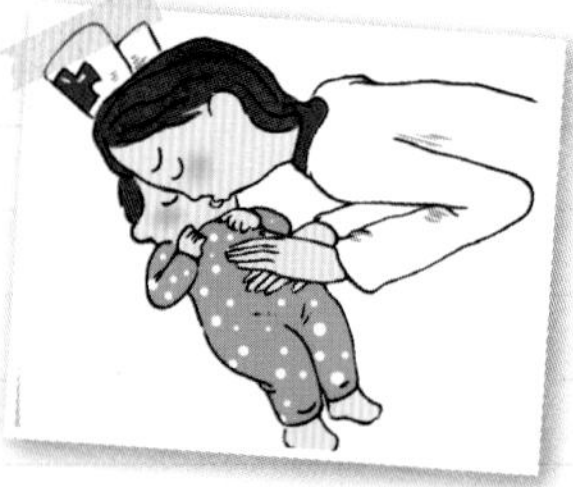

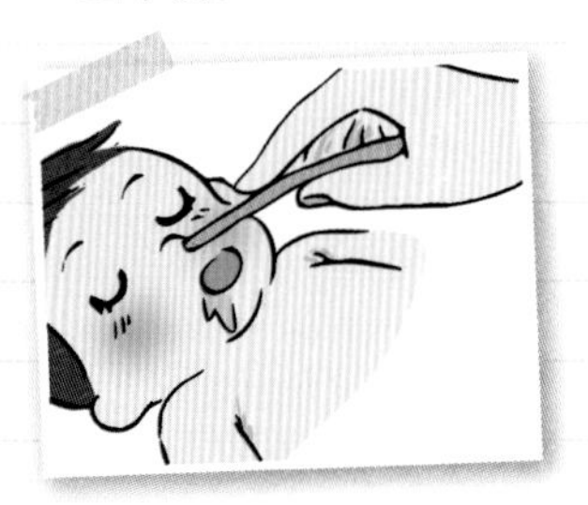

←保持呼吸道通畅，吸出口、鼻腔中分泌物。患儿取平卧位，头部放置冰袋。

育儿小提示

◎家长切勿大意

在通风不良的环境中，小儿若出现不明原因的头痛、精神萎靡、呕吐、口唇樱红等，家长应特别留意一氧化碳中毒的可能，尽快采取措施，以免病情发展，危及生命或遗留智力低下、癫痫等神经系统后遗症。

预防蚊虫叮咬才是关键

被叮

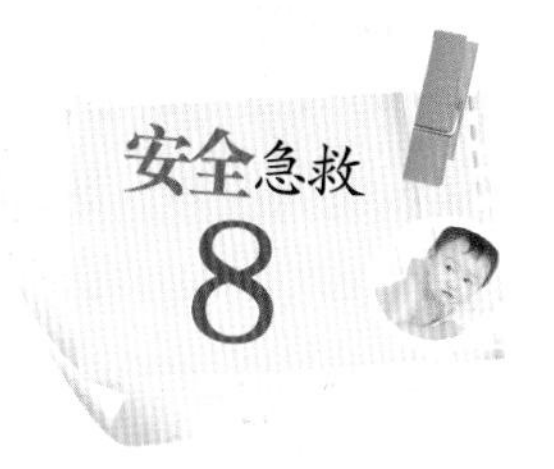

为了减轻小宝宝的症状，要在他抓痒伤处之前先确认是被什么叮到的，迅速处理伤口。

育儿要点

紧急救护措施

◎关键点：蜜蜂 毛毛虫 蚊子…

被蜜蜂叮到

1.先把蜜蜂螫针拔出：蜜蜂的螫针不能留到体内，所以要先把它拔出（可以使用消过毒的针），然后再帮宝宝把毒液吮吸或者是挤压出来，千万不能留有毒液，防止事后肿胀。

2.清洗伤口：用清水仔细地清洗伤口，再涂上治疗蚊虫叮咬的软膏或者是切瓣大蒜敷在伤口上，或涂上肥皂水等。

3.冰敷：如果宝宝的患处肿胀起来而且一直觉得很痒的话，可以用冰毛巾敷一下来帮助消肿。

被毛毛虫叮咬

千万不能揉搓患处！可以先用胶带纸把毒毛粘出来。再用清水仔细地清洗伤口，然后帮宝宝涂上防治蚊虫叮咬的软膏。

被蚊子叮咬

1.清洗伤口：先帮助宝宝把患处用清水清洗，然后再涂上治疗蚊虫叮咬的专用软膏。

2.用纱布或创可贴贴住患部：为了防止小宝宝忍不住痒痛而去抓挠患部，可以用纱布或者是创可贴贴在患部上，但是要注意宝宝是否对以上两样东西产生过敏。

育儿要点

需送医院处理的情况

◎关键点：严重情况…

被蚊子、毛毛虫叮咬

如果是被毒蚊子、毛毛虫咬到的话，这时候伤口可能会肿得很严重，或者是很痒、很痛。要带他去儿童医院皮肤科就诊。

被蜈蚣叮咬

如果宝宝是被蜈蚣咬到了，首先要给伤口消毒，然后立即带他去儿童医院皮肤科就诊。

被大黄蜂、毒蜂蜇伤

如果宝宝是被大黄蜂、毒蜂蜇伤，很可能会发生呼吸急促、痉挛、呕吐或者是发热的症状，从而会陷入极度危险的状态，要马上叫救护车去医院就诊。

育儿小提示

◎出去玩时家长应多观察环境

带小朋友去户外活动时，要检查树上或者是屋檐底下是不是有蜜蜂的巢穴、毛毛虫、蚁穴等，如果活动周围蚊子很多的话，可以用杀虫液的喷剂，但是在喷的时候，注意不要让小宝宝吸到（可以让小朋友用手绢捂住嘴巴）。

安全急救 9

清洗伤口并及时消毒

被咬

要根据宝宝是被什么动物咬的而采取不同的处理办法。家长切不可马虎大意，酿成恶果。

育儿要点

紧急救护措施

◎关键点：被人咬 被狗咬…

被小朋友咬伤：出血时先消毒

被咬的地方出血的话，先消毒然后再用纱布包扎。

伤口肿大时

先用冰袋敷在伤处，然后观察情况。

被狗咬伤

清洗伤口并消毒，可以用肥皂水清洗，然后涂上杀菌药水。

伤口很深

要到外科就诊，先清洗伤口，用纱布包扎后去医院就诊。

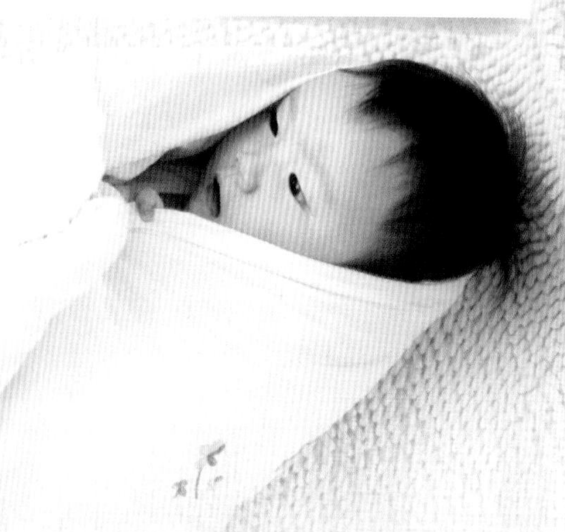

育儿要点

需送医院处理的情况

◎关键点：严重情况…

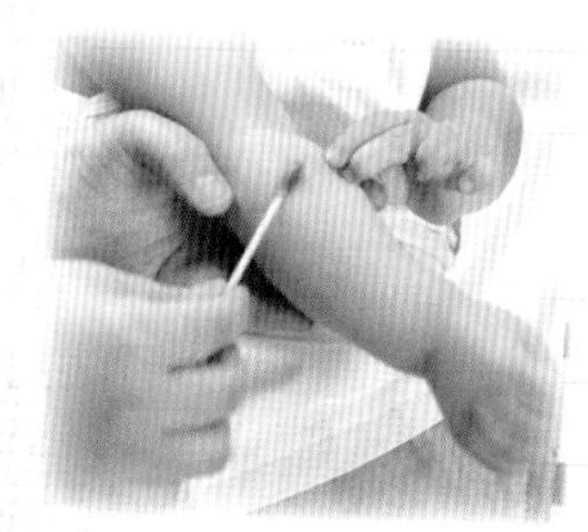

伤口很深，大量出血

如果伤口很深，大量出血时，要用干净的手帕或纱布压住伤口，并马上送往医院儿童外科。

伤到眼睛

眼睛如果有伤口就很难处理了，要马上送到眼科处理。

被蛇咬伤

当宝宝被蛇咬伤时，一律按蛇有毒处理，马上叫救护车。

呼吸困难

当宝宝呼吸困难时，应立即送往医院。

育儿小提示

◎平时多注意和动物的接触

要注意陌生的猫狗，告诫宝宝不要去摸，以防被咬伤。教会宝宝如何正确地与小动物相处。

及时处理，平时注意饮食清淡，抗感染

烫伤

安全急救 10

如果宝宝只是烫起小疱可以不做任何处理；对黄豆大小的水疱，如果创面也比较浅，可以用消毒剪刀剪开水疱，用消毒棉球或纱布蘸干后，涂点烫伤膏，避免感染。

育儿要点

紧急救护措施

◎关键点：冲洗 降温…

用自来水冲洗伤处

宝宝一旦被烫伤后，一定不能直接触摸伤口，可以先不脱去他的衣服，先用水冲洗伤口处，如果宝宝只是身体的小部分被烫伤，给宝宝多穿些衣服，再往烫伤处浇水。

给伤口降温

可以给宝宝的伤口敷上凉毛巾，也可以用淋浴头冲洗伤口，如果天气不冷的话，也可以在浴缸内放满水，直接浸泡全身。

脱去衣物

当给宝宝用冷水冲到一定程度时，可以脱掉伤处的衣物或者是袜子，如果衣服黏住了伤口，可以把伤口周围的衣服剪掉，保留伤口处的衣物。

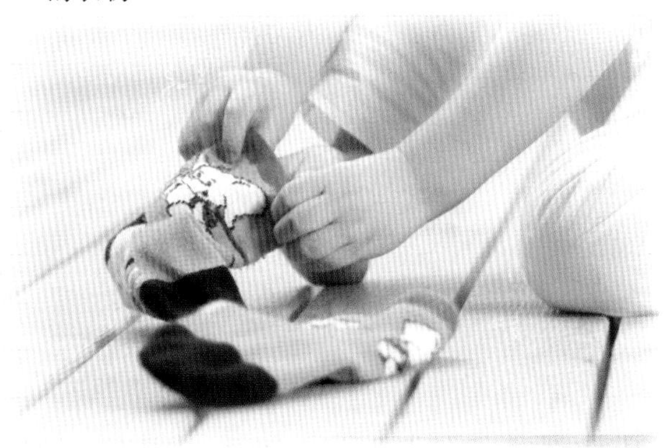

伤口处理包扎

最后用消毒的纱布覆盖住伤口，这时一定要注意，千万不能刺激到患部，然后用绷带帮宝宝包扎，包扎的过程中纱布一定不能过于紧绷。做完以上简单处理后，一定要带着宝宝去医院，特别严重时，一定要立刻叫救护车。

育儿小提示

◎错误做法

一些民间的做法会对宝宝造成伤害，比如说，用芦荟、软膏、牙膏、酱油、大酱等涂在患部上，以减轻疼痛，这是绝对不可取的，因为这样很可能会引起细菌的感染，使宝宝的症状进一步恶化，而延缓复原的时间。

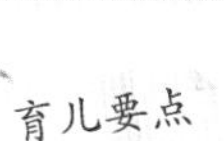

育儿要点

需送医院处理的情况

◎关键点：烧伤 烫伤…

脸部或者下体烫伤

当脸部或下体烫伤时，即使看起来烫伤不严重，也要极为小心地处理。当水疱比1元硬币的面积大时，就要带着宝宝去医院就诊。

大范围烧伤

如果宝宝年龄较小，10%的烧伤即可危及生命，需要马上叫救护车。身体1%的面积，大概相当于单手伸开手掌的大小。

比较严重的烫伤

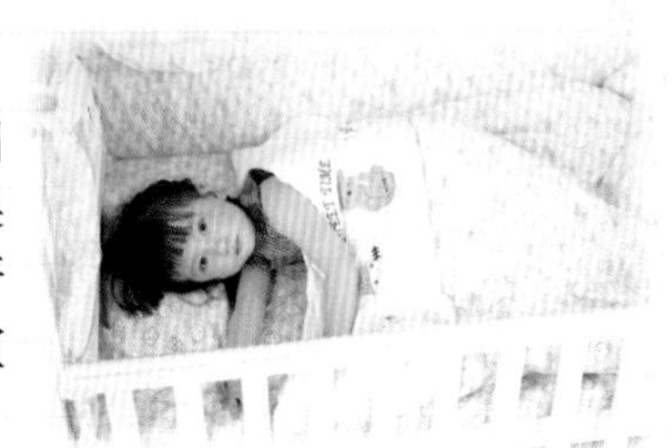

宝宝容易受到细菌的感染，如果烧伤的程度比较严重，需要及时带宝宝去医院就诊。

衣物粘在烧伤处取不下来

当烫伤的部位粘有衣服时，这时候千万不能强行把衣服从伤口上撕下来，可以先剪掉烫伤周围的衣服，留下粘住烫伤部分的衣物，然后在烫伤的部分覆盖上干净的布，立即领着宝宝去医院的外科或者是皮肤科就诊。

倒热水时更需谨慎

饮水机要摆放在合适的位置，时常叮嘱小朋友们在接饮用水的时候一定要小心，不要被热水烫伤。

宝宝们在吃饭的时候要及时提醒他们不要嬉闹，吃饭时给宝宝安排固定的座位，有些热的东西不要急于进食，比如粥、汤等。

宝宝的皮肤很稚嫩，非常容易受到细菌的感染，即使是我们触摸觉得是正常的温度也会不小心给宝宝造成烫伤，所以一定要家长特别的注意。

育儿小提示

◎冲水时的注意事项

不论以何种方式处理，一旦宝宝觉得冷的话，就要停止给他冲水。因为冷水可以防止细胞因为太热而遭到破坏，而且能使血管收缩、缓和疼痛。

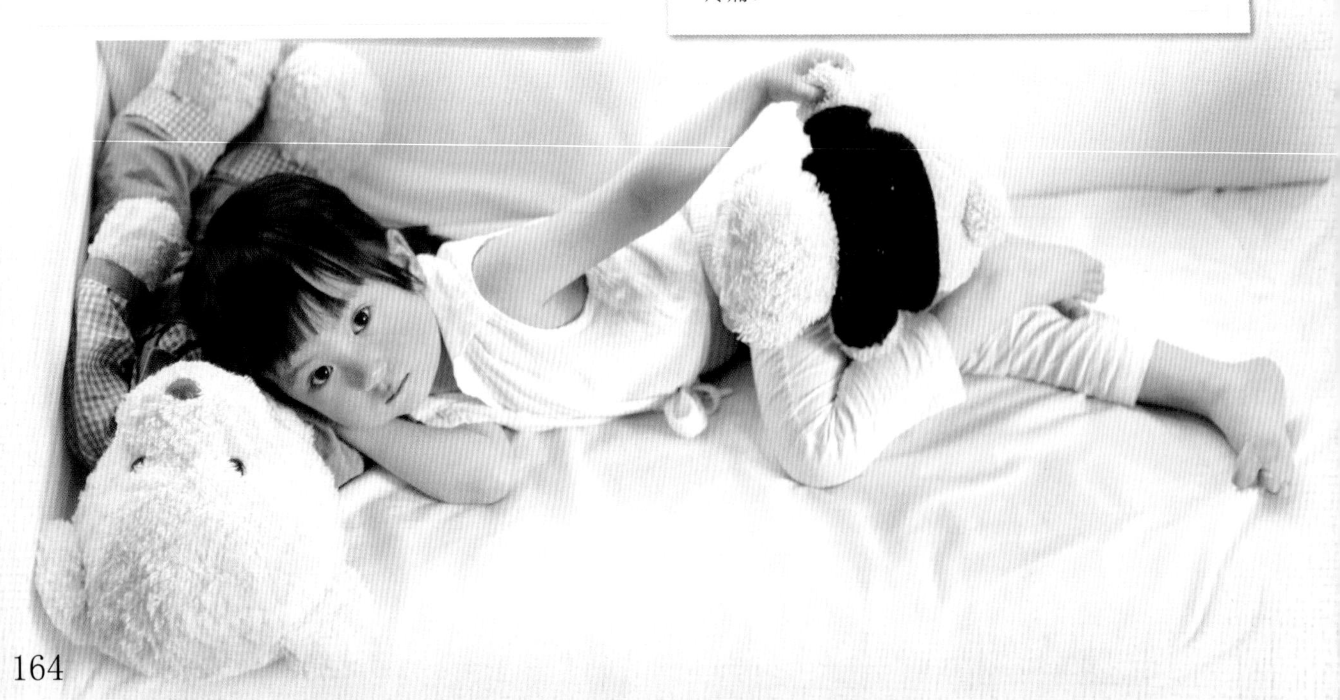

生活习惯

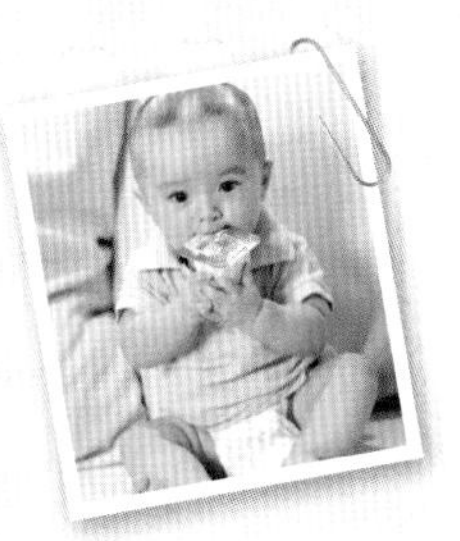

首先要给大家一个信念就是好习惯是能够培养的，而且一定是后天培养的，所以只要我们有足够的耐心，很好的方法，能够了解宝宝，针对宝宝做一些细致的调整，良好的习惯是一定能够养成的。

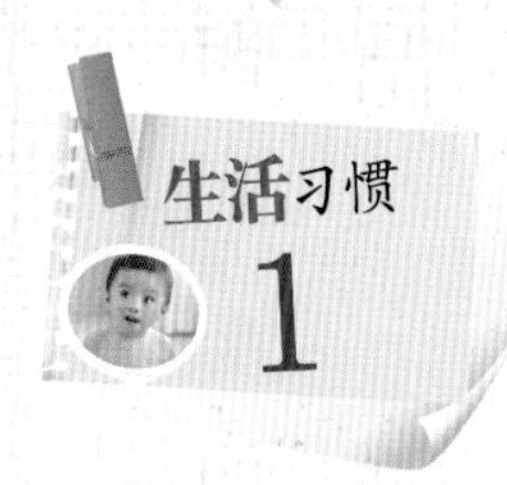

生活习惯 1

对于宝宝强烈的"自己动手"的愿望，父母要鼓励

让宝宝自己拿勺子吃饭

1岁左右的宝宝动手的愿望很强，看着爸爸妈妈用筷子往嘴里送，自己也不甘示弱。性急的宝宝还会不停地动着小手，急着抢家人手里的筷子或勺。

育儿要点

拿勺吃饭也会有个过程

◎关键点：独立吃饭 自己动手…

1岁以后，孩子就想自己拿着匙子吃饭。当然，刚开始时吃起来很不顺利。即使自己能用匙子盛饭，但送到嘴边就全洒了。没几下就烦了，于是就用匙子在饭碗里搅来搅去地玩起来，一到这时，妈妈就应该帮忙喂。喂了一会儿，也许又想自己动手吃，则可以将匙子给孩子拿着让他自己吃。要调教好孩子能自己吃饭是很花时间的，还要很有耐心。孩子自己吃饭时，也许掉在桌上的要比吃进嘴的多。尽管如此，也得尊重孩子想自己吃饭的热情。即使孩子因为嫌用匙子吃得慢而急不可待地用手抓着吃，那也是走向独立吃饭的一个过程，没有必要予以禁止。这种时候，与其调教孩子的举止，倒不如设法使他开胃，增加食欲。所以，让孩子自己动手吃饭是很重要的。只要一直坚持下去，到1岁半差不多就能熟练地用匙吃饭了。

育儿要点

留意练习过程中出现的问题

◎关键点：耐心…

宝宝可能在练习过程中出现用五个手指抓着勺把或用勺背舀饭等错误动作。父母这时候不应该心急，可以演示给宝宝看正确的动作，也可以手把手地教宝宝掌握正确姿势，要有足够耐心允许宝宝不断犯错。

此外，刚开始练习的宝宝不可避免会出现把饭粒洒在衣服上的情况。很多家长为了避免这样的情况，减少了宝宝自己吃饭的次数。其实完全不必，事先给宝宝预备一套易清洗专供吃饭时穿的衣服或者围嘴就可以轻松搞定这种情况。

假如担心在练习过程中宝宝由于不能熟练使用勺子，吃不饱，那么可以预备两把勺子，一边让宝宝自己练习，一边大人帮忙喂饭，这样双管齐下，不用担心宝宝吃不饱。

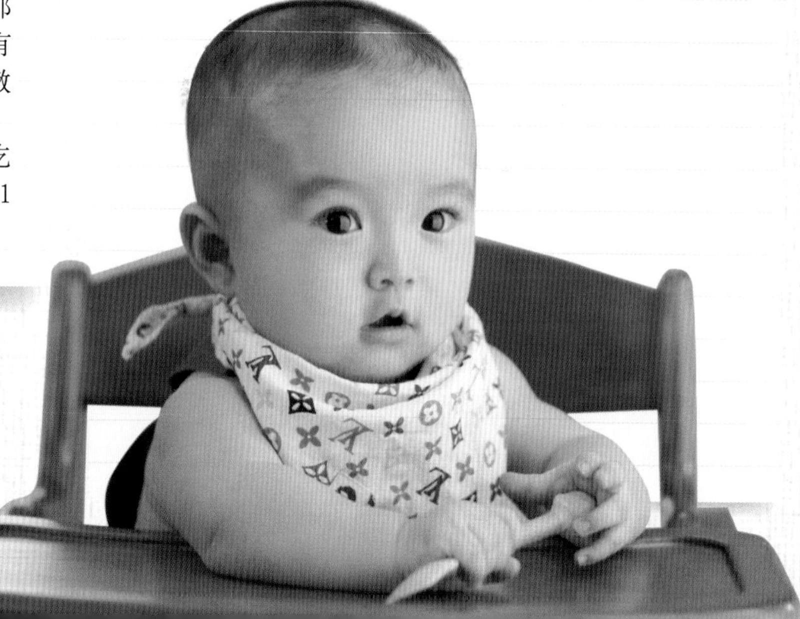

锻炼手指灵活度的好方法

学会使筷子

生活习惯 2

使用筷子能提高宝宝的手臂协调性和精细动作能力，有助于宝宝的智力发育。四岁左右的孩子就可以很熟练的使用筷子了。

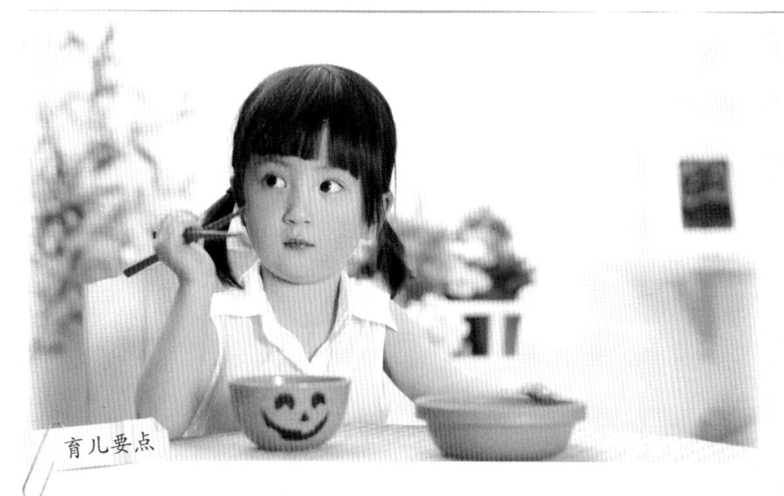

育儿要点

用筷子有利于宝宝大脑发育

◎关键点：动手能力 启发智力…

用筷子进食是我国人民的一大特点，用筷子进餐，会使宝宝得到锻炼，必然促进宝宝“心灵手巧”，起到“健脑益智”的作用。

育儿要点

促进视觉发育

◎关键点：预防斜视 弱势…

在使用筷子夹食物之前，宝宝的眼睛开始视觉定位，两只眼睛同时注视目标，然后将它们分别所得的物像融合成一个三维空间完整图像。这一过程看起来非常简单，但是需要两只眼睛外肌的平衡协调，视网膜黄斑中心凹有共同的视觉方向，和大脑皮层中枢对成像的完善的融合机制。因此，训练宝宝经常使用筷子能促进视觉的发育，对于预防斜视和弱视都是大有帮助的！

育儿要点

如何教宝宝使用筷子

◎关键点：方法…

刚开始学用筷子时，可先让宝宝夹一些较大的，容易夹起的食物，即使宝宝没有夹住，掉了，父母也不要责怪，应给予宝宝鼓励和支持。宝宝刚学习用筷子，难免会将饭菜撒了，将饭碗弄翻，这时父母要有足够的耐心，控制自己的情绪，千万不能责怪或训斥宝宝，否则会挫伤宝宝进餐的积极性，影响进餐情绪。筷子多种多样，对初学用筷子的宝宝来说，应以安全为主。

育儿小提示

◎要选择合适的筷子

对刚开始练习使用筷子的宝宝来说，一般的塑料筷子显然是不适合的，因为这种类型的筷子太滑，不容易夹菜。宝宝用筷子要比成人的短些，最好是较细、圆的木筷或竹筷。用毛竹筷子较合适，一是四方形筷子夹住东西后不容易滑掉，二是本色无毒。还有，不要让宝宝把筷子的一端含在嘴里，很危险。

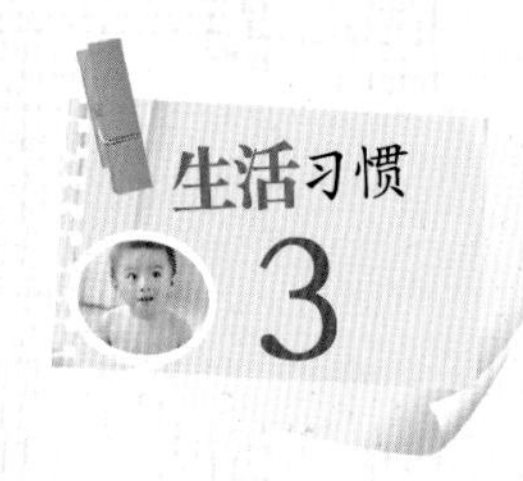

最晚1岁半之后的宝宝都应拿杯子喝水

让宝宝自己用杯子喝水

让宝宝自己喝水不只是为了让他能够锻炼自理能力，也是为了发展宝宝的手部协调能力，对他大脑的发育也是非常有利的。

育儿要点

何时适宜让宝宝使用杯子

◎**关键点：循序渐进…**

使用杯子并没有一个严格的时间限制，事实上连新生儿都可以使用软塑料杯。假如想让宝宝早点学会使用杯子的话，可以在宝宝五六个月大的时候开始。首先家长可以拿着婴儿杯子往宝宝的嘴里倒进几滴奶，等到他吞咽下去后，再继续这样的过程，一直到他喝饱，让他开始习惯杯子。当宝宝开始能自己坐着的时候，也就是6～8个月大的时候，他们会产生“让我自己来”的念头，主动去拿着杯子。不少母乳喂养的妈妈都喜欢直接从吸母乳转换到用杯子喝奶。但如果满周岁的宝宝仍然不喜欢用杯子喝奶，而妈妈又想让宝宝断奶，这时候可以放些稀释果汁在杯子里，后来再换成牛奶。

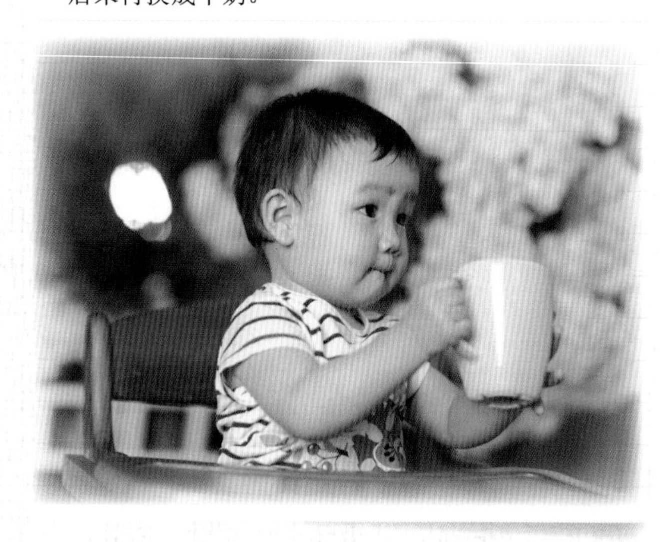

育儿要点

拿不稳杯子需要注意什么

◎**关键点：训练杯 婴儿杯 围嘴…**

因为不到一岁的孩子尚有未消失的挺舌反射，所以当他们用杯子喝东西的时候，可能会因为突出的舌头妨碍嘴唇闭合导致喝进去的东西滴出来。不用着急，等到宝宝满周岁后，就会逐渐懂得让杯子和嘴唇之间没有缝隙。

除了一开始的边喝边滴以外，刚学会用杯子还有别的意外情况。因为他们还没学会将杯子轻拿轻放，所以可能会直接把杯子扔在桌上或者地上，也可能放桌上时摆不正。有时候宝宝不把杯子放正，是为了体验下把杯子里的东西倒出来的乐趣。为了降低这方面的烦恼，我们可以这样做：

1. 如果宝宝用普通杯子滴水厉害的话，就换成带有盖子或者小吸嘴的训练用杯子。

2. 选用底部较重的杯子，防止杯子倾倒。也可以选用两边带握把的杯子，方便宝宝握拿，最好选用底部较宽的杯子，容易放稳。

3. 为了避免滴出来的水弄湿宝宝的衣服，可以事先备下一件吸水性强的衣服或者防水围兜。然后杯子里放的果汁或者奶也取少量。

育儿要点

用水杯的训练过程

◎关键点：准备 过渡…

前期准备

宝宝5个月时，你要有意识地让宝宝熟悉训练性杯子，为以后用杯子喝水作准备。杯子的颜色要鲜艳、形状要可爱，且易宝宝拿握。可以让宝宝拿着杯子玩一会儿，待宝宝对杯子熟悉后，再放上奶、果汁或者水。

过渡期

宝宝到了6个月时，可以试着让他用杯子喝水。此时，为宝宝挑选奶嘴型、鸭嘴型的学习杯，宝宝用这种水杯的吸管喝水时，好像有种吮吸奶瓶的感觉。

练习杯

周岁宝宝可以用吸管型学习杯。使用学习杯的目的是为了训练口腔动作的能力，也是宝宝从奶瓶转换到使用杯子的练习期，千万不能让宝宝对学习杯产生依赖性。一旦经过短时间训练，宝宝爱上用杯子喝水了，就应逐渐用普通水杯替换学习杯。

过渡到水杯

将杯子放到宝宝的嘴唇边，然后倾斜杯子，将杯口轻轻放在宝宝的下嘴唇上，并让杯子里的奶或者水刚好能触到宝宝的嘴唇。如果宝宝愿意自己拿着杯子喝，就在杯子里放少量的水，让宝宝两手端着杯子，成人帮助他往嘴里送，要注意让宝宝一口一口慢慢地喝，喝完再添，千万不能一次给宝宝杯里放过多的水，避免呛着宝宝。

育儿小提示

◎多鼓励多赞许

宝宝自己用杯子喝水，可以训练其手部肌肉，发展其手眼协调能力。但是，这阶段的宝宝大多不愿意使杯子，因为以前一直使用奶瓶，所以会抗拒用杯子喝奶、喝水。如果宝宝对使用杯子显示出强烈的抗拒，爸爸妈妈就不要继续训练宝宝使杯子了。如果宝宝顺利喝下了杯子里的水，爸爸妈妈要表示鼓励、赞许。

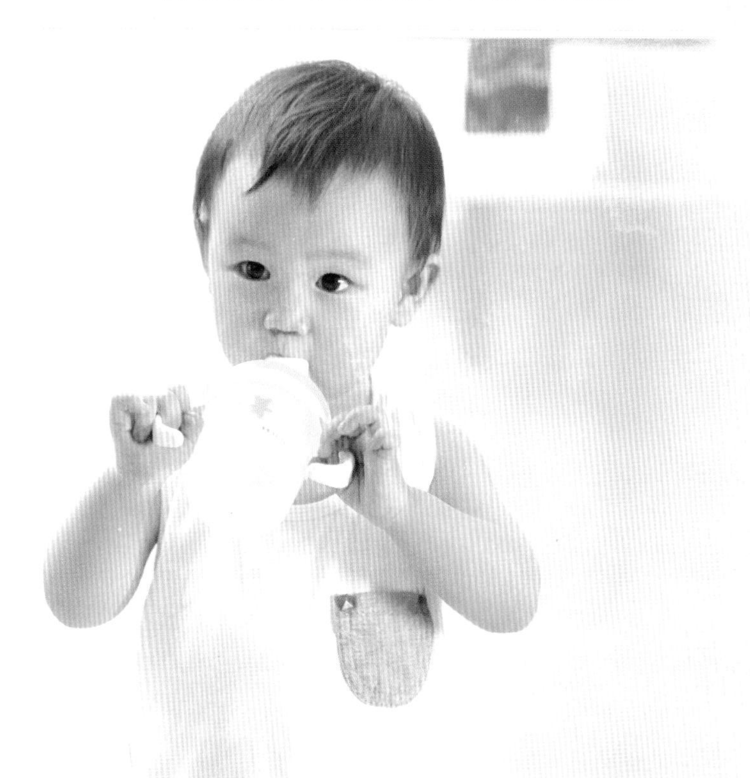

生长发育
健康育儿
科学喂养
营养小灶
疾病预防
安全急救
生活习惯
亲子游戏
潜能开发

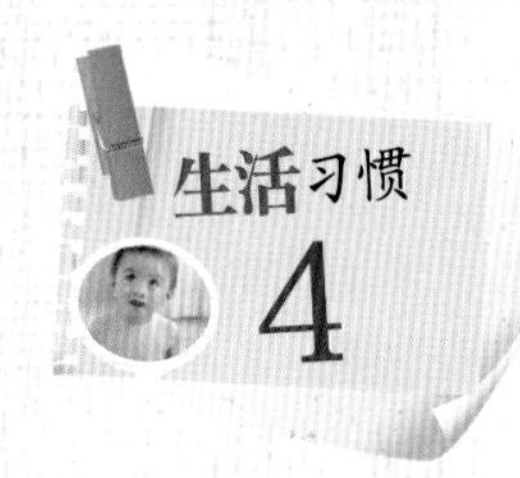

生活习惯 4

养成定时大便，自己上厕所的好习惯

教宝宝自己上厕所

宝宝的如厕行为就像学走路一样，需要耐心等待，父母要根据自己宝宝的具体情况选择最佳训练时间，训练得太早太晚都不好。

育儿要点

什么时候开始大小便训练

◎**关键点：生理发育…**

宝宝能稳步行走，并可以从行走姿势自如地变成蹲坐姿势，且能蹲坐稳定；宝宝会模仿父母的行为并听得懂简单的指令，对他人上厕所表示出兴趣；宝宝大小便时已经能通过肢体语言或者咿咿呀呀声向大人示意；宝宝可以将衣服拉下或拉起。

育儿要点

让宝宝养成自己大小便的习惯

◎**关键点：鼓励 洗手 冲水…**

让宝宝养成自己大小便的习惯是一个“漫长而艰巨”的过程，父母一定要耐心，并始终保持鼓励的态度，千万别斥责宝宝，对宝宝而言，学会自己控制大小便、自己上厕所是一件很难的事。

父母要多留意宝宝的一些细节，比如自己上厕所时会不会弄脏裤子，并及时纠正。提醒宝宝上厕所前后要洗手，从一开始就让他们将上厕所和洗手联系在一起，养成习惯。也有些宝宝会害怕听到冲厕的声音或者不喜欢看到粪便被冲走，如果发现有这种情况，可以让他们离开后再冲厕，避免因“心理因素”造成宝宝不愿自己上厕所的情况。

宝宝学会如厕的同时，也要学会自己擦屁股。这个步骤很多父母都乐意为宝宝代劳，怕宝宝自己擦不干净，也怕他弄脏手。其实这一环节不完成，如厕训练就不能算完整。父母要示范正确的擦拭方向，尤其是女孩子，大便后一定要从前往后擦，以防尿路感染。假如怕宝宝弄脏手，督促他便后洗手就可以。

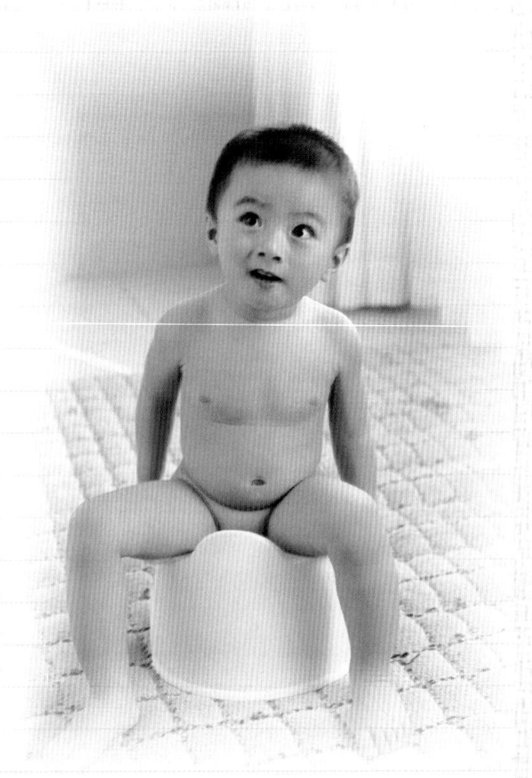

结合着游戏一起进行就会事半功倍

让宝宝自己穿衣

2岁的孩子就很想自己脱袜脱裤、自己穿衣。由于还不太会，妈妈就想帮忙，在旁边看着就行了。

育儿要点

教会宝宝分清前后

◎**关键点：正反问题…**

宝宝刚学穿衣服的时候，父母经常会头疼于怎么教会他们分清衣服前后。否则，就会出现衣服前后反着穿，或者裤子穿反了。其实，这里面也有一些诀窍可以帮助父母避免这些情况。比如，可以将宝宝喜欢的一些卡通人物粘贴到他们衣服的正面，然后告诉他们，不要将可爱的卡通小人藏到背后，又或者缝上一粒扣子到宝宝的裤子前面，告诉他这个口子和肚脐一样都应该是在前面的。

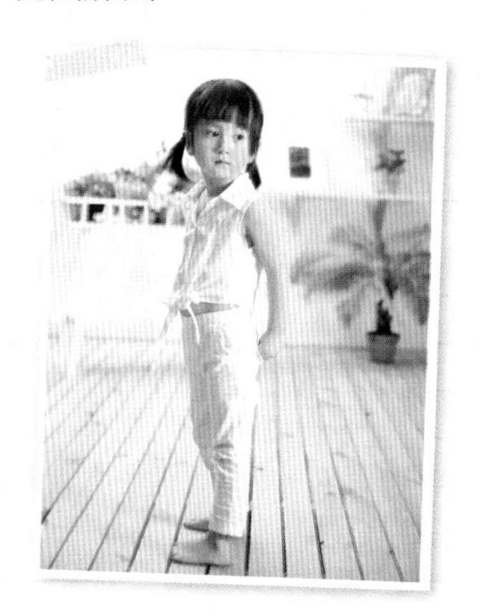

育儿要点

教会宝宝穿上衣

◎**关键点：穿衣过程…**

一开始教宝宝穿衣服的时候，父母可以帮宝宝拿着衣服，然后调整位置让宝宝顺利地将手伸进衣袖，一边穿，一边说着“先左手”，“该右手了”，让宝宝慢慢习惯正确穿上衣的流程。让宝宝能够觉得这一个过程都是他自己在穿，从而增加他的信心和兴趣。

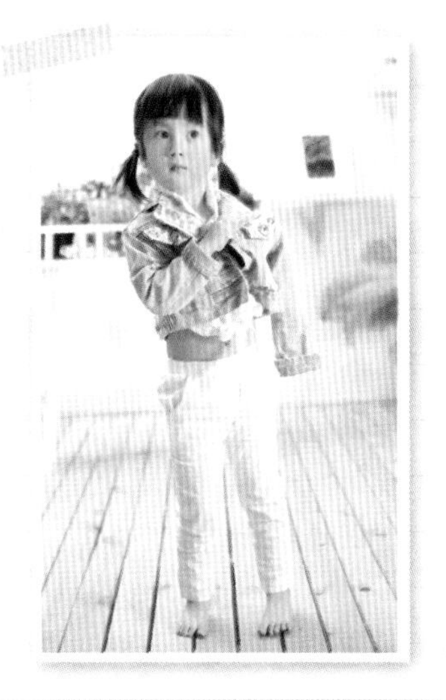

育儿要点

教会宝宝穿裤子

◎**关键点：认识裤子前后…**

穿裤子之前就该教会宝宝认识裤子的前后里外。

可以这样告诉宝宝：裤腰上有标签的是后面，然后有好看图案的是前面。

告诉宝宝先把裤子前面向上放在床上，然后将一条腿伸到一个裤管里，一直蹬到脚出来，然后再这样把另一条腿放进另一条裤管，伸出脚，然后站起来，把裤子拉上去就行了。

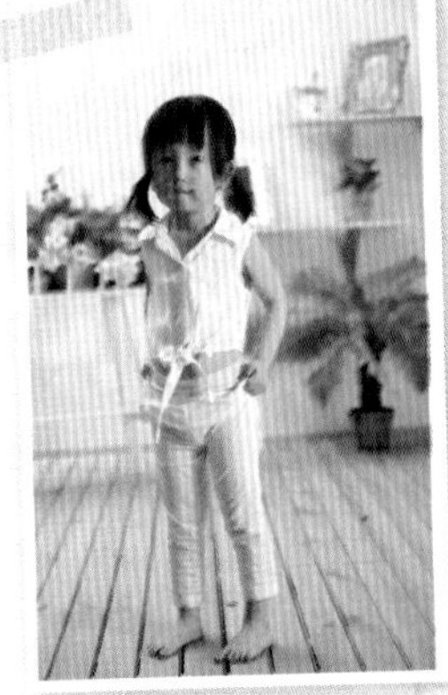

生活习惯 6

尽量不要给宝宝穿得太复杂

让宝宝学会扣扣子

有扣子的地方，父母要教宝宝怎么解开和系上，学穿套头衫的时候，当宝宝把双手伸进袖子时，父母要帮宝宝把头伸出来。

育儿要点

学会穿系扣的上衣

◎关键点：鼓励…

一开始为了提高宝宝学习的热情，可以把穿衣服的过程演变成一个游戏的过程。当宝宝开始将胳膊伸进袖子的时候，父母可以说“宝宝的小手进山洞啦”，慢慢地，有了热情的宝宝就会自动配合父母了。

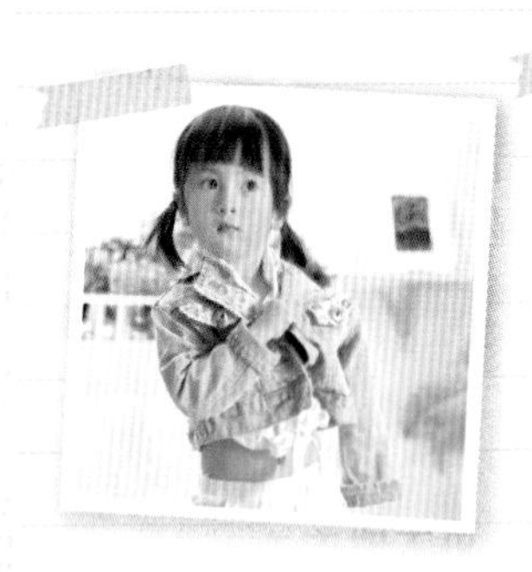

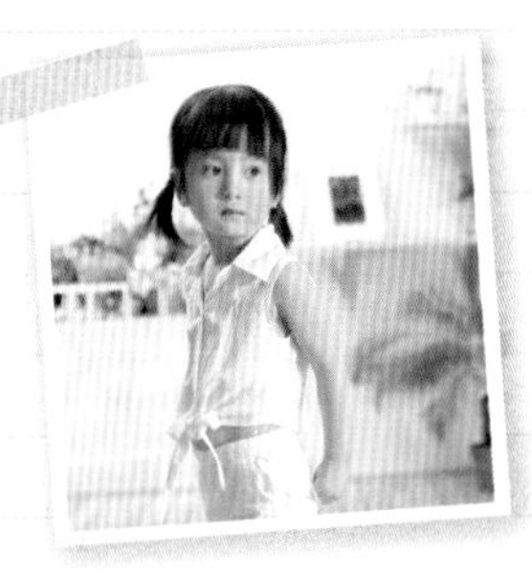

育儿要点

教会宝宝系扣子

◎关键点：练习…

一开始把系扣子的步骤告诉宝宝：先把扣子的一半塞进扣眼，然后再把另一半拉过来。

耐心地多做几次慢动作示范，让宝宝慢慢自己尝试，及时纠正宝宝不正确的动作。

育儿要点

使用布娃娃当练手

◎关键点：游戏…

为了培养宝宝自己穿衣服的兴趣，可以让宝宝尝试自己给布娃娃穿衣服，一方面教会了宝宝穿衣服的正确顺序，另一方面也可以锻炼了宝宝的动手能力。每当宝宝成功做完一步都要及时地表扬，如果遇到一些困难可以适当地给些提示，让宝宝从简单开始多做练习。这时候，父母需要的是耐心，持之以恒，宝宝很快就会学会的。

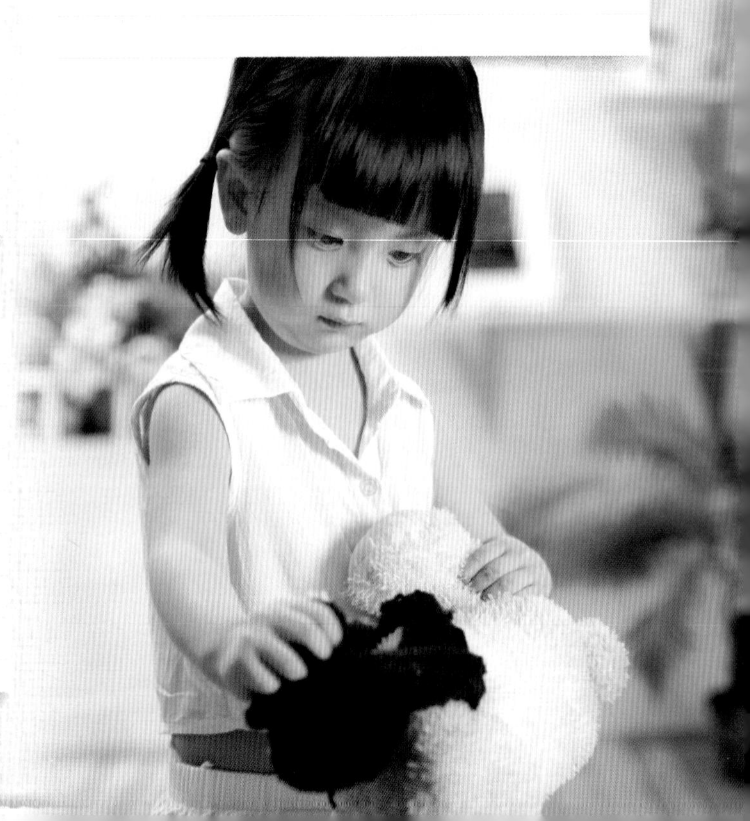

尽量不要给宝宝穿鞋带很复杂的鞋

让宝宝自己穿鞋

教宝宝穿鞋也要循序渐进，宝宝也有不想自己穿，不高兴的时候，家长要有耐心，可以时不时地帮忙，孩子总有一天会自己穿鞋的。

育儿要点

练习穿鞋的步骤

◎**关键点：简单 左右脚…**

给宝宝准备的鞋子最好是带粘扣的，这样比较方便宝宝穿、脱。先教宝宝穿鞋的要领：把脚塞到鞋子里，脚指头使劲儿朝前顶，再把后跟拉起来，将粘扣粘上就可以了。

首先应该先教孩子如何区分左右脚

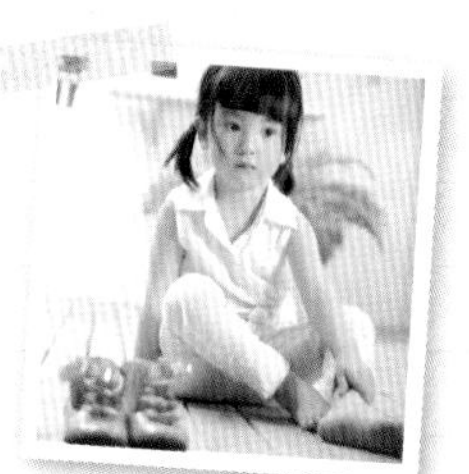

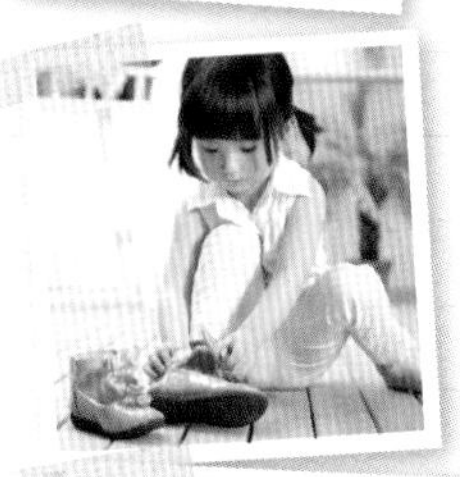

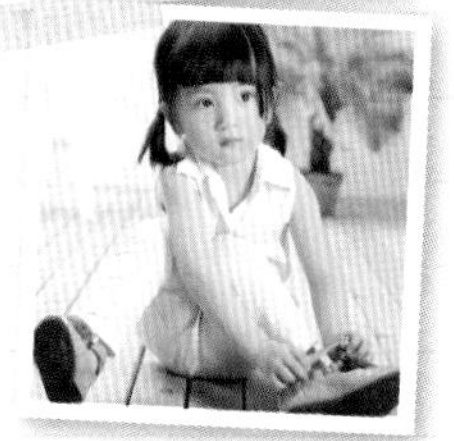

让孩子将鞋子放在自己的前方，告诉孩子如果看到两只鞋子合拢，中间会出现一个圆洞(弧状)，那就表示方向正确；如果没有这个圆洞则表示放反了。如果宝宝把鞋穿反了，可以问宝宝这样是否会觉得不舒服，让宝宝仔细体会一下穿反了鞋子是什么感受，接着让他把鞋子脱下来，把两只鞋左右掉换一下重新穿上，感受脚是什么感觉。

让宝宝拿起鞋子，将脚伸进去，然后努力将鞋跟提起。开始时家长可与宝宝一起用力将鞋穿好，以后多鼓励宝宝自己去做，使他学会自己穿鞋。

让孩子把双脚脚尖部分放进鞋子里

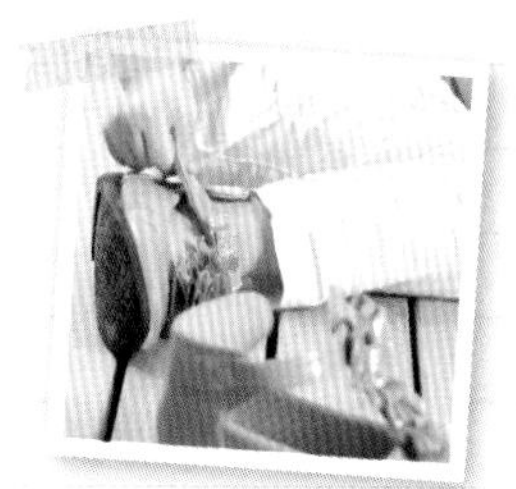

再让孩子将脚跟穿进；如果孩子穿的是球鞋，就让孩子用食指勾住后帮的拉绳，用力往上提。

让孩子将鞋面上的搭袢粘好就行了

刚开始，大人可以帮助孩子把鞋大致穿上，只让他把脚后跟穿进去。

如果他能穿得好，下次大人就只帮他穿一半，余下的部分让他自己穿。逐渐增加孩子自己穿的部分，最后全部让他自己穿。

问答

问：最简单的教宝宝穿鞋的方法？

答：妈妈可以先拿布娃娃给宝宝做穿鞋的示范，让宝宝看着每一步的动作，并在每步的同时学着为宝宝唱和穿鞋有关的童谣或者儿歌，最关键的是让宝宝先学会辨认左边的鞋子和右边的鞋子，这是宝宝自己穿鞋的基础。

生活习惯 8

2周岁以后就应该学会自己穿袜子

让宝宝自己穿袜子

宝宝弯腰套袜子的过程可以让腰部和腿部肌肉得到锻炼，还可以训练手眼脚的协调性。不管袜子位置是否很正确，必须用拥抱、鼓掌的方式来称赞宝宝。

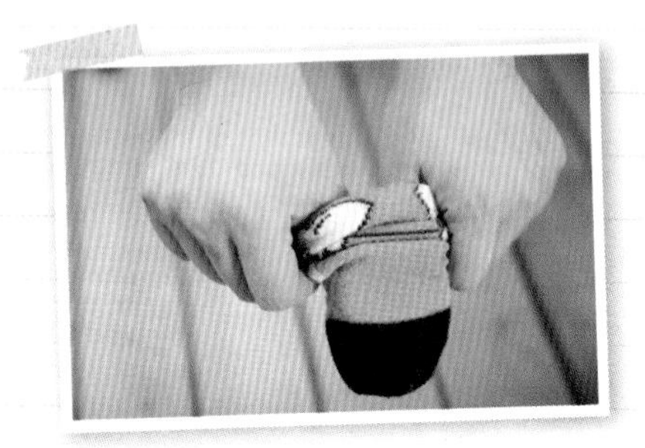

→首先，父母帮宝宝把袜子卷到一半，留下袜子外头脚指头的那部分，降低穿袜子的难度。

←其次，把整理好的袜子交给宝宝，让他自己把袜子套在脚上，宝宝可以利用弯腰套袜子的动作去锻炼他的腰部和腿部肌肉，协调性也会得到相应锻炼。

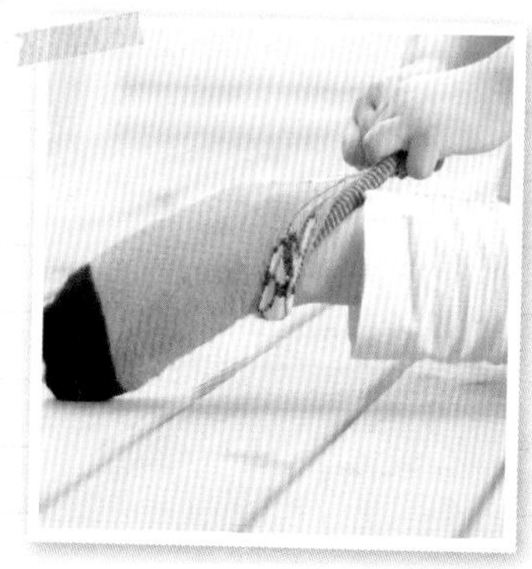

→最后，教会宝宝自己将袜子拉上，一般宝宝开始时会用力扯上去，利用这个过程锻炼他的拇指食指，提高手指的灵活性。

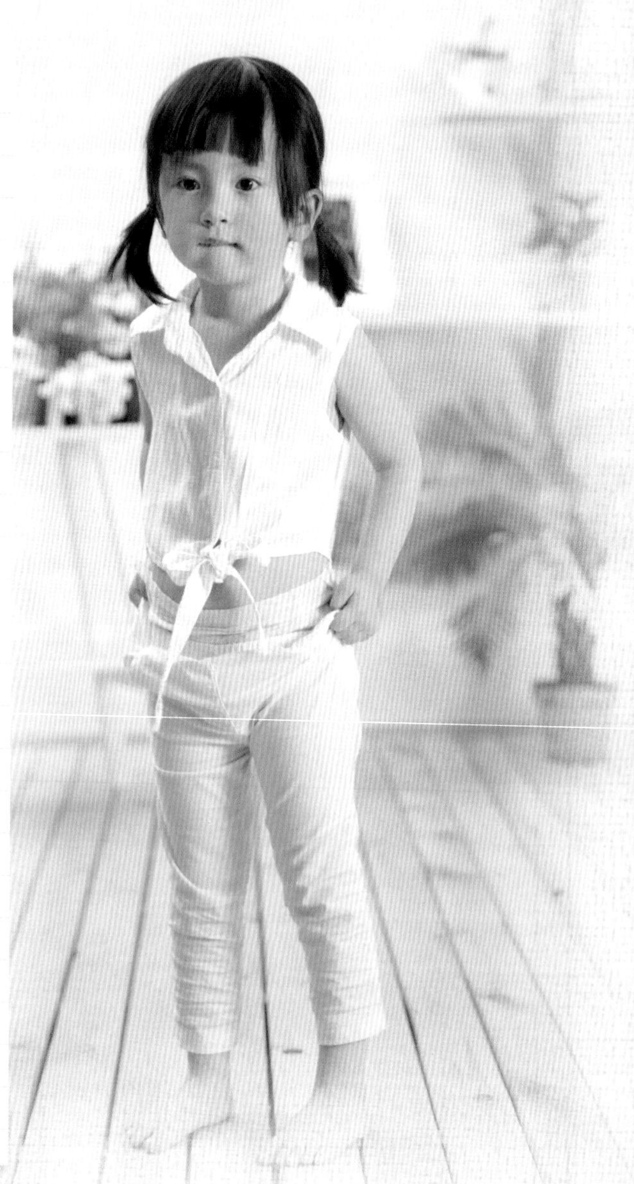

父母在对宝宝洗澡问题上态度要温和

生活习惯 9

让宝宝勤洗热水澡

污垢是细菌最容易生长和繁殖的地方。因此，要让宝宝养成从小爱洗澡的好习惯，而且，洗澡对快乐入睡也有很好的辅助作用。

育儿要点

宝宝怕洗澡的原因

◎关键点：找到原因…

宝宝不愿意洗澡的原因很多，如浴室保温不好，洗澡后怕冷；洗澡时怕滑倒，怕吸入洗澡水；父母洗澡时太严厉，经常呵斥宝宝，动作太强硬，使宝宝不舒服；等等。出现这种状况父母不要斥责宝宝，也不要强迫宝宝，以免让洗澡成为对宝宝的“折磨”。而是要和宝宝交流，弄清楚宝宝为什么不洗澡，然后根据宝宝怕洗澡的原因对症下药。

育儿要点

水温和室温要合适

◎关键点：35℃…

水温过热或过冷都易使宝宝产生不舒服的感觉，甚至因为水对皮肤的刺激而对水产生恐惧感，从而排斥洗澡。洗澡水温一般应在35℃左右为宜。

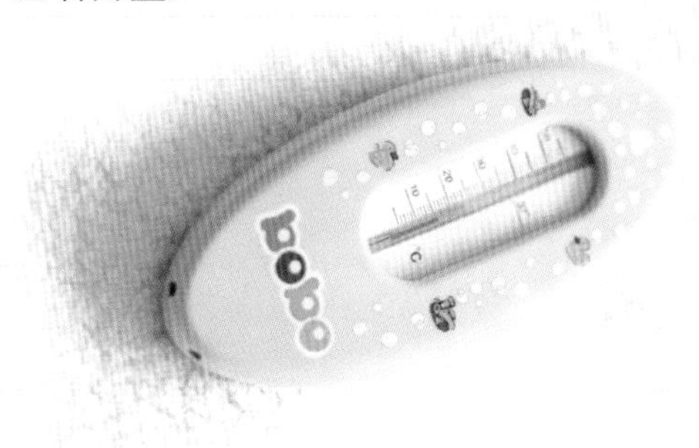

育儿要点

营造轻松愉悦的洗澡氛围

◎关键点：乐趣 享受…

如果宝宝体会到某件事的乐趣，他自然会喜欢去做。因此，父母应尽量让洗澡这个过程变得有趣一些，如在浴缸中放一些宝宝喜欢的玩具，和宝宝一起做水中游戏，边洗澡边给宝宝讲故事等。宝宝感受到洗澡是一件快乐的事后，他自然会向往洗澡，享受洗澡时间。此外，洗澡前半小时最好别让宝宝玩容易引起兴奋的游戏，否则宝宝会因为沉浸在游戏中而不愿意去洗澡。

问答

问：如何让宝宝爱上洗澡？

答：给妈妈一个小办法：如果宝宝很喜欢听童话故事，妈妈可以问“那妈妈给你在浴室讲好不好？妈妈给宝宝边洗澡边讲故事好吗？”“咱们把鸭子拿到浴缸里玩好不好？鸭子和宝宝一起游泳。”妈妈准备一个厚浴巾和一块小手帕，宝宝沐浴完后赶紧给她把浴巾披上，并尽量让宝宝多淋热水。在妈妈给宝宝洗澡时，宝宝自己一边在浴缸里玩鸭子，玩得开心，都忘了给鸭子裹上手帕了，也忘了让妈妈给她讲故事了，宝宝在不知不觉中澡就洗完了。

生活习惯 10

一只未洗净的手上有大约4万到40万个细菌

养成勤洗手的习惯

如果细菌大量滋生，可引起皮肤病、红眼病、肠炎、肝炎、痢疾、寄生虫等疾病。而宝宝又喜欢用手揉眼睛、挖鼻子等，很容易引发鼻子、眼睛黏膜的破损，致使疾病发生。

育儿要点

饭前便后要洗手

◎**关键点：养成习惯…**

饭前便后洗手是保持手卫生的基本条件。对宝宝来说，养成这一良好习惯尤为重要，特别是在外面玩回来之后，不管小手有没有弄脏，回家的第一件事就是要先洗手，因为很多细菌是肉眼看不见的。在不便洗手的环境中可用湿的消毒纸巾为宝宝擦干净手后再吃东西。

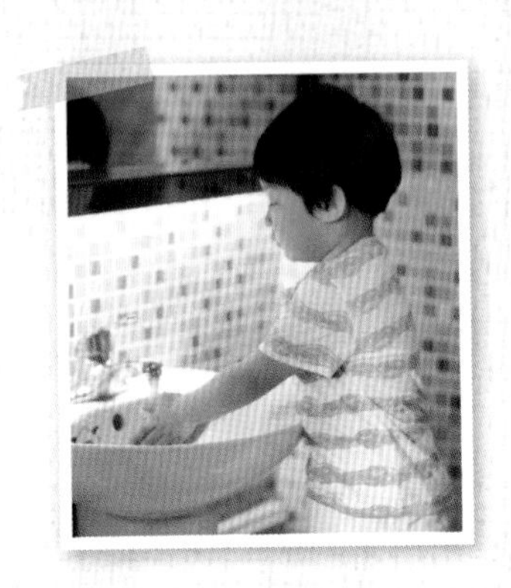

育儿要点

便前也要洗手

◎**关键点：卫生 预防 铅中毒…**

3～6岁年龄儿童活动范围扩大，手的污染概率加大；便前洗手可以避免手上的一些病毒粘到皮肤、内衣裤及腰带上。尤其是在一些特殊的环境下，比如公共厕所，宝宝的手刚接触了门把手，接触了上面的细菌，然后又马上接触内衣或者皮肤，这样不但很不卫生，也让病毒细菌有机可乘，因为在一些环境差的公共厕所内，门把手有时候和马桶垫一样脏。

女孩子更应从小养成便前洗手的习惯，妇科病没有年龄界限，只要是女性，都有患病的可能，即使年龄幼小的宝宝也不例外。四五岁的女孩子得妇科病已不是什么稀罕事，这除了家长的粗心使宝宝感染外，也有很多是因为没有养成便前洗手的习惯而造成的。而且在以下情况也要洗手：

当用手接触眼睛、口之前；课外活动后，上手工课后；从外面回到家里时；接触公用物品，如楼梯扶手等；用手接触钱之后。

预防儿童铅中毒首要的方法就是勤洗手。由于铅尘直接附着在手上，不能被清水冲掉，为了让铅尘脱离手表面，必须先用水把手浸湿，再抹上肥皂或者洗手液，反复地认真揉搓清洗，并将指甲缝里的污垢清理干净。

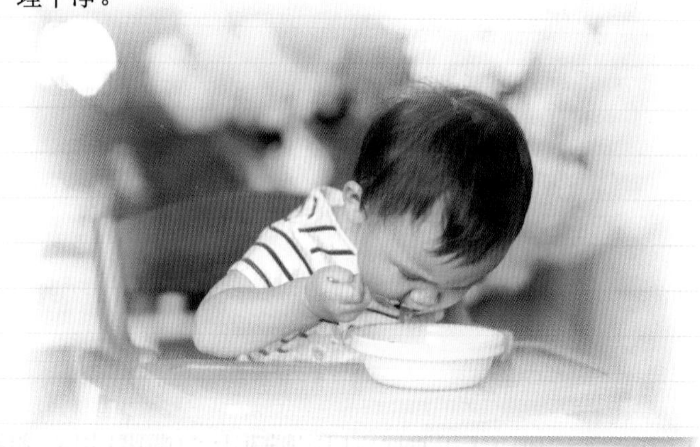

育儿要点

父母要提醒宝宝勤洗手

◎关键点：耐心 健康…

有的宝宝贪玩、性子急，不是忘记洗手就是不认真洗，家长应经常耐心地提醒宝宝洗手，不要因宝宝不愿意洗手而采取迁就的态度。在宝宝吃东西之前，上厕所之后，在接触过血液、泪液、鼻涕、痰和唾液之后，在接触钱币之后或者在玩耍之后都要提醒宝宝反复洗手，保持清洁。

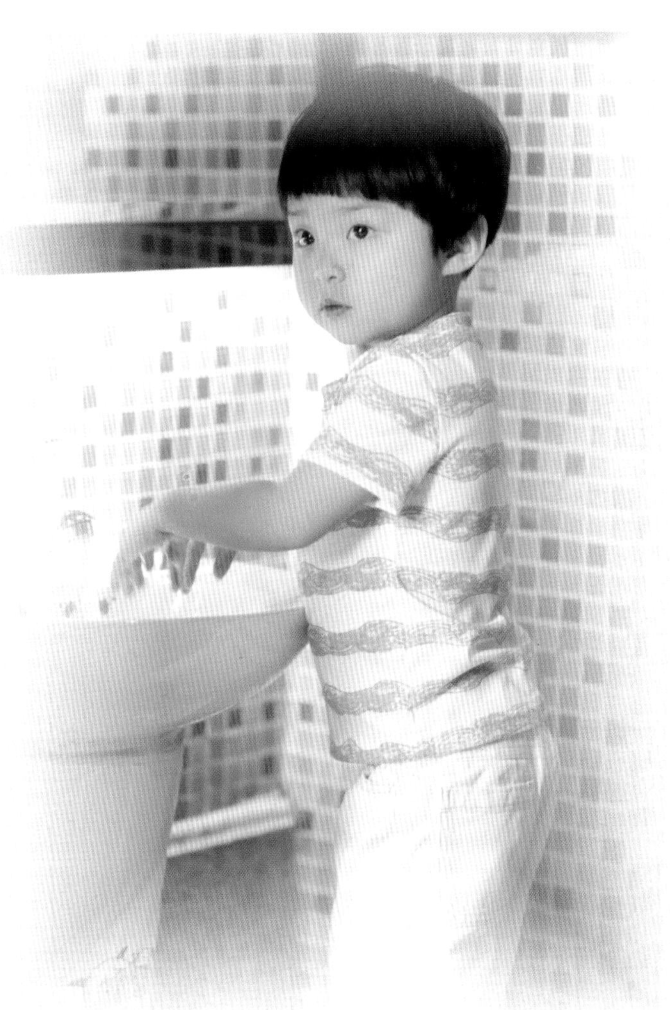

育儿要点

宝宝洗手的步骤

◎关键点：方法…

→第一步：掌心相对，手指并拢，相互揉搓。

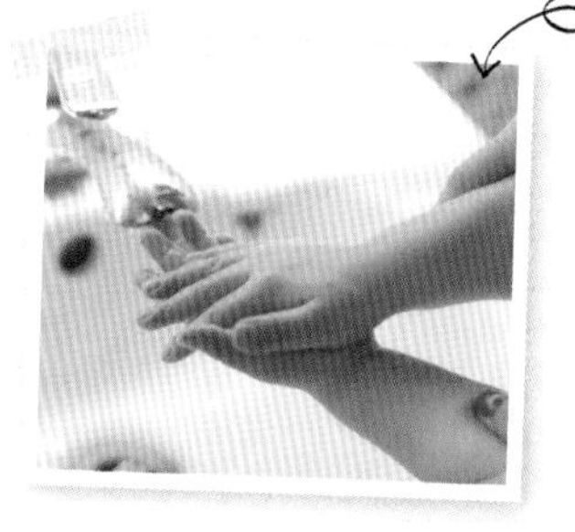

←第二步：手心对手背沿指缝相互揉搓，交换进行。

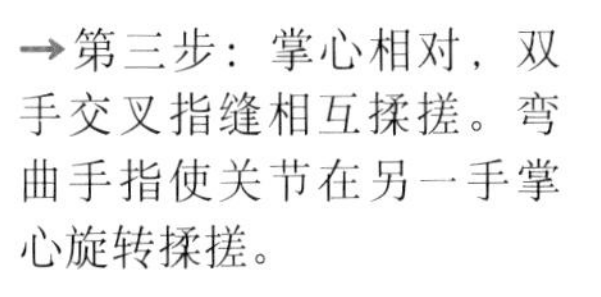

→第三步：掌心相对，双手交叉指缝相互揉搓。弯曲手指使关节在另一手掌心旋转揉搓。

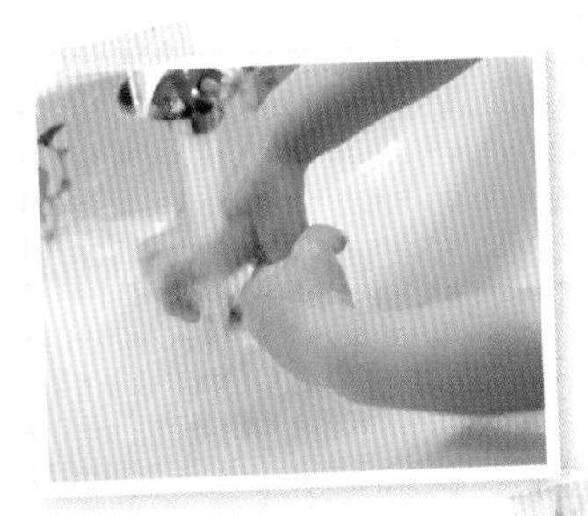

←第四步：右手握住左手大拇指旋转揉搓。

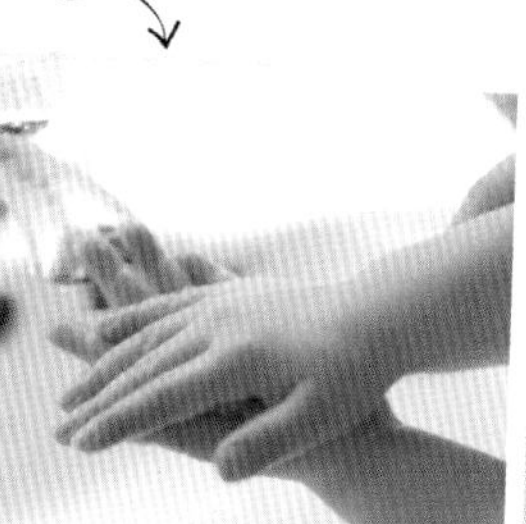

→第五步：将手指尖并拢放在另一手掌心旋转揉搓。

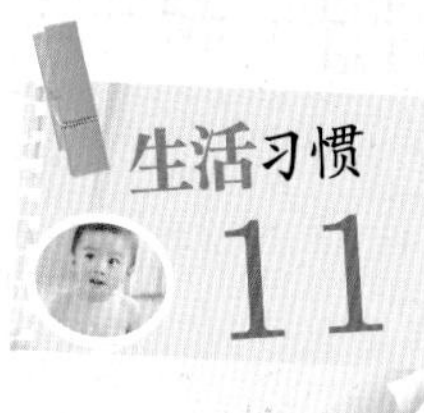

生活习惯 11

增强宝宝注意卫生的意识

让宝宝养成爱干净的习惯

卫生习惯就是从小养成的。小时候在家里饭来张口、衣来伸手，什么事都有大人包办，等独立生活时就一塌糊涂。

育儿要点

培养宝宝良好的卫生习惯

◎**关键点：**树立榜样…

个人卫生虽然是“私事”，但其实对别人的影响更大。培养宝宝这方面的习惯要从小抓起。首先父母要给宝宝树立榜样。大人定要起到带头作用，也就是说，大人必须从自己做起，做事要有规律和秩序，爱整洁。要求宝宝做到的自己首先要做到。还可给宝宝讲故事，让宝宝从故事中领悟到整洁干净的重要性。

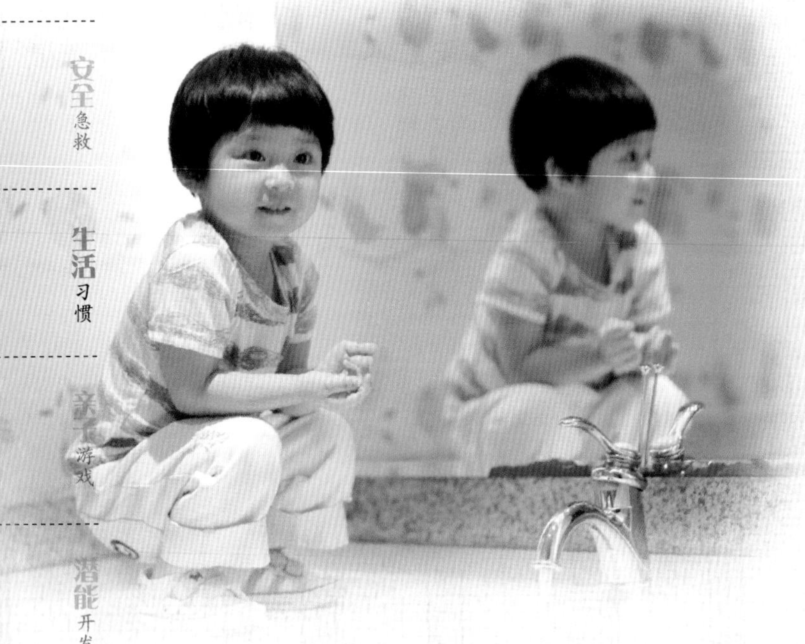

育儿要点

衣袋卫生不可忽视

◎**关键点：**零食 蛔虫…

宝宝的衣服口袋往往是个“大杂烩”，吃的、用的、玩的样样都有。对于喜欢吃零食的宝宝，最容易通过衣服口袋将细菌带入口中。

有不少宝宝的衣袋里常常既装手帕，又装瓜子、花生或糖果。据检测，一张半新的纸币沾有30万～40万个细菌，并有大量的蛔虫卵；手帕由于擦汗、擦脏物后没及时清洗，上面沾满油污、细菌。这些物品放在一起会互相感染，是很容易染上疾病的。

育儿小提示

◎清洗提示

不要把没有包装或直接进口的食物装入衣袋；将口袋作为洗涤重点，翻过后反复搓洗和漂洗干净。

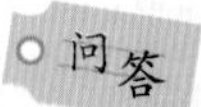

问答

问：如何让宝宝爱干净呢？

答：爸爸妈妈可以和宝宝经常轮换角色，让宝宝监督家里人的卫生状况，宝宝当起了领导，自然对家里和自己的卫生状况非常敏感，如果宝宝做得好，家长可以适当奖励。

要坚持早晚刷牙、饭后漱口

生活习惯 12

让宝宝保护好自己的牙齿

其实宝宝蛀牙很常见，如果宝宝能早晚刷牙，便可消除口腔细菌，保持牙齿清洁，并有效防止蛀牙。

育儿要点

不刷牙的危害

◎关键点：蛀牙 口臭…

父母要让孩子知道牙齿和人的皮肤一样也需要清洁，否则就会像树长虫子那样，出现蛀牙、牙疼等症状，严重的还要将牙拔掉。

用牙齿咀嚼食物时残渣塞入牙缝，这些食物残渣对于细菌来说就是美味佳肴，细菌会在牙缝里生长繁殖。食物中含有许多糖，细菌在生长繁殖过程中会将这些糖变成酸，而酸会使牙齿变软，并腐蚀牙齿的保护层，破坏牙根，最后使牙齿脱落。

“虫牙”其实就是细菌在牙齿上生长、产酸，然后酸在牙齿上进行化学反应，把牙齿腐蚀。天长日久，就会在牙齿上形成一个小洞。有的细菌在牙缝及口腔中生活，吃进食物后，产生一些带臭味的物质，而使人的口腔产生异味，出现口臭。

育儿要点

睡觉前刷牙极为重要

◎关键点：残渣 软垢…

宝宝要坚持早晚刷牙、饭后漱口，以清除食物残渣和软垢。晚上睡觉前的刷牙尤为重要，因为夜间人的唾液分泌显著减少，口腔各部分的活动降到最低程度，这对牙齿的自我清洁很不利，因此睡前彻底清除黏附的食物残渣显得尤为重要。

育儿小提示

◎宝宝要用儿童牙膏

应当给宝宝买儿童牙膏。成人的牙膏含氟量较高。氟对6岁以下宝宝的危害尤其大，宝宝吞咽功能不健全，刷牙也不够熟练，牙缝里常常会残留较多牙膏，甚至会把漱口水咽进肚里，长期使用含氟牙膏，会导致宝宝体内氟摄入量增加，从而发生氟牙症。

问答

问：怎样让宝宝喜欢自愿刷牙呢？

答：平时妈妈爸爸可以给宝宝讲一些有关牙齿的故事，或者读一些绘本，让宝宝了解不刷牙的危害，认识到蛀牙的可怕，宝宝就会主动刷牙了。

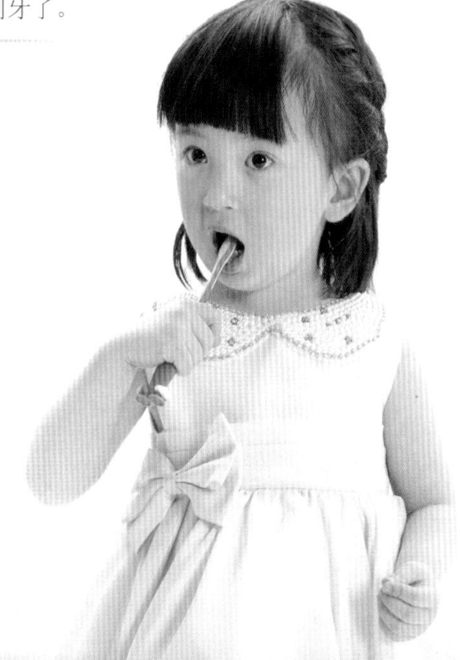

生活习惯 13

关键是纠正其不良用眼习惯

让宝宝珍视自己的眼睛

宝宝年幼无知，在这方面父母要多提醒宝宝，教给宝宝一些正确用眼的方法，并督促宝宝实施。

育儿要点

严格控制看电视时间及距离

◎关键点：时间 局里…

电视机应放在光线较柔和的角落，电视机的屏幕几何中心应和眼睛处在同一水平线上，或比眼睛稍低些，看电视时应坐在屏幕的正前方；眼睛和屏幕的距离应是屏幕对角线的6倍以上。看电视时不能躺着，屋子里的光线既不能太暗，也不能太亮；每看30分钟后，最好利用广告时间休息一下眼睛，向远处看看，或闭着眼睛休息一会儿。

育儿要点

严格控制玩游戏时间

◎关键点：刺眼 近视…

电子游戏机屏幕上闪烁的图案极为刺眼，而且游戏节目速度太快，变化不定，眼睛睫状肌需要不断改变调节，这样很容易引起视疲劳，有的还会造成头昏眼花、视物模糊，最终形成近视。

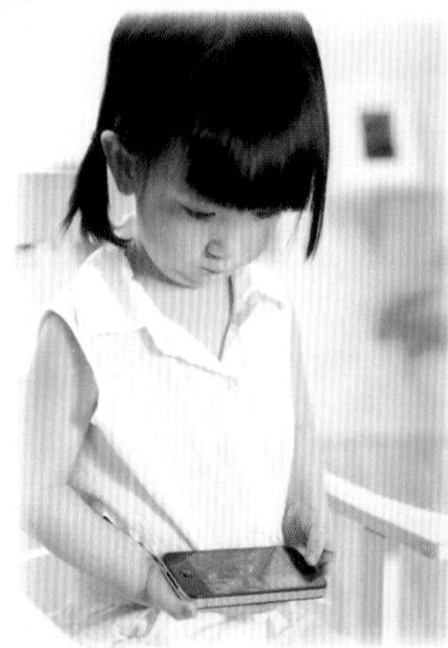

育儿要点

经常提醒宝宝不要用手揉眼睛

◎关键点：卫生 健康…

有的宝宝困了或累了时有用手揉眼睛的习惯，家长应告诉宝宝，每个人手上都带有人的眼睛看不到的细菌，如果用手搓眼睛会让细菌侵入眼内，引起眼睛充血、发炎、感染等。

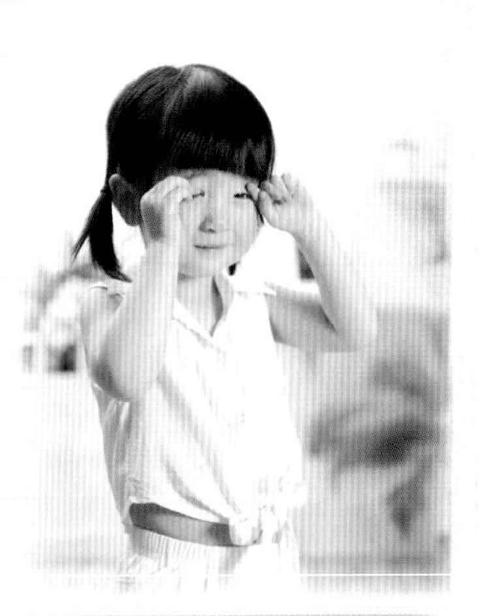

育儿要点

沙尘眯眼后不要乱揉

◎关键点：擦洗…

用手揉眼睛时，就会把细菌送到眼皮里去。遇到这种情况，妈妈应教育宝宝先闭上眼睛，使眼睛充分分泌泪水，再用手把眼皮开闭几下，或者眨动眼皮让眼泪把沙子冲出来。如果眼泪无法将异物冲出时，可请家长帮助把眼皮翻过来，找到异物，用于净的手帕蘸水，轻轻地把它擦洗掉。如仍然取不出来则要带宝宝去医院。

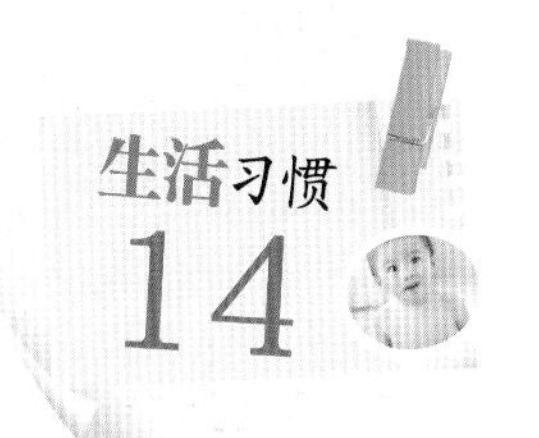

婴儿侧卧的睡姿更健康

让宝宝从小养成健康的睡姿

睡姿有多种，睡觉采用什么姿势对正处在生长发育中的宝宝很重要，尤其是对于患有某些特殊疾病，或者处于特殊状况的宝宝来说，睡姿则显得更为重要了。

育儿要点

有利于宝宝健康的睡姿

◎关键点：睡姿…

仰卧

有60%的人选择仰卧睡姿，其优点是不压迫身体脏腑器官，对血液循环有利，符合睡眠卫生。缺点是容易导致舌根下坠，阻塞呼吸，不适于打鼾和有呼吸道疾病的宝宝。需要注意的是仰卧时不要将手放在胸部，否则容易梦魇。

俯卧

5%的人选择俯卧，即趴着睡觉。其优点是睡觉时会感到安全，也有助于口腔异物的排出，同时，对于腰椎不好的人也有好处。其缺点是会压迫心脏和肺部，影响呼吸，患有心脏病、脑血栓、高血压的人不易选择俯卧。

右侧卧

有25%的人采取右侧卧。其优点是不会压迫心脏，睡眠有稳定感；缺点是影响右侧肺部运动，不适合肺气肿的患者。

左侧卧

医生认为，左侧卧容易让人在睡觉时翻来覆去，产生不稳定的睡眠。而且，由于人体心脏位于身体左侧，左侧卧会压迫心脏，所以它是一种很不健康的睡姿。

育儿要点

婴儿最健康科学的睡姿

◎关键点：侧卧…

侧卧睡姿在发生呕吐时，有利于呕吐物的排出。但是由于新生儿的头颅骨骨缝尚未完全闭合，长期侧向一边睡可能会导致头颅变形。故应左右两侧交替着睡。如果婴儿吃完奶后易溢奶，可在喂完奶后，让婴儿取右侧卧位，以减少溢奶。一般每4小时左右，给新生儿调换一次睡姿，同时注意不要把耳轮压向前方，以免久压变形。

育儿要点

欧美国家的婴儿俯卧

◎关键点：俯卧…

多数欧美国家的母亲认为，俯卧姿势便于宝宝胃肠道内的气体排出，而且不容易引起腹痛。对于刚出生的宝宝，俯卧姿势可预防由于呕吐奶汁而引起的窒息。同时，头的后部也不会因仰卧而出现扁平变形等。但是，刚出生不久的新生儿颈部肌肉长得不结实，自己还不能抬头，如不注意很容易堵住鼻口呼吸，造成宝宝呼吸道阻塞，甚至窒息死亡，因而须有专人看护，随时注意宝宝的呼吸道是否畅通。

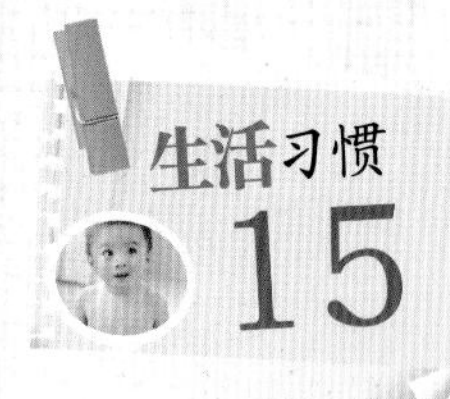

生活习惯 15

独睡有利于健康

让宝宝学会独立睡觉

让宝宝独自睡眠不仅可培养宝宝良好的睡眠习惯，而且对宝宝的身体健康也大有好处。

育儿要点

独立睡眠的必要

◎关键点：健康…

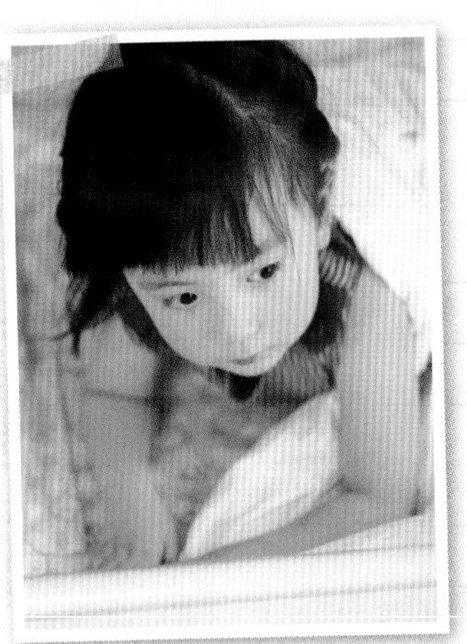

首先是有利于健康。宝宝与大人睡在一起不利于健康发育，因为在这种睡眠的小环境中，充满了大人呼出的二氧化碳，可使宝宝整夜处于缺氧状态，而出现睡眠不安、做噩梦、惊哭惊叫，影响睡眠质量，而且大人呼出的气体交融在一起，使空气污染混浊，增加宝宝遭受感染的机会。

其次，影响睡眠质量。宝宝与大人常常会因为翻身而互相影响睡眠，尤其是宝宝睡熟后可能会横七竖八地乱翻动，势必影响大人的休息。有利于宝宝性别意识的培养。宝宝已开始注意男女之间的差异，而且他也表现出了对父母双方依恋倾向和崇拜倾向的差异。如果此时不分床，很有可能会助长宝宝的恋父情结或恋母情结，不利于其性心理的健康发育。

还可锻炼宝宝的独立性。让宝宝单独睡觉可以锻炼独立性，培养大胆、勇敢的意志品格，减少对父母的依恋。

育儿要点

宝宝不肯独立睡眠的原因

◎关键点：心理问题…

过分依恋

宝宝希望随时能看到父母，爸爸妈妈不离左右，宝宝心里就会踏实，在他们的潜意识里，安全就等于在父母身边，睡觉的时候更是如此。

恐惧心理

这是宝宝成长发育中普遍存在的一种体验，如害怕妖怪、噩梦等。让宝宝单独睡到暗暗的卧房的时候，他可能会想起看过的电视里的恐怖画面、书里的可怕故事，再加上身处黑黑的房间，将黑暗中朦朦胧胧看到的东西假想成自己担心遇到的事物，更加深了对黑暗的恐惧，不敢自己睡。

空间狭小

习惯了大床的宽敞，突然置身于筑起高高栏杆的小床，空间范围小了，不能充分自由地在床上翻滚了，这也是喜欢随心所欲的宝宝不愿意单独睡的一个原因。

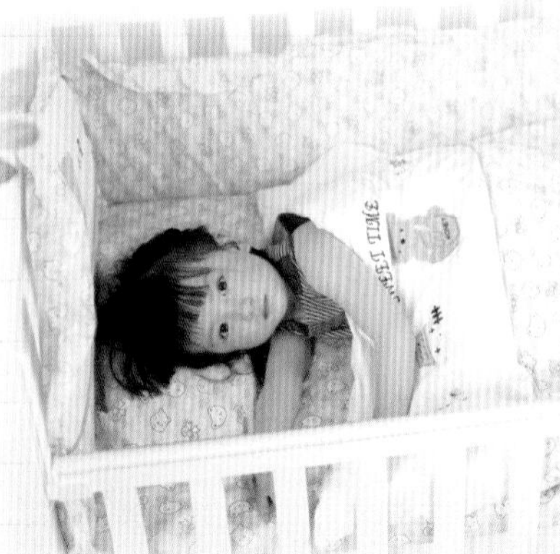

育儿要点

帮助宝宝独立入睡的方法

◎关键点：过渡…

序号	方法
1	将宝宝的小床和大床紧挨放在一个房间，或者让宝宝睡同一个床不同的被子
2	给他放他喜欢的录音带（音乐或故事都行）或者自己给他讲故事、唱歌来陪他入睡，亲亲他的额头，使他感到父母的爱，等他睡着了再离开
3	等到分开房间之后要告诉他灯的开关在哪里，或者在屋里开盏小灯，使房间里不致太黑或者睡觉前找个宝宝喜欢的玩具陪着他来代替父母
4	时有一段独处的时间，节假日让他一个人在爷爷奶奶或外公外婆家里住上几天，有意识地培养宝宝的独立精神
5	委婉而平静地告诉宝宝："很多像你这么大的小孩都会害怕的。""妈妈小时候也害怕过，后来不怕了。"让宝宝明白，不是只有他一个人才会害怕的。允许宝宝将他的恐惧流露出来，并给予开导，使宝宝懂得恐惧是会消失的
6	如果哪天宝宝有特殊原因，如生病、受委屈等要求与大人同睡，千万别拒绝，让他感到在他需要时爸爸妈妈随时在他身边

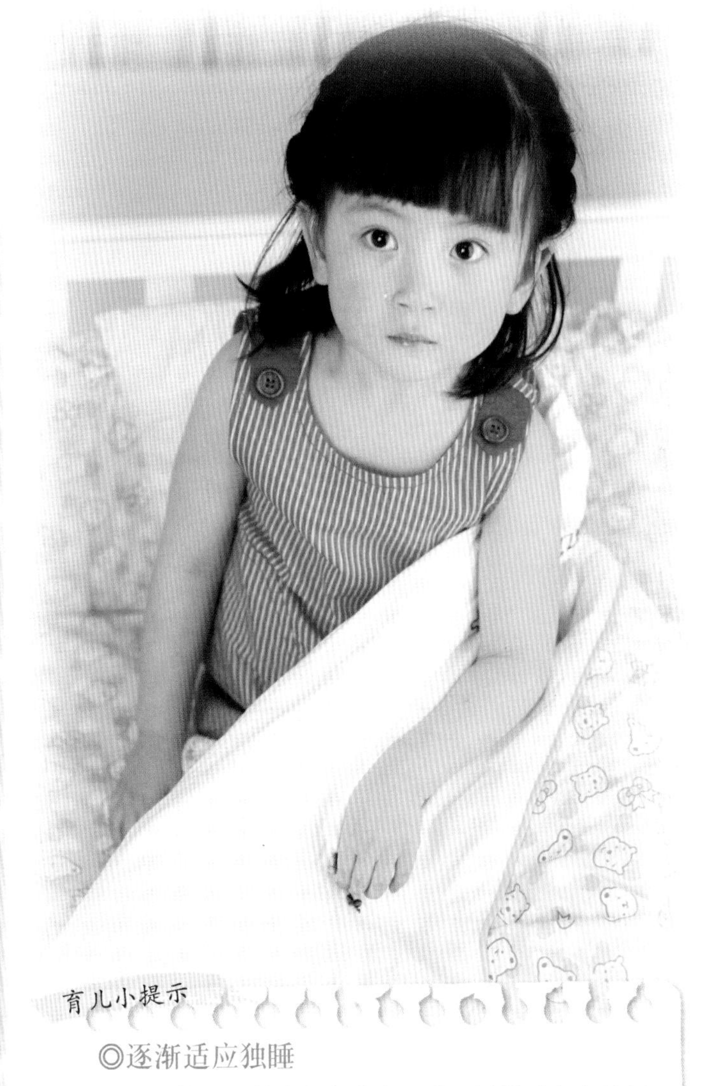

育儿小提示

◎逐渐适应独睡

具体是不是让宝宝独立入睡，还要看宝宝的年龄、宝宝的个人感受和成人的价值观。太小的宝宝夜里需要成人的观察和照顾，就不宜自己单独睡觉，否则出点儿事大人都不能及时察觉。对成人依赖感较强的宝宝感情比较细腻，强制他单独睡觉难度大，也容易影响他将来的心态，所以不能硬来，要让宝宝有一个逐渐适应的过程。

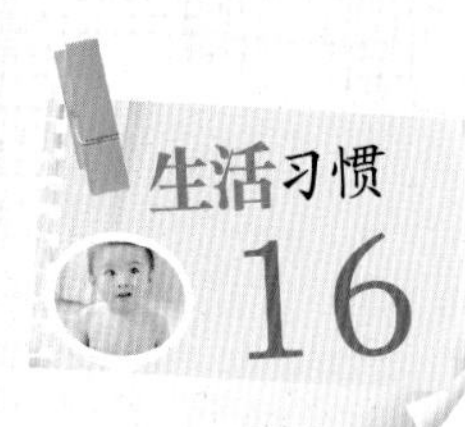

生活习惯 16

要注意生活习惯及饮食卫生

养成吃干净食物的习惯

父母应以宝宝可以理解的方式，让宝宝了解不干净的食物对他的危害，并经常告诉宝宝哪些食物是干净的，哪些不干净，并教宝宝如何将不干净的食物洗干净再吃等。

育儿要点

远离路边摊上的小食品

◎关键点：脏 囊虫…

几乎每所学校、小区附近都挤满叫卖食品的小贩，各式烧烤、冰激凌、面点、叫不上名字的糖果等，吸引着一群群宝宝。宝宝深被这些食物的颜色和特殊香味吸引，不惜将自己的大多数零钱花在这些路边小零食上。

这些食物制作环境卫生很差，没有经过杀菌消毒。很多时候可见有的小贩用拿过钱的手给顾客直接拿食物，而且制作工具也不清洗，用抹布擦一擦即可……一些生羊肉中的囊虫即使经过高温熏烤也无法杀死，而宝宝吃了不洁肉品后，囊虫便可能通过血液钻入人脑中，甚至会引起癫痫。

育儿要点

远离廉价而包装好看的儿童零食

◎关键点：偏食 不卫生 垃圾食品…

不少小食品在花花绿绿的包装掩盖下，质量低劣，没有达到卫生标准。有些小食品滥加色素、防腐剂等，不少宝宝因过量食用小食品导致偏食、厌食等毛病。一些生产厂家放入食品袋中的塑料小玩具大多没有经过严格消毒，而且还涂有鲜艳的色彩。其涂料中含有毒性较强的金属离子化合物，容易污染食品。这些金属离子化合物很容易进入宝宝体内。而且许多小店中的小食品大部分无生产日期，过期食品多，严重危害宝宝的身体健康。

育儿要点

教宝宝一些选择常识

◎关键点：三餐 榜样…

父母自己要正确选择儿童食品的购买场所，给宝宝做个好榜样，要教宝宝到正规商店购买，不买校园周边、街头巷尾的“三无”食品。切忌选择颜色鲜艳、味道特殊的食品，这些食品都是用了大量的色素和香精，对身体有害。让宝宝三餐吃饱，可自带一些水果糕点等健康零食，尽量不要买路边食品。还要教会宝宝在选购食物时看生产日期和保质期，并形成一种习惯。

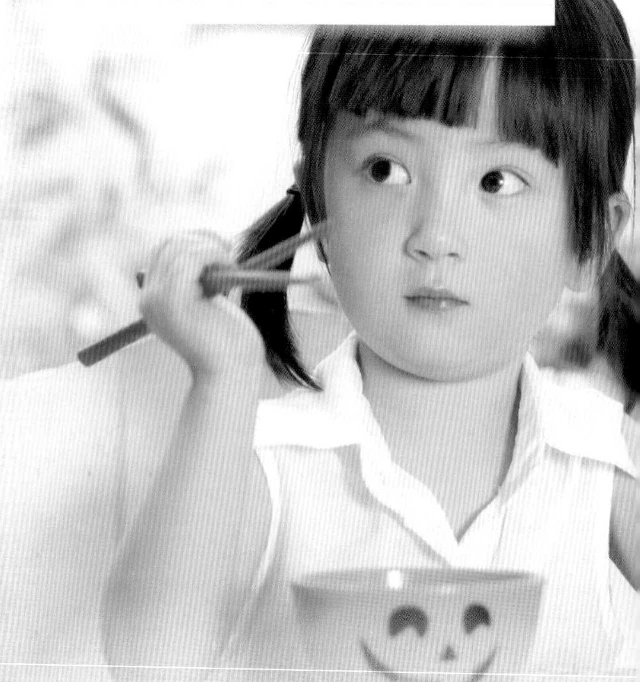

从小就知道要把用过的东西放回原处

把用过的东西放回原处

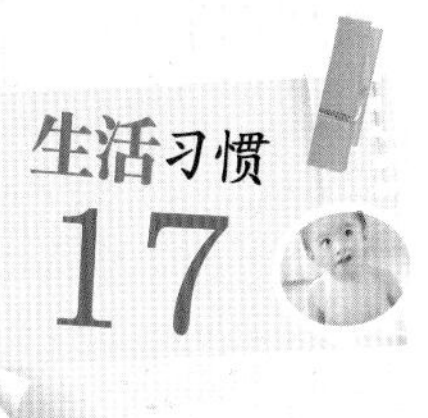

用过自己的东西不放回原处，生活会变得杂乱无章，会影响他人对自己的信任感。用了东西放回原处，能帮助宝宝节省很多不该浪费的时间。

育儿要点

培养思维的有序性

◎关键点：自己动手…

对于比较小的宝宝，思维还未成熟，父母可以帮助他们培养思维秩序。人们的行动是受思维支配的，思维有序，行动才会有秩序。用了东西放回原处，强调的是秩序。让宝宝尝试固定摆放物品的位置，比如说，从幼儿园回家，鞋脱在门廊的鞋架上、大衣挂在衣帽间、书包放在书桌上等。教宝宝学会将物品归类，比如将书籍、衣物等物品分类，分别置放，常用的东西要放在容易拿取的地点。这些看似小事，爸爸妈妈顺手就能帮宝宝做到的事情，往往最应该由宝宝自己去完成。

育儿要点

建立宝宝的秩序感

◎关键点：习惯…

把用过的东西放回原处，首先强调的是秩序感的建立。从小培养宝宝的秩序感，对未来宝宝做事井井有条打下良好的基础。没有从小的这种教育，宝宝长大后会做事邋遢，没有规则，效率低下。

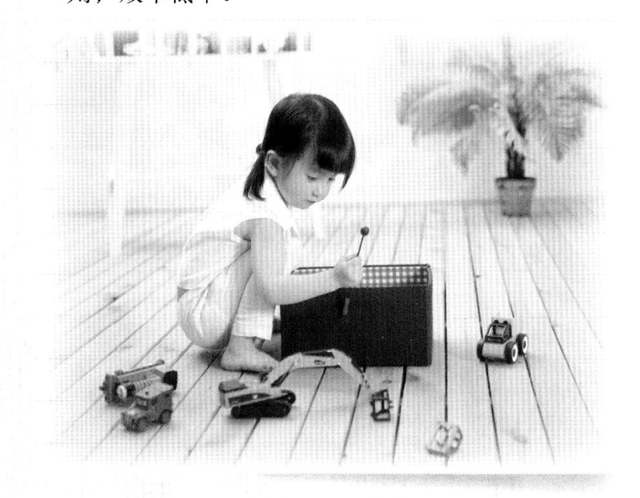

育儿小提示

◎建立公共意识

父母还要告诉宝宝，在公共场合更要注意自己的行为，因为一个人没有做好这一点，就会影响其他的很多人。比如购物时，不能拿了不想要的东西随便一扔，买书时，不能将翻过的书随手一扔等。

生活习惯 18

不懂得正确敲门是家庭教育缺失的表现

进别人的房间先敲门

虽然是一件小事，但透过这件小事，可以反映出一个人的教养，也是对别人的尊敬。父母要从小让宝宝养成进别人的房间时先敲门后进的习惯。

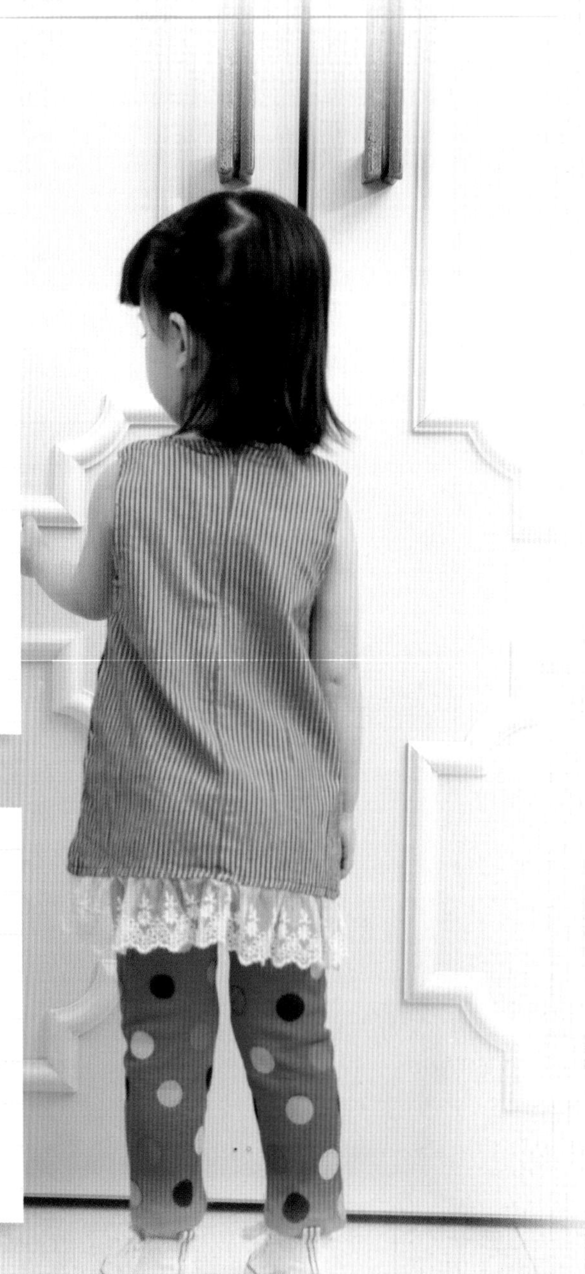

育儿要点

父母进宝宝的房间先敲门

◎**关键点：私人空间 尊重…**

家庭成员之间，包括宝宝，都有自己的私人事务，应该互相尊重对方。父母也要尊重宝宝，进宝宝的屋子时要敲门，不能让宝宝单向尊重自己，服从自己，而认为宝宝没有任何隐私可言。有句话，“小时候不把孩子当人看，长大了他就做不了人”，只有把宝宝当人一样地尊重，他将来才能像人一样地生活，自尊自爱。当家长要求宝宝做什么的时候，一定要自己先做到，就算不能给宝宝树立成功榜样，也应该尽量做到和宝宝共同学习成长。父母不要把自己做不到的事情强推到宝宝身上，如果想让宝宝养成什么习惯，最好能跟宝宝一起培养、一起坚持。日常生活中父母在进宝宝的房间时首先要敲门，这样宝宝才能重视起来。

育儿要点

敲门要讲究规矩

◎**关键点：礼貌…**

敲门要讲究规矩，尤其是去客人家拜访，更要注重礼仪。首先要弯曲中指轻缓地叩门两三声，停顿片刻，等待主人应门，如果门内没有反应，再多叩几下，声音可以比先前大一点，但绝对不能大力拍打……这些都是琐碎的细节，但正是这些细节，奠定了我们人生的基调，培养了我们严谨平实、尊重他人的品格。

让宝宝学会生活自理

生活习惯 19

养成帮忙做家务的好习惯

让宝宝学会有条理、会安排、巧打算，不仅使宝宝从小学会了自立，而且也使宝宝摆脱了依赖父母的习惯，心理也会健全起来。

育儿要点

培养自理能力必须从小事做起

◎关键点：日常生活…

要想加强对宝宝自理能力的培养，还需要父母下一番狠心，让宝宝自己去做。在日常生活中，有些琐事，例如洗衣服、扫地、整理书包、穿衣服、整理房间、包书皮，这些事情都应逐步交给宝宝自己完成。

育儿要点

让宝宝多干一些力所能及的事

◎关键点：责任心…

对学龄前的宝宝来说，自己管理自己的日常事务，这是能够办到的事情，虽然有时可能引发宝宝的不快。但从长远来看，却非常有利于宝宝的发展，父母只要把道理给宝宝讲清楚，宝宝还是很乐意去做的。让宝宝参与家务劳动，可以使宝宝学会简单的统筹方法，例如，学会平行地做两三件事而不致手忙脚乱，做事的计划性也要好于同龄小伙伴。

其实，做家务可以帮助宝宝确立对家庭的责任心，使他与长辈有休戚与共的感受，这对宝宝控制自己的情绪，了解及体察父母的情绪变化，有着很好的效果。让宝宝反复做同样的家务，如擦地板、择菜、晾衣服等，对宝宝的忍耐力也是很好的锻炼。当宝宝学会处理一件日常事务后，父母如果夸奖他一番："真不错！真能干，是个大人了！"那么，宝宝的兴致一定会更高，做起事来一定更积极、更快乐。

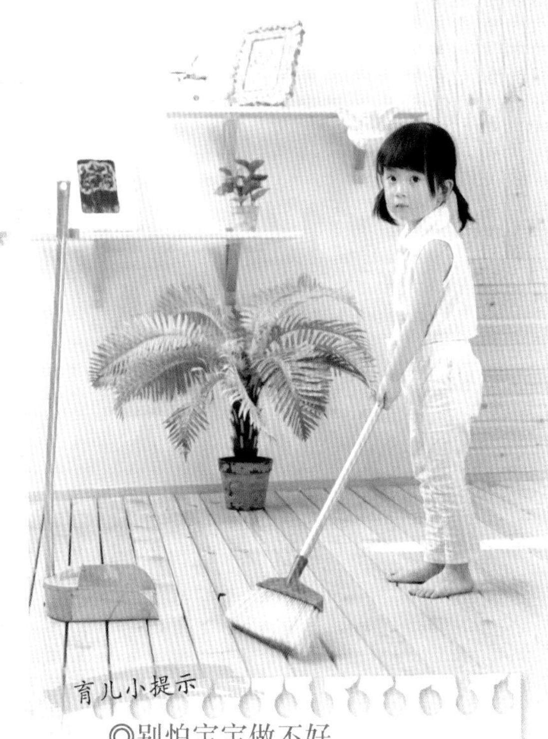

育儿小提示

◎别怕宝宝做不好

有的人认为，宝宝年纪太小，许多事情都办不好，因此不愿放手让宝宝多干活，唯恐宝宝把事情办砸了。其实越是对宝宝束手束脚，越会使宝宝形成依赖心理。宝宝会想：反正这样的事情轮不到我，我还不如自由自在地玩呢！

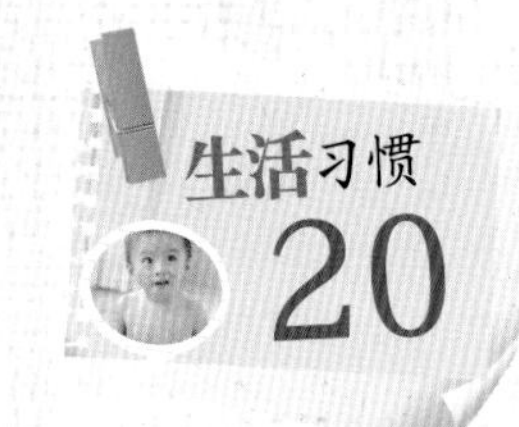

让宝宝做事“快”起来

养成不拖拉的好习惯

宝宝贪玩、受到不应有的干扰、因为问题难以解决而犯愁犹豫，这都可能养成宝宝拖拉的习惯。这时，父母要帮助宝宝找出原因，对症下药，才能达到理想的教育效果。

育儿要点

多给宝宝一些鼓励和奖赏

◎关键点：愉悦的心情…

表扬和鼓励比批评和指责能更有效地激发宝宝的积极动机，宝宝受到的表扬越多，他对自己的期望也就越高。

宝宝都较为看重来自外界的承认或认同，因此，要想让宝宝不再那么拖拉，父母改变对宝宝的评价是必须的。如果父母能经常对宝宝说：“你如果再快一点儿就更出色了”，“做得真棒，加油啊”，“真好，现在用不着老提醒你了”。宝宝便会受到正面的外部刺激，而这些真诚的鼓励是能够打动宝宝的，宝宝为了不让父母失望，下次做事就会有意识地提醒自己快点儿。

另外，为了使宝宝更有动力，当他做事的速度比以前加快时，父母还可以适当地给予一些物质奖励，比如给宝宝加一个小红星，带宝宝到公园游玩，给宝宝买他想要的玩具等，这样常常能够收到很好的效果。

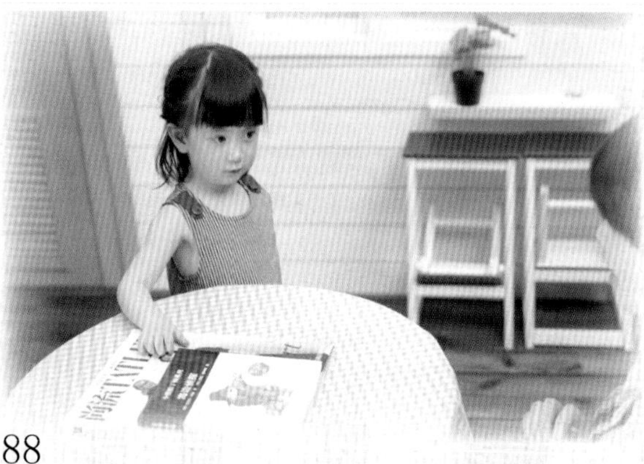

育儿要点

让宝宝知道拖拉要付出代价

◎关键点：赏罚得当…

很多宝宝早晨起床非常拖拉，父母急得不得了，总是帮着宝宝穿衣服、系纽扣，但是宝宝却一点也不着急，最后，父母还得赶紧开车把宝宝送到幼儿园。其实，父母这种做法正是促成宝宝拖拉的原因之一。宝宝会觉得，慢点没关系，反正迟到不了，还有爸爸妈妈呢！

当宝宝拖拉的时候，父母正确的做法是父母不要急，让宝宝自己急。妈妈不要帮他穿衣服、洗脸，可以站在一边说：“再不快点可要迟到了，我可不帮你。”这种提醒的话只说一遍即可，不要反复唠叨。

如果宝宝迟到，老师肯定会问迟到的原因。如果宝宝说“妈妈没帮我穿衣服”之类的话，老师肯定会采用一定的教育方法对宝宝进行教育。宝宝以后就会认识到拖拉给自己带来的害处，第二天他就会自己加快速度。

育儿小提示

◎父母不要给宝宝做坏榜样

宝宝的磨蹭行为还可能和父母自身的行为有关。有的父母平时喜欢边吃饭边看电视或书报，有的父母也会因疲倦或懒惰做事拖时间，这些行为影响着宝宝，非常容易使宝宝养成注意力不集中、办事拖沓等不良习惯。父母要注意自己的言行，为宝宝做个优秀的榜样。

改变宝宝胆小的机会

生活习惯 21

自己招待小客人

父母平时要注意收集宝宝感兴趣的卡通片、故事角色、近来爱玩的小游戏，这样才能准确无误地找到宝宝喜欢的话题，宝宝就不会抗拒和客人一起交流了。

育儿要点

父母的言传身教很重要

◎**关键点：自信…**

很多家长都希望自己的宝宝能自信、热情地招待客人。可是每当客人来的时候，向来聪明活泼、伶牙俐齿的小家伙一下就变得“沉默寡言”了，他们有时候会表现得很拘谨、不自信，好像这里不是他自己的家，有时候躲在自己的房间不愿意出来。

出现这些情况的时候，家长应该采用正确的教育方法对宝宝进行引导，让宝宝做个小主人，替妈妈周到地招待客人就是个好方法。父母的言传身教，是宝宝学到正确的礼仪最快速、最有效的办法。当宝宝看到父母自信地接待客人，自然也会进行模仿。

育儿要点

多了解宝宝的特点

◎**关键点：交往能力 分享…**

父母可以利用来客人这个机会，发展宝宝的社会交往能力，也是帮助宝宝形成自我概念的好机会。让宝宝了解“我在客人眼里是个什么样的宝宝？”但是，家长一定要注意，不要对宝宝提出“不可能完成的任务”，比如，对于2～3岁的宝宝，没有必要让他和小朋友分享他最心爱的玩具，因为这个年龄段的宝宝“所有”概念正在形成，如果家长采用强硬的方式让他们提前“分享”，那么会给他们造成混乱。

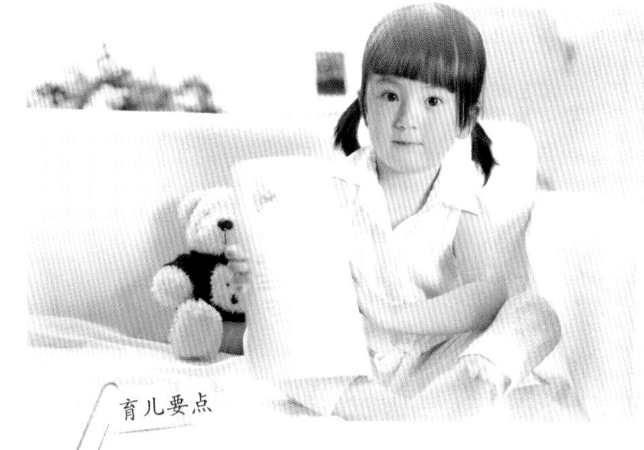

育儿要点

让宝宝主动招待客人

◎**关键点：游戏…**

让宝宝当妈妈的小助手

如果宝宝胆子很小，可以让宝宝当妈妈的小助手，最好先从他拿手的活儿做起，这样不仅会增加他的自信，也更能让他在客人面前表现得自在轻松。不要让宝宝端咖啡、茶一类热的饮料，以免烫伤宝宝。

和宝宝做个招待客人的小游戏

妈妈可以将一些招待客人的礼仪知识穿插到游戏中去，宝宝可以更好地理解这些礼仪知识。只要宝宝有兴趣，游戏可以每隔一段时间玩一次。当真正的客人来的时候，为了消除宝宝的紧张感，可以告诉宝宝今天的招待客人小游戏增加了新成员，让宝宝在游戏中逐渐增强自信。

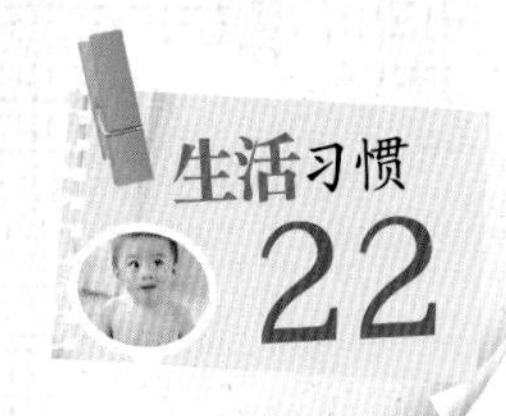

帮宝宝建立金钱、理财观

让宝宝正确认识钱

在宝宝小的时候就让他们自己管理一些钱，并且帮助他们养成通过自己攒钱买想要东西的习惯。这样可以使宝宝们更全面地理解金钱并慢慢学会如何进行金钱的管理。

育儿要点

让宝宝知道金钱来之不易

◎**关键点：珍惜…**

一般宝宝开始进入幼儿园的时候，爸爸妈妈们就开始给宝宝零用钱了。在第一次给宝宝零用钱的时候，爸爸妈妈们就要记得明确地告诉宝宝，那些钱是爸爸妈妈通过辛辛苦苦的工作才换来的，要懂得珍惜，不可以随便地浪费掉，让宝宝在一开始接触钱的时候就有金钱得来不易的意识，那么就会为宝宝产生存钱意识打下好的基础。

育儿要点

让宝宝自己管理一点钱

◎**关键点：理财…**

给宝宝一些金钱资源，放手让他在一定范围内自己去支配，能够很好地培养宝宝的能动性和理财观。例如，可以不给宝宝买他想要的玩具，但要允许他用自己的零用钱买。那么宝宝就会克制自己买小零食的欲望，然后去努力攒钱，等经过一段时间，他就可以获得自己想要的东西了。当然宝宝也有很多克制不住自己欲望的时候，有时冲动之下买到了次品，转眼就会非常后悔，但那是他自己的决定，要让他自己负责。久而久之，宝宝就会学会攒钱，学会自己对金钱做很好的安排，也就慢慢地学会了理财。

育儿要点

为宝宝的目标设定期限

◎**关键点：有目标…**

如果宝宝想要买一件自己喜欢的而且不算很贵的玩具时，爸爸妈妈们就可以利用这个机会，来教宝宝存钱。爸爸妈妈们可以为宝宝订一个明确的计划：告诉他每天应该存多少钱，这样存多少天就能买到那个自己想要的东西。然后最好把宝宝的存钱计划张贴在宝宝易看到的地方，让宝宝能时时看到自己的目标。那么，宝宝就会有目的地把爸爸妈妈给的零用钱积攒起来，那么宝宝就有了初步的储蓄意识了。

育儿要点

在尊重宝宝的基础上给予建议

◎**关键点：辅助…**

零用钱可以被宝宝们用来去满足那些爸爸妈妈们无法理解的消费欲望。爸爸妈妈们要在尊重宝宝自主零花的基础上，给宝宝提一些建议。如果管得过严，宝宝就成了储蓄罐，完全失去了利用零用钱，来培养宝宝理智消费能力和理财本能的意义。

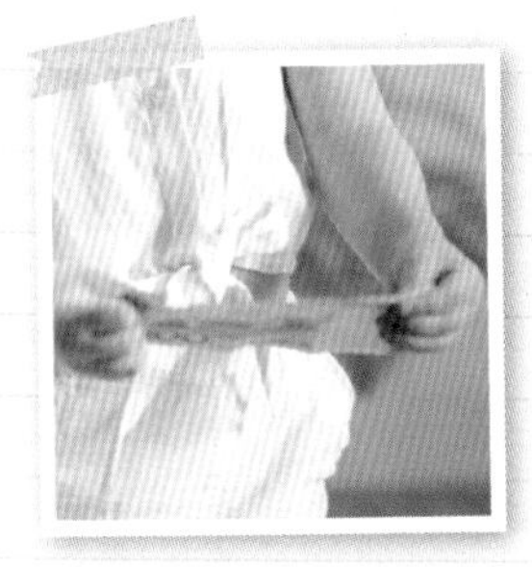

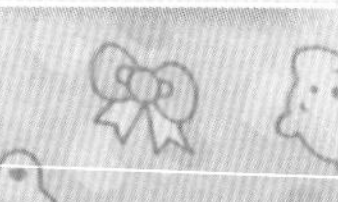

培养宝宝的时间观念是一件循序渐进的事情

培养宝宝的时间观念

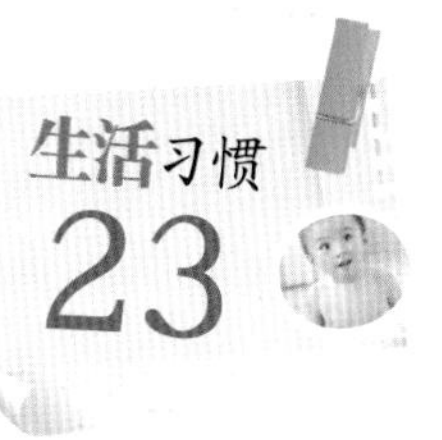

父母首先要在思想上重视，态度要平和，言语要温和，行为要耐心。日积月累，宝宝就会形成规律、秩序、稳定且有效的时间观念，这是一个对宝宝终身有益的好习惯。

育儿要点

制订科学合理的作息时间表

◎关键点：规律作息…

父母要根据宝宝的发育情况，为宝宝制订科学而又合理的作息时间表，引导并帮助宝宝依照时间表上的内容有条理地完成，养成宝宝作息规律的习惯。父母在和宝宝做游戏的时候，可以让宝宝在规定的时间内完成游戏任务，让宝宝在快乐中学会合理分配时间。例如，父母和宝宝进行比赛，看谁在规定的时间内，把玩具摆得又好、又快，这些小游戏都有助于让宝宝在规定的时间内，集中精力完成一件事。

育儿要点

让宝宝认识时间

◎关键点：遵守时间…

0～6岁宝宝的思维是以具体形象思维为主，在他们的头脑中，还很难正确认识时间的概念，父母可以借助生活中的具体事情，让宝宝感知时间的存在。也可借助宝宝的成长以及通过比较不同阶段人的外貌特征，让宝宝体会时间流逝在人身上发生的变化。父母要帮助宝宝养成严格遵守时间的习惯。例如，玩玩具、画图、做游戏等都要按时进行，按时结束，让宝宝从小要养成遵时、守时、惜时、对时间有紧迫感的好习惯。当宝宝在思想上有了时间观念之后，做事就不会太拖拉了。

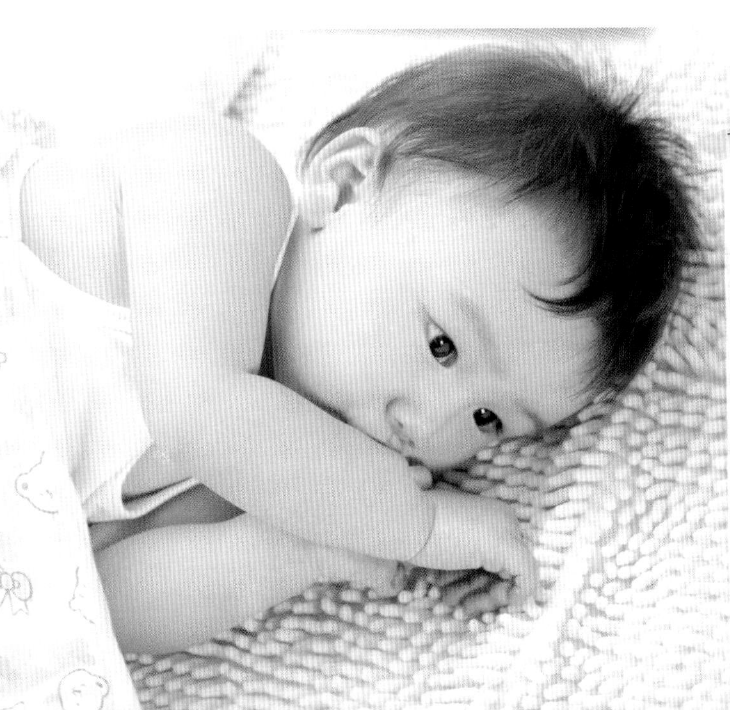

育儿小提示

◎教3～4岁的宝宝认识时间

对于3～4岁的宝宝，可以运用已掌握的数学知识来感受时间。三岁的宝宝已经认识不少数字了。父母可利用数字，让宝宝了解时间流逝的感觉。例如在捉迷藏时，请宝宝数到10再睁开眼睛，让他感受到时间如何在数数的过程中就流逝了。此外，父母还可以让宝宝感受时钟指针的转动，并运用时钟来限定活动时间。例如，告诉宝宝，当分针指到7时就可以玩玩具了；当分针指到9时，就该结束了。这样，在日常生活中让宝宝按时开始并按时结束各项活动，以养成珍惜时间的好习惯。

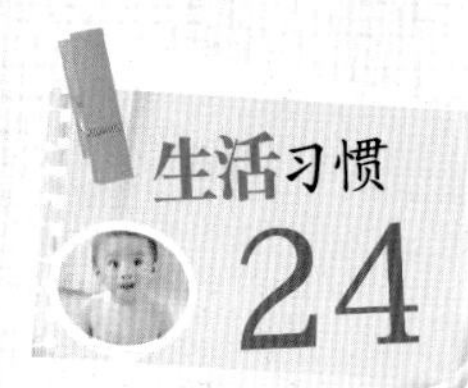

重点是找到说谎的原因

不让宝宝养成说谎的习惯

每个宝宝都会有缺点。许多父母常采用惩戒的方法来纠正宝宝的说谎行为。这种最简易的方法也最容易让宝宝产生抵触情绪，甚至拒绝改正错误。

育儿要点

分析宝宝谎言背后的真实原因

◎关键点：榜样 诚实…

对于撒谎的宝宝，父母首先要追究撒谎的原因，对症下药。大人尽量不要在宝宝面前撒谎，如果宝宝不小心在外人面前抖落出父母的“秘密”，也不要为了消除尴尬说些假话打圆场，也不要回家之后教训宝宝，因为这样做无形中指教宝宝说假话。与父母一时的尴尬相比，还是宝宝一生的诚实品格重要。

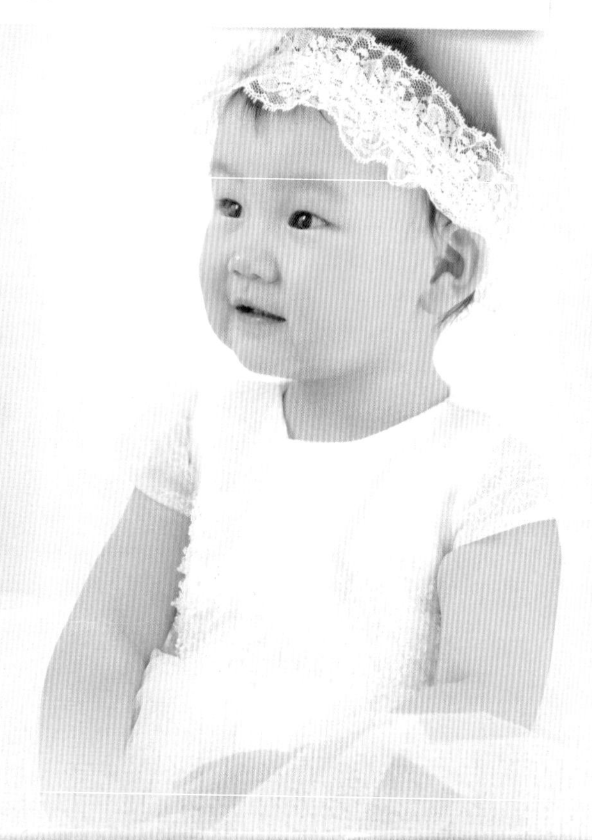

育儿要点

不要惩罚说实话的宝宝

◎关键点：温和态度…

身为父母，我们要鼓励宝宝说老实话。在宝宝做错事后，如果能够诚实地向父母汇报，我们就不要再以强硬的态度去批评宝宝。有的父母要让宝宝诚实，可当宝宝承认了一件不好的事情时会翻脸大发雷霆，那下次宝宝就不敢再诚实了，用谎言逃避惩罚。

育儿要点

采取冷处理的方式

◎关键点：冷处理…

有时候宝宝撒了谎，父母可先别揭穿他，采取“冷处理”方法，让宝宝自己反思、承认错误。这样比严厉惩罚一顿更有效。

爸爸妈妈是宝宝最好的榜样

让宝宝爱上分享

生活习惯 25

宝宝只有学会与人分享，才能更顺利地被别人和社会接纳，并获得很多的友谊和快乐。如果爸爸妈妈们以身作则并鼓励宝宝与他人分享的话，宝宝也会慢慢喜欢上与人分享的。

育儿要点

让宝宝看到分享的好处

◎关键点：熏陶…

一般情况下，大方的爸爸妈妈更容易培养出大方的宝宝。比如每次出去旅行，就会给朋友们带小礼物的爸爸妈妈，那么这个好习惯也会传递给宝宝。再比如家里每次做了好吃的，就会想到与左邻右舍分享的爸爸妈妈，他们的宝宝也爱与自己的小朋友交换东西。爸爸妈妈们要注意，让宝宝看到乐于分享的种种好处，比如由于上次送给邻居好吃的糖醋排骨，这次全家吃到了邻居从美国带回来的新奇特产，等等。

育儿要点

从亲子开始培养分享习惯

◎关键点：养成习惯…

在宝宝成长的路上，爸爸妈妈是他们最不设防的人，他们从不会担心爸爸妈妈会抢走自己的东西，所以他们更容易和爸爸妈妈一起分享。所以，当宝宝在吃可口的点心时，爸爸妈妈可以说："妈妈对你这么好，可以给妈妈吃一口吗？"也可以提出宝宝和爸爸妈妈一起玩玩具。当宝宝表示愿意时，一定要记得夸奖他，让宝宝觉得与人分享是一件很快乐的事情。

育儿要点

与宝宝一起商量如何分享

◎关键点：规则…

爸妈们可以和宝宝一起商量分享的方式，并制定一个大家一致通过的规则，这对宝宝很有约束力，为了能被大家接受，宝宝就会不得不遵守诺言。一起商量能够让宝宝从共同参与中产生认同感，体验到分享的快乐。而在宝宝可以接受的一起分享的过程中，他会慢慢感受到与别人一起分享会更快乐！

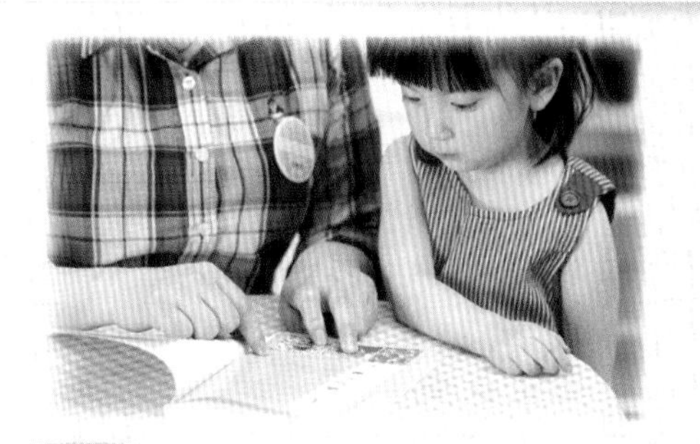

育儿小提示

◎不要拒绝宝宝的分享

也有些时候，宝宝会主动和爸爸妈妈们分享某个东西或者自己的食物。比如他们会主动把自己可口的饼干递给爸爸妈妈吃。而这个时候，很多爸爸妈妈们由于太过疼爱自己的宝宝，只顾着一味地感动："嗯，乖孩子，妈妈不喜欢吃，你吃吧！"显然，这个时候，我们已经拒绝了宝宝体会分享乐趣的机会，甚至强化了宝宝的独享意识。

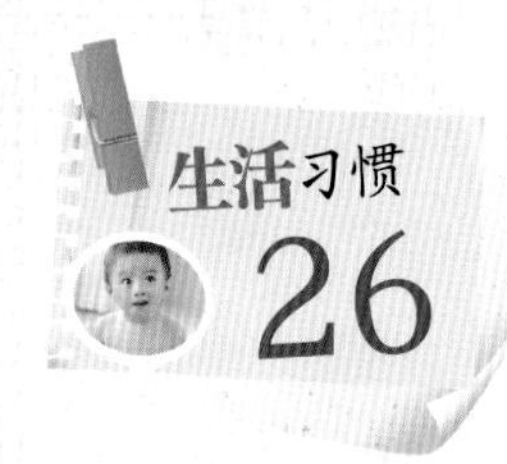

生活习惯 26

让宝宝做个文明的宝宝

教宝宝保持公共环境卫生

父母要给宝宝做个好榜样，尤其是父亲，更要养成不随地吐痰的习惯。如果父亲当着宝宝的面随地吐痰，却口口声声要求宝宝不能随地吐痰，那就有些虚伪，难以让宝宝信服。

育儿要点

做个不乱丢垃圾的宝宝

◎关键点：礼貌…

平时出门时可让宝宝拿个塑料袋，产生的垃圾如果不方便丢的话可暂时装到塑料袋子里，遇到垃圾桶时再丢。如果在路上看见别的宝宝乱丢垃圾可明确告诉宝宝，那些乱丢垃圾的宝宝不对，不能模仿。

育儿要点

做个不随地吐痰的宝宝

◎关键点：模仿性 方法…

父母要从小告诉宝宝随地吐痰的危害，并告诉宝宝随地吐痰是件很不光荣的事情。同时还要教宝宝正确地处理痰液的方法：随身携带手纸，如果有痰液可在厕所或躲过人群将痰液吐在纸里扔到垃圾桶中。

育儿要点

做个不乱涂乱画的宝宝

◎关键点：有意识 自觉…

年龄比较小的宝宝并不是有意要弄脏墙壁，他不了解为什么只能在纸上画，而不能在其他地方画；只觉得门和墙壁大，画起来开心、方便，可以随心所欲，无拘无束。年龄稍大一些的宝宝虽然知道不该在墙上乱画，但由于自制力差，当他高兴地拿到笔时，常常忘记成人对他提过的要求。无论是哪种情况，都应该让宝宝懂得，到处乱涂乱画是不对的，只能在纸上画。从宝宝拿到笔学画画，或任意涂鸦时，父母就要给他一张大的纸，告诉他只有画在纸上，不能在桌子、椅子及墙上画。

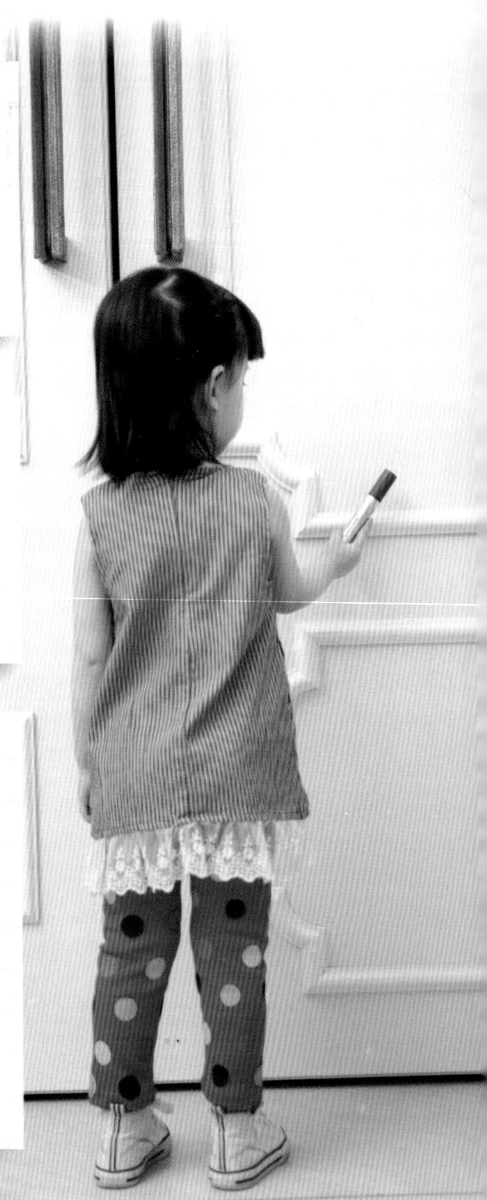

宝宝6个月后就可以开始阅读图画书了

生活习惯 27

要宝宝从小养成阅读习惯

在晚上睡觉前，给宝宝经常讲故事，阅读名著，对于宝宝的语言智能发展有很大的帮助。

育儿要点

为宝宝精心选择阅读的图书

◎关键点：名著 故事…

选择图书的时候，可以挑选一些质量较高的经典名著和儿童故事，并且要尊重宝宝的意见，挑选宝宝所喜欢的书籍，这样不仅可以让宝宝在阅读的过程中享受一种语言氛围，而且可以培养宝宝的勇敢、勤劳和关爱。

育儿要点

一切从兴趣出发

◎关键点：爱好…

父母在平常的时候要多多地关注宝宝的兴趣所在，抓住宝宝的兴趣才能强化效果。例如，宝宝喜欢小动物的图书，可以经常带宝宝去动物园、科技馆和海洋馆来让孩子认识动物，告诉宝宝每一个动物的名称和生活习性，然后在睡前多读一些和动物相关的图书。宝宝喜欢汽车，可以给宝宝提供尽量详细和多的图片和知识，可以拓宽宝宝的知识面，增强他的求知欲，让宝宝从兴趣开始不断对阅读越来越有兴趣。

育儿要点

让宝宝学习古诗词

◎关键点：背诵 朗读…

很多的爸爸妈妈都认为，教宝宝背诗虽然可以提高宝宝的文学意境，但是宝宝的年纪这么小，一定不能理解得清楚，经常是让宝宝一直重复地单调背诵，而不去讲解其中的内在意境。诗词是精练的语言，教给宝宝读古诗不要过分的苛刻，应该合理引导宝宝学习，也可以通过小游戏、小童谣或者一些歌曲来帮助宝宝学习诗词，并且配合着一些肢体动作，鼓励宝宝从诗句中发现自己所认识的词句，自由灵活地运用诗句和自己的日常生活联系起来，培养宝宝的语言兴趣。

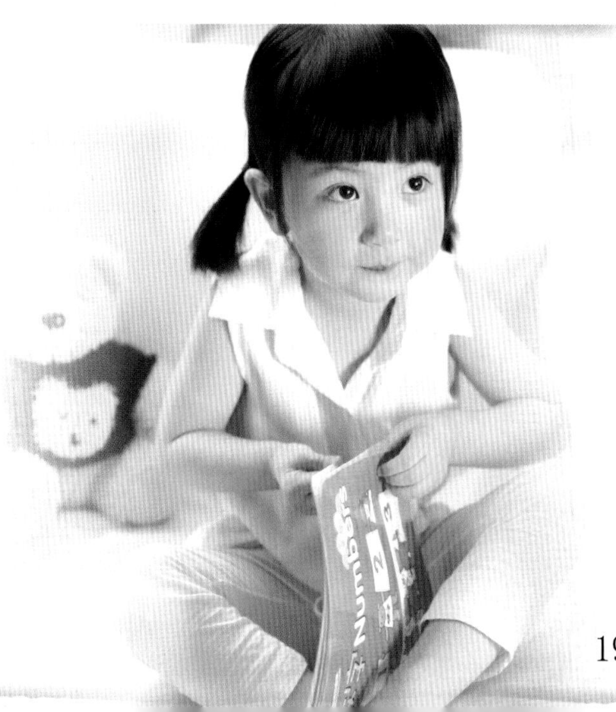

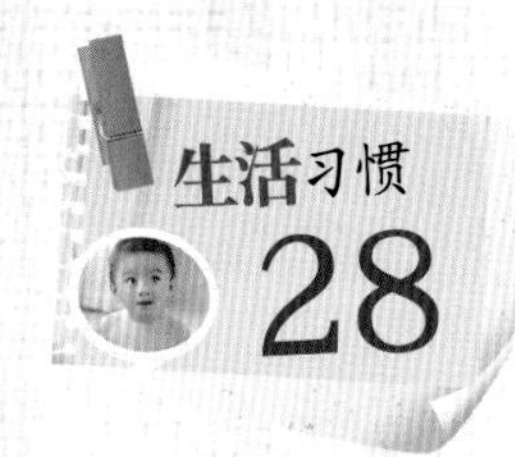

教宝宝应对陌生人时也要把握好度

教宝宝正确地对待陌生人

不能过分强调“所有的陌生人都是坏人”的思想。只是简单地叮嘱宝宝“不要随便跟陌生人说话”会制造宝宝对陌生人恐惧心理，可能会造成宝宝过度保护自己、不信任他人。

育儿要点

有陌生来电怎么办

◎关键点：不透漏信息…

怎样在电话里得体地应答，才能既听上去有礼貌，又避免透露宝宝是一个人在家或与保姆在家的情况？一般来说，宝宝接到陌生电话时不能告诉他家里的信息，如不要说“我爸爸妈妈不在家，请你晚上再打过来”，而可告诉他，爸爸在洗澡或妈妈在楼下的超市给我买果冻，让他以后再打。也可向对方索要电话，说“我爸爸一洗完澡就让他打给你”，一般“有危险的陌生人”都不会把电话留下来。

育儿要点

陌生人搭话怎么办

◎关键点：不说话…

宝宝独自一人在花园里玩耍时，如有个陌生人来告诉宝宝诸如“你爸爸被汽车撞了，正在医院里急救”之类的话时不要轻易相信。如果他死纠缠，就要边喊救命边向人多的地方跑。

育儿要点

有陌生人敲门怎么办

◎关键点：不开门…

“不给陌生人开门”是一条铁纪律，从宝宝拥有独立开门的能力开始，就要让宝宝记住。对于稍微大一点的宝宝，父母可告诉他，哪些人来了可以开门，除此以外的人不许开。要让宝宝养成先看猫眼再开门的习惯。有时宝宝单独在家时会有送奶费、收垃圾的人敲门，也有陌生人拿着宝宝喜欢吃的食物，告诉宝宝是妈妈或爸爸委托送来的。这种情况千万不要开门。宝宝可这样说：“我爸爸现在在午睡，不方便叫醒他。请半个小时后再来好吗？”或者这样说：“我现在没有钱给你，等我妈妈洗澡出来。”……避免向陌生人透露家中只有宝宝一个人。

育儿要点

不要把自己的情况随便告诉陌生人

◎关键点：警惕…

如果在爸爸妈妈的视野范围内，宝宝与其他陌生小朋友以及带他们的大人们一起玩，这种情况一般都是比较安全的。但如果有人套问宝宝父母的工作、家庭和幼儿园住址等，就有“热心过度”之嫌，宝宝不要理会，并赶紧往大人处走，也可以对陌生人说：“这些我都不记得了，要不你去问我爸爸？我爸爸就在那边！”如果陌生人有不良企图，一定会逃之夭夭。

尊敬老人要从小做起

让宝宝学会尊敬老人

生活习惯 29

越来越多的宝宝喜欢勒令自己的爷爷奶奶做这做那，当佣人使唤，对长辈毫无感激与尊敬之意。出现这种差别的原因就在于有些父母对宝宝的教育不到位。

育儿要点

要充分发挥榜样的教育作用

◎关键点：榜样 善待…

因为在年幼的宝宝眼里，父母的行为永远是对的，只要爸妈能做，自己就能做。所以，父母只有对老人发自内心的尊敬，才能让宝宝有所体会，并牢记心头。父母在与老人（自己父母、公婆、岳父母和其他老人）相处中，态度应谦逊、彬彬有礼、关心照顾、体贴入微，如在家给老人端茶送水，在公共场合，给老人让座让道。父母的言行，宝宝看在眼里、记在心上，表现在自己的行动中，他们会像父母一样善待老人。

育儿要点

纠正宝宝的不良行为

◎关键点：冲动 改正…

宝宝易冲动、自制力差，他们的行为往往受情绪支配，容易出错，常常做出对老人无礼的举动，如对老人发脾气、摔东西、不理睬等。一旦发现这些问题，成人一定要舍得管教，严肃批评，耐心说服，使宝宝认识错误。尤其不放过“第一次”，严格把关。迁就容忍只能招致更多的过错，使宝宝养成不良习惯。

育儿要点

从生活中的点点滴滴做起

◎关键点：礼貌 习惯…

生活中的事情都是琐碎、繁杂的，但正是这些小事，才更容易培养宝宝的习惯。在日常生活中，大人必须处处留意，对宝宝从“小事”入手，加强培养。如：经常让宝宝帮老人做事情，用礼貌语言与老人交往（常用“您好”、“再见”、“谢谢”、“请慢走”等），关心、慰问生病的老人等。日积月累，宝宝的良好习惯便会逐渐养成。

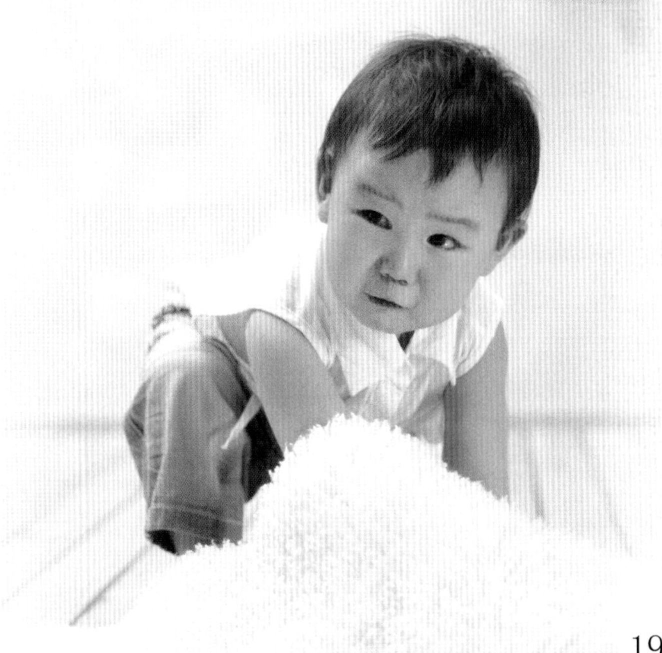

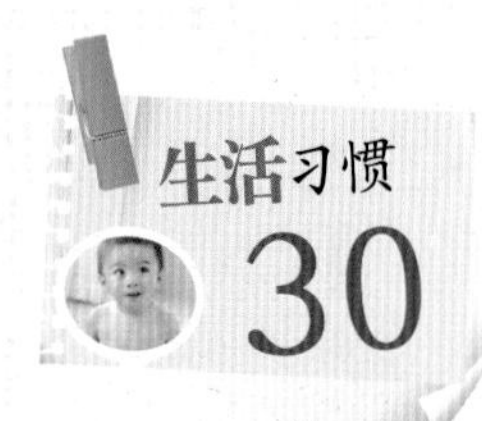

生活习惯 30

宝宝的健康成长需要群体生活

积极鼓励和同伴合作玩

宝宝学习与同伴合作玩，如两个人一起搭积木，一起踢小皮球等。这样能培养宝宝相互合作的意识。

育儿要点

教给宝宝一些基本的交往技能

◎关键点：分享 交往…

教宝宝用商量的语气与小伙伴说话，如“我能玩你的玩具吗”、“我们一起去玩吧”；能主动热情地接受小伙伴参与游戏，分享自己的玩具和食品。这样能使宝宝克服以自我为中心的缺点，激发宝宝的交往欲望。

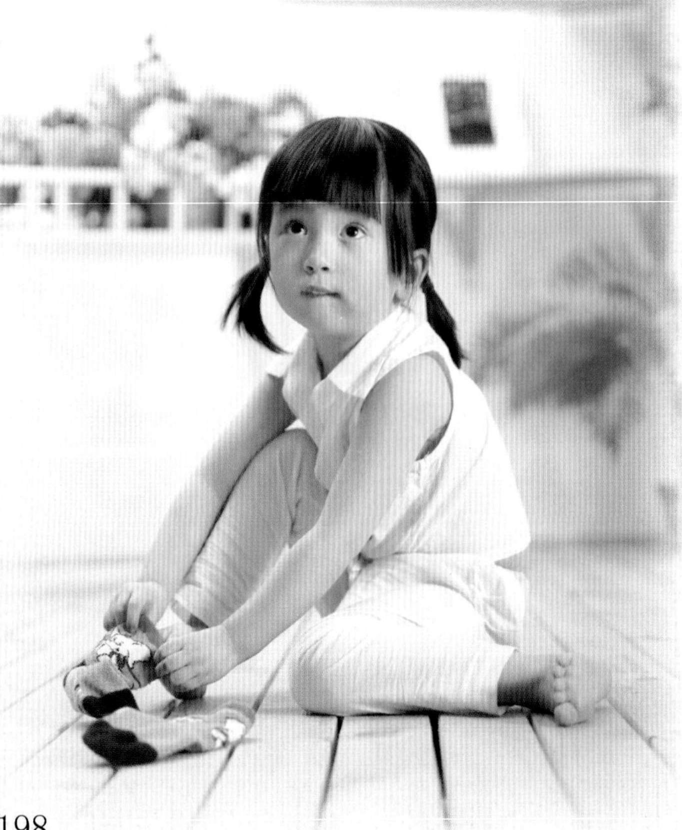

育儿要点

多鼓励宝宝参加集体活动

◎关键点：协调 融合…

宝宝在集体活动中会认识到随心所欲、任性是无法实现自己的愿望，无法与其他宝宝结为伙伴。许多宝宝在一起玩时，自然就会形成一种规则。宝宝加入其中就会明白，必须遵守这种规则，甚至必须抑制自己的欲望，否则就会不受欢迎。只有通过与人交往，宝宝才会逐渐地学会协调自己与他人之间的关系，形成尊重他人、信任他人、谅解他人的良好性格。

育儿要点

让宝宝远离自私与霸道

◎关键点：孤立 独占…

如果宝宝在与人交往时太霸道，处处只考虑自己，不考虑别人，那么，别的小朋友就会疏远他、孤立他。而宝宝霸道的性格往往是在家中形成的，因此，家长在日常生活中要教育宝宝多为别人着想。比如，吃饭时不要将自己爱吃的菜端到自己旁边独占，家中有人生病时，家长要让宝宝不要吵闹，为病人着想等。

父母可以用“孔融让梨”来教育宝宝

让宝宝学会谦让

生活习惯 31

一般情况下，宝宝只要得到口头的表扬，心理上就会得到满足。而过多的物质奖励，往往会强化宝宝产生沾沾自喜、高傲自大、忘乎所以甚至不思进取的心态。

育儿要点

鼓励宝宝学会谦让

◎关键点：谦让…

当宝宝有谦让行为时，大人们应及时给予鼓励：“宝宝真懂事，学会照顾别人了！”“做得真棒，真是我们的好宝宝！”通过大人们的言语强化，宝宝会逐渐懂得怎样做是对的，怎样做是不受人欢迎的。

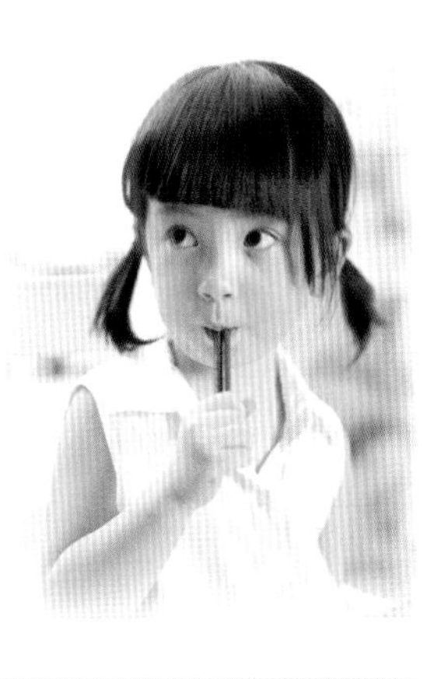

育儿要点

表扬宝宝时感情要适度

◎关键点：自满 骄傲…

对于宝宝的点滴进步，父母可给予口头表扬，但不能欣喜若狂地赞不绝口，因为久而久之，会助长宝宝的自满情绪。正确的方法是，在表扬宝宝时，高度重视感情的作用，尽量做到“浓淡”适度。有时一个微笑也许会起到更为有效的作用。父母应尽量少在外人面前夸奖宝宝，因为宝宝的自我评价能力还很差，看到那么多人肯定自己，会产生错误的认识，以为自己非常优秀，从而导致骄傲情绪的滋生。

育儿要点

指导宝宝学会欣赏他人

◎关键点：光明 自负…

学会欣赏他人，才不会自视过高。对于宝宝来说，学会欣赏他人并非易事，但只要在日常生活中注意，从点滴做起，慢慢就会做到，从而克服自负心理。父母还可以让宝宝说出伙伴们的优点，并对伙伴给予表扬。父母不要在宝宝面前批评别人，尤其是宝宝的伙伴，不要和宝宝一起讨论别人的长短，拿别人的短处做文章。

育儿要点

谦让不是懦弱，也不是退缩

◎关键点：自信…

过度的谦让就不应该叫谦让了，则成为一种软弱的表现。做父母的在这方面的教育上，方法有时过于简单，做出了错误的引导，对宝宝性格的形成造成了很大的影响。父母在教宝宝谦让的同时，还要教宝宝学会争取、学会竞争，因为现今社会是优胜劣汰，只要自己喜欢的想要的，就别轻易放弃，不要随便退让，如果一味谦让，将来就会失去竞争力，只有在比拼中才能不断战胜自己，才不会被社会淘汰。

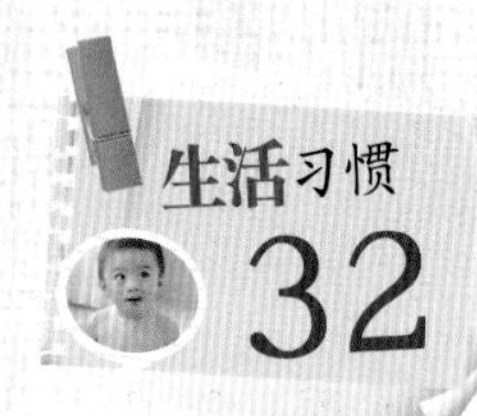

生活习惯 32

宝宝的健康成长需要群体生活

学会使用礼貌用语

大多数宝宝在成人的教育下，一般都会说“谢谢”、“你好”、“再见”、“请”等礼貌用语。活泼一点的宝宝还会主动跟熟人打招呼。

育儿要点

教宝宝掌握常用的礼貌用语

◎关键点：胆怯…

有的宝宝比较胆小害羞，不愿意主动向人问好，有的宝宝甚至见到陌生人时，总想躲到妈妈的背后。这时家长不要硬拉出宝宝逼着他叫“叔叔”、“阿姨”，应该首先去除他胆怯害羞的心理。比如经常带宝宝拜访朋友、邻居等，增强交往的能力。同时，教宝宝怎样礼貌地对待客人，如给客人东西时要说“请”，客人离开时要说“再见”，接受客人的礼物时要说“谢谢”。及时提醒宝宝向别人问好；接宝宝回家时，等待宝宝向老师和小朋友们告别以后再走。

育儿要点

事前提醒和教导宝宝

◎关键点：提醒 表扬…

宝宝的自我控制能力较弱，即便知道礼貌也控制不住自己的行为，因此父母可适当提醒宝宝。比如，在客人来之前，父母可提醒宝宝；“今天有一位叔叔会带着小妹妹来我们家做客，我们要好好地招待他们，宝宝不能闹腾，等叔叔来时要问‘叔叔好’，然后带着妹妹去旁边玩耍。”当宝宝受到了父母的夸奖和表扬后，以后会表现得更好。

育儿要点

多鼓励宝宝参加集体活动

◎关键点：学习文明用语…

序号	文明语
1	您好，是一句表示问候的礼貌语。不论是深入交谈，还是打个招呼，都应主动向对方先问一声“您好”
2	请，是一句请托礼貌语，请求别人帮助时，要用商量的口吻说“请”或者“劳驾”，而不能用“喂”、“哎”呼之
3	谢谢，是一句致谢的礼貌用语，得到帮助、关助、接受服务时，都应当立即向对方道一声“谢谢”
4	别客气，当别人感谢时，要说“别客气”，而不能以“恩人”、“功臣”自居
5	对不起，是一句道歉的礼貌语。当打扰、妨碍、影响了别人，一定要及时说一声“对不起”
6	没关系，当别人赔礼道歉时，要回答“没关系”或“不要紧”，而不能得理不让人，更不能不依不饶、无理取闹
7	再见，是一句道别的礼貌语。在交谈结束，与人作别之际，道上一句“再见”，可以表达惜别之意与恭敬之心

让宝宝觉得遵守诺言很光荣

做个遵守诺言的好宝宝

生活习惯 33

宝宝往往缺乏信守承诺的意识，常轻易答应别人，但又做不到或者忘记去做，这源于宝宝淡薄的责任意识，同时也和宝宝的心理发展水平有关。

育儿要点

大人们首先要说到做到

◎关键点：守信…

很多时候我们常常说话不算数，有些事情可能也不是那么重要，或者我们是不小心忘记了，其实这没什么太不了的。但最好不要当着宝宝的面对别人言而无信。对于宝宝，做不到的事情不要承诺他，承诺了就一定要做到。

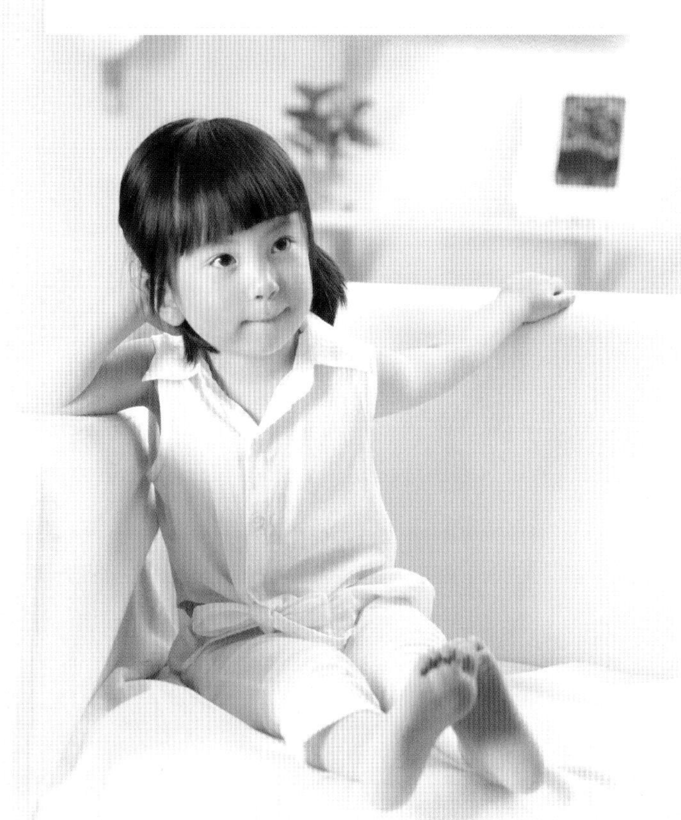

育儿要点

鼓励宝宝说到做到

◎关键点：自觉…

宝宝有时候会因为眼前的一点小小“利益”而轻易答应别人某件事情，例如被一块糖所吸引而答应父母要好好看书，但是当糖到手后便不履行自己的诺言了；或者不懂得衡量自己的实际能力，答应别人做不到的事情。大人要适当提醒宝宝尽量少许诺言，如果许了就要实现。对于经常失信的宝宝父母不能“心慈手软”，一定要“把住关”，过了一道关，以后宝宝就比较自觉了。

育儿要点

及时夸奖宝宝的成绩

◎关键点：表扬…

在宝宝遵守了自己诺言时，父母要给予口头表扬，让宝宝觉得遵守诺言是件很光荣的事情，这样有利于巩固。

生活习惯 34

为宝宝营造一个安全的成长环境

遇到危险要沉着冷静

宝宝的好奇心重，防御意识差，爸爸妈妈要采用合理的方式帮助宝宝防弊危险，自己要有充足的妨害弊害知识，让宝宝尽量在自己的视线范围内玩耍，避免宝宝发生意外伤害。

育儿要点

不安全的隐患

◎**关键点：**室内户外…

别让宝宝玩火

在家中宝宝会看到妈妈用火煮饭感到新鲜，可爸爸妈妈要注意千万不可让宝宝肆意玩耍，火一旦失去控制，对宝宝、对家庭都会造成严重的后果。

家用电器的危害

由于一些电器本身的工作特性和电本身的危险性，宝宝很容易因为随便去触碰正在工作中的一些家用电器，而导致触电或损伤到手指。

远离下水井

城市社区里经常会出现下水道井口，井盖盖得并不严实甚至没有，爸爸妈妈要注意切忌让宝宝在井盖上玩耍，一旦踩到这些下水井盖，小朋友们就有掉下去的危险。

远离建筑工地

建筑工地或施工场所有吊车、卡车、钢筋架、水泥板、砖头等，这些东西随时可能掉下来，所以宝宝一定要远离建筑工地。

育儿要点

在商场或者超市走失

◎**关键点：**找管理员…

平时父母要让宝宝认识工作人员的制服，如果在商场或超市里走丢后，不要哭闹，马上跟最近的工作人员取得联系。一般负责播报商品信息处可替走失的宝宝寻找父母。因此，第一时间去广播站是比较安全的。

育儿要点

独自卡在电梯里

◎**关键点：**求救…

恰巧被卡在电梯里时，先等一会儿，再按关门键，然后按下你去的楼层键。如果电梯还是不动，要立刻按下红色的紧急键求救。假如没有警铃或警铃不响，可以用力拍门、捶墙壁并大声叫人来救。这时千万不要去试图打开电梯门爬出去，因为电梯随时会重新启动，上升或下降，那样做很危险。

育儿要点

马路上走丢怎么办

◎**关键点：**警察…

如果是在马路上走丢，可向最近处的警察或交通辅警求助。如果一时无法找到警察，可以向最近处的报摊或书报亭主人求助，让他打110报警。

亲子游戏

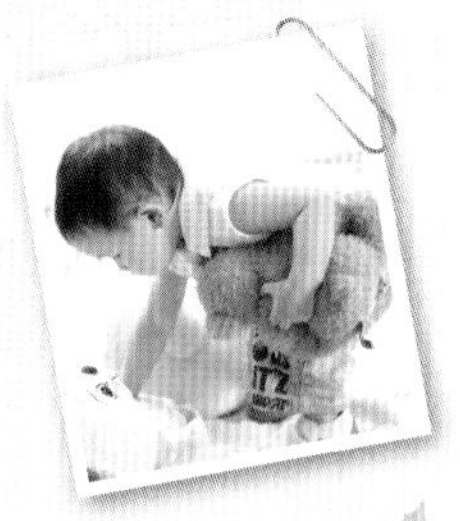

俗话说：心灵手巧。小手越灵巧，宝贝就会得到越多的刺激，发现更多有趣的事物。多和宝贝玩动手的游戏，就会让宝贝变得越来越聪明。

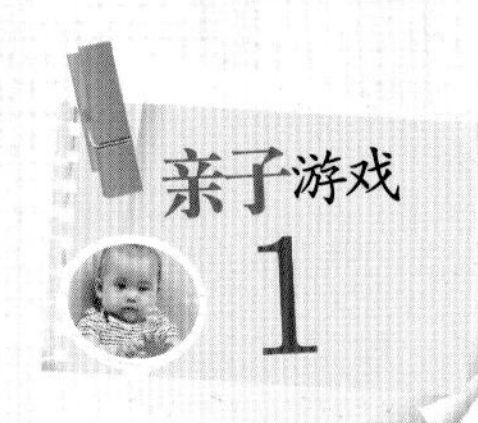

亲子游戏 1

不要因为宝宝太小而忽略教育

0～1个月

通过用不同的玩具吸引宝宝的注意力，让宝宝对事物有一个初步的认识。

育儿要点

看玩具或字画

1 宝宝平躺在床上，呈舒适姿态。
2 妈妈拿着玩具或图片站在离宝宝1～2米远的地方。
3 逐渐吸引宝宝的视线随着玩具而移动。
4 如果宝宝做出的反应不大，或者是根本没有反应，这时，妈妈可以采用呼唤宝宝的方式来引起宝宝注意。
5 经常反复训练。

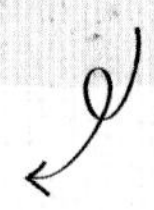

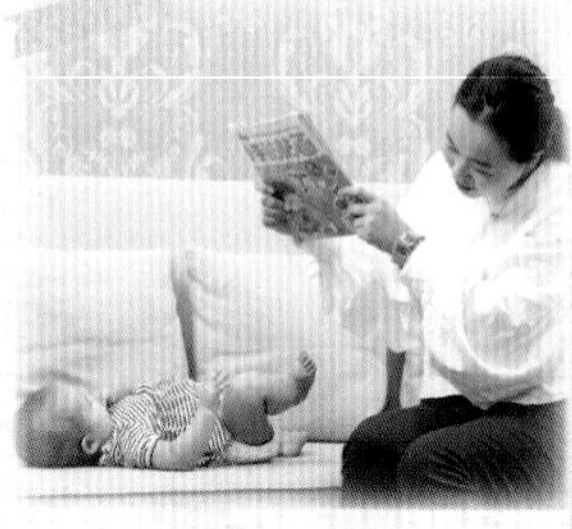

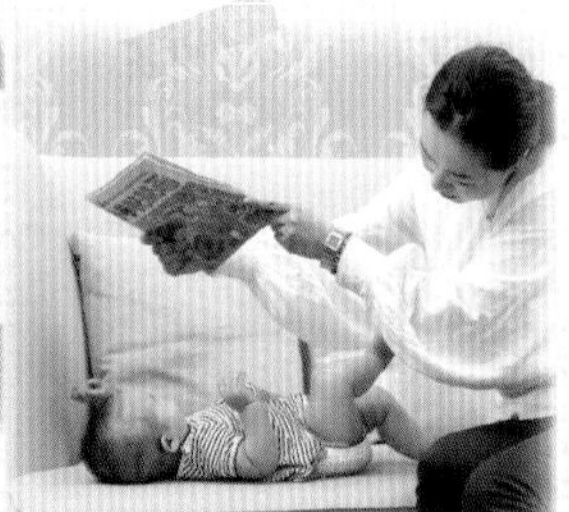

Tips

此时的宝宝还没有色彩意识，他们喜欢看简单的线条、环状、块状和高强度对比图案，所以妈妈可以找一些这样的图片给宝宝看，宝宝会很高兴。

育儿要点

帽子的秘密

1 妈妈左手套一顶红色帽子，右手套一顶蓝色帽子，双手晃动吸引小宝宝的注意。
2 妈妈和宝宝说：“红帽子”、“蓝帽子”，都不见了。
3 说“红帽子”时，便将戴红帽子的手稍稍举高，并在宝宝面前缓慢地晃动两下。
4 说“蓝帽子”时，便将戴蓝帽子的手稍稍举高，并在宝宝面前缓慢地晃动两下。
5 说“不见了”时，便速度稍快地将两只手背到身后，或是将一只手背到身后。

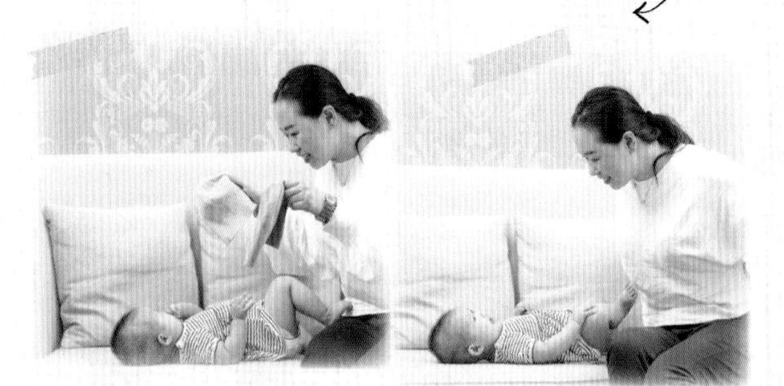

Tips

通过把帽子藏起来的游戏，能帮助宝宝感觉数量的变化，锻炼宝宝的空间意识，并感受物体在空间中的运动。

对任何人都可以做出反应

1～2个月

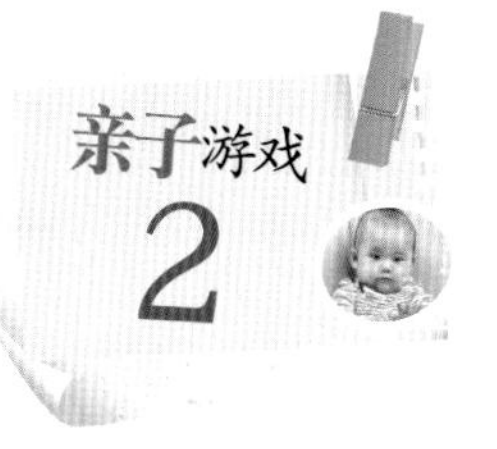

若是有人与宝宝讲话，或发出一些声响时，宝宝便会非常认真地听，然后也能发出咕咕的应和声，他们会用眼睛追随着走来走去的家人。

育儿要点

小鼓

1 家长为宝宝准备一个小鼓。
2 拿着小鼓和小锤给宝宝讲解一下这是什么。
3 在宝宝注意力在鼓和锤上面时，开始敲小鼓。
4 停顿一下，看看宝宝反应。
5 再次敲小鼓，等宝宝认知到了这声音是由小鼓发出后，再连续敲击。
6 帮助宝宝拿住小锤，让宝宝跟着一起敲击小鼓。

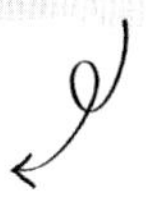

Tips

此时家长会发现，宝宝非常愉快，因为他又了解到了一个新鲜的事物。在这个过程中，家长也要不断地夸奖宝宝做得好，让宝宝逐渐地意识到自己在成长。

育儿要点

看漂亮小火车

1 妈妈给宝宝准备一个漂亮的小火车玩具，并把小火车放到宝宝面前，引起宝宝的关注。
2 对宝宝说："小火车开车啦，"然后把小火车从左向右缓缓移动。
3 此时，妈妈要一边移动着小火车，一边发出火车运行时的声音，如"咔嚓"声。
4 当小火车从宝宝身体的左侧移动到右侧之后，将车稍停一下，再从右向左缓缓开回来。

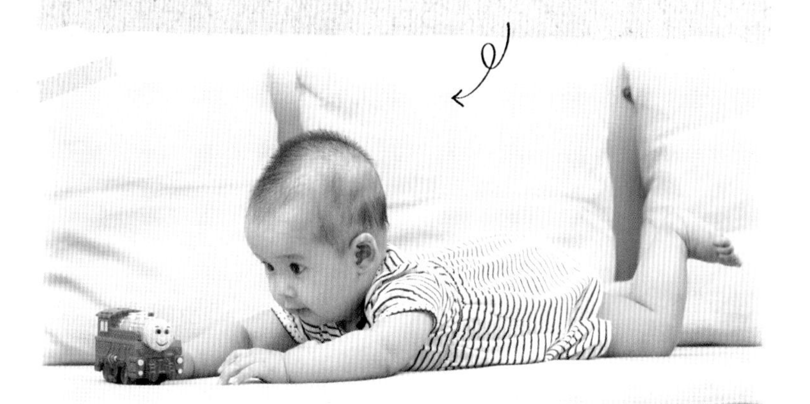

Tips

由于宝宝的视觉范围还很窄，所以小火车距离宝宝眼睛最远也不能超过两米。可以先从距离1米地方开始，以后再慢慢将距离扩大。小火车移动时注意速度要缓慢，当宝宝可以熟练地追随小火车后，妈妈就可以让火车前后移动。

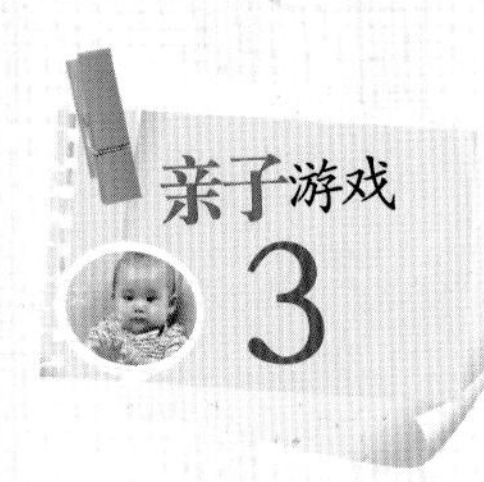

亲子游戏 3

宝宝对妈妈说话的声音已经很熟悉

2～3个月

这个月内，孩子每天将花费更多的时间观察他周围的人并聆听他们的谈话。他明白他们会喂养他，使他高兴，给他安慰并让他舒服。

育儿要点

大树和小树

1 准备大树和小树的图片（按大树、小树的轮廓剪好）。
2 给宝宝看图片，告诉宝宝：“这是树妈妈和树宝宝，宝宝看，树妈妈高，树宝宝矮。”
3 引导宝宝比较，问宝宝哪个高、哪个矮，让宝宝指出来。
4 也可以准备两个高矮不同的瓶子，摆在宝宝面前，让宝宝指出哪个高、哪个矮，加深宝宝对高矮相对性的理解。

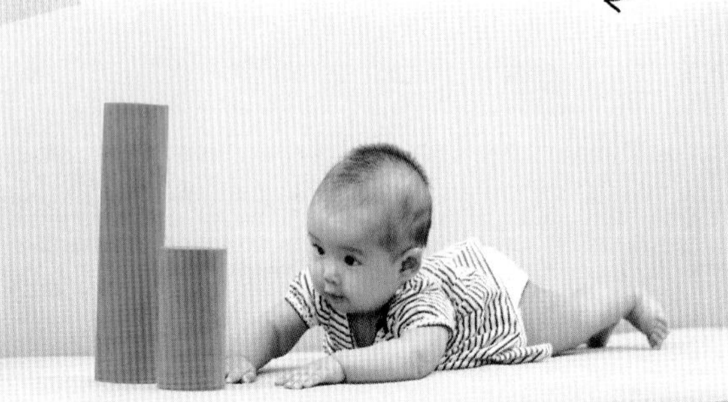

Tips

发展宝宝的观察、比较和判断的能力，学习辨别高矮。

育儿要点

电话游戏

你需要准备的就是两个玩具电话，也可以是拔掉电话线或已经关机的真电话。给你的宝宝一个电话，将听筒放到他耳边。然后父母拿着另一个电话跟宝宝进行单向沟通，说话的时候要缓慢，语气要尽可能地夸张。在你回答和提问之间停顿的时间要尽量长一点，不久你就会发现宝宝已经尝试着叽叽咕咕地和你进行沟通。

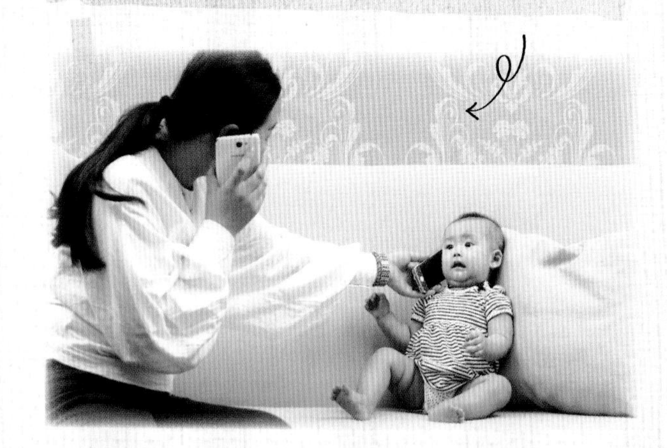

Tips

这个游戏对宝宝学习说话的节奏感会起到很大的作用，可能在你没有做好准备的时候，他就已经开始咯咯地将他的“意见”表达出来。

可以让宝宝他认识更多的物品

3～4个月

亲子游戏 4

宝宝在准备好说话以前，就已经能够辨认常常听到的词语，而听到熟悉的名字对他来说会使他感到更加亲切。

育儿要点

给宝宝搔痒

爸爸妈妈握着宝宝的脚掌或手掌，用水彩笔、梳子或毛刷在上面轻轻描画，他会因为感到痒而挥手或踢腿；也可以用手指代替，在洗完澡以后让宝宝俯卧在床上，并以示指在宝宝的背上写简单的英文字母或数字，做动作的同时跟他倾谈，他会因背部痒而扭动身体，同时让他发出笑声。

Tips

通过给宝宝搔痒，可以锻炼他手、脚、背部的肌肉。

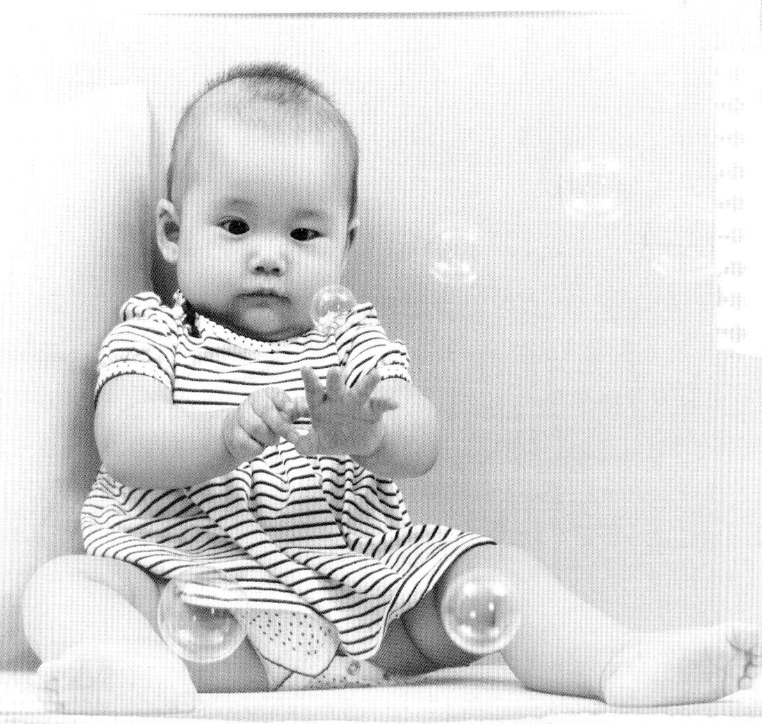

育儿要点

泡泡在哪里

通过给宝宝搔痒，可以锻炼他手、脚、背部的肌肉。让宝宝安稳地坐在椅子上面。你先朝宝宝吹几个泡泡，让他伸手去打破或抓破泡泡，但是要注意不要让肥皂水溅到他的眼睛里。当他对泡泡熟悉了之后，就可以进行身体部位的游戏。让泡泡落在宝宝的肚子、手、胳膊、腿等身体部位上，同时把这些身体部位的名称告诉他："有个泡泡落在了你的肚子上！"或"有个泡泡落在了你手上！"宝宝大一点以后，你可以在给他洗澡的时候玩这个游戏。

Tips

对这个阶段的宝宝来说，他的小手无处不在，他会四处抓，因为对他来说，看到什么东西他就会伸手去够，然后想真实地碰到，这是极其令人高兴的事。你需要准备的就是吹泡泡的工具。

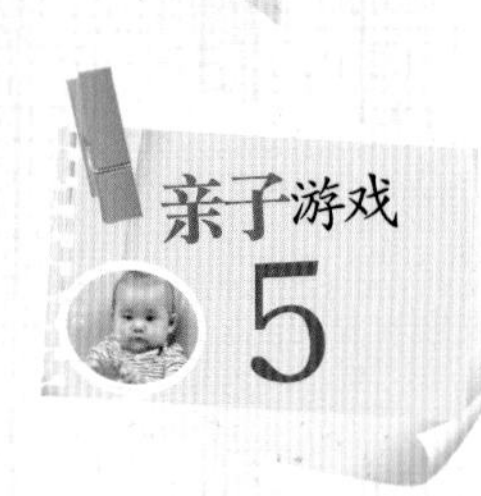

亲子游戏 5

能够认识亲近的人以及妈妈并与他们应答

4～5个月

大部分宝宝能够由仰卧翻身变成俯卧或侧卧，可以靠着坐垫坐一会儿，坐着的时候直腰，父母扶着，宝宝可以站住，能拿东西放入嘴里。

育儿要点

模仿发音

与宝宝面对面，用愉快的表情与口气发出“喔——喔”、“呜——呜”、“啊——啊”、“咯——咯”、“妈——妈”、“爸——爸”等重复音节，逗引宝宝观察你的口形，当发出一个重复音节时要停顿一下给宝宝模仿的机会。也可把宝宝抱到穿衣镜跟前，让他看着自己的口形和你的口形，进行模仿发音练习。

Tips

宝宝可以对爸爸妈妈拉长的单个音（a，o，e）做出回答是这个游戏的前提。

育儿要点

电视在这儿

将宝宝抱起，你用手指着电话，并按电视开关，使电话一开一关，同时说“电视”，让他从看着你的嘴唇改为看变化的电视。每天最起码要练习5～6次，一直到只要你一说“电视”，他就用眼睛去看着电视。这就说明，宝宝已经认识到什么是电视。

育儿要点

谁大谁小

1 妈妈拿出宝宝爱吃的糖果，大的和小的各一块放在桌上，告诉宝宝，“这是大的”、“这是小的”。
2 然后分别让宝宝拿大的和小的，拿对了作为奖励可以吃掉，拿错了要重新开始。一般宝宝很快就能学会分辨大和小，再用玩具和日常用品让宝宝复习，以巩固大和小的概念。

Tips

教宝宝在游戏中认识大和小。

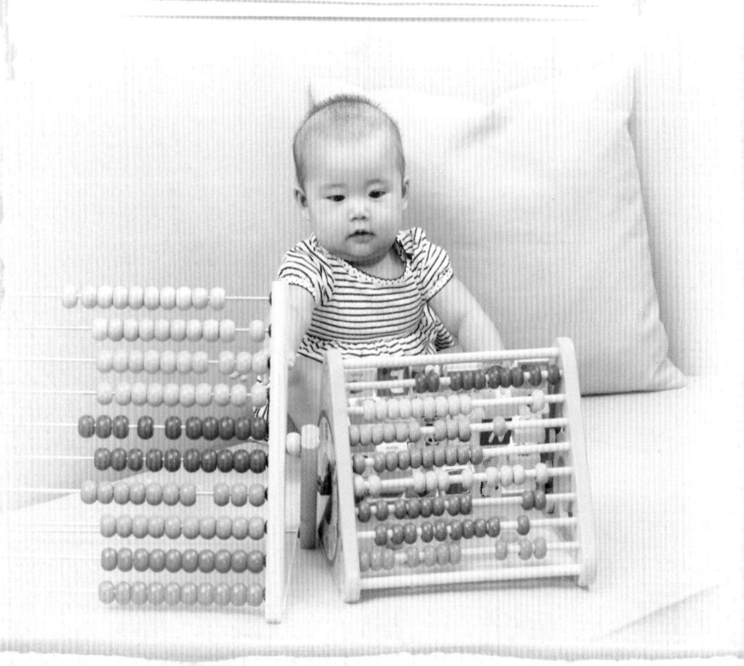

有各种各样的体态语

5～6个月

亲子游戏 6

这个月龄的宝宝以耳朵所闻、眼睛所见为主，只要是眼睛能够看到的东西都会拿过来把玩，想借此知道物品的本质。

育儿要点

感觉不一样

1 抓握不同感觉的物品，要将触感上反差较强的物品准备出来，比如积木、海绵、塑料纸、报纸、热水、冷水、湿毛巾、干毛巾等。依次让宝宝感受一下，让他知道硬的、软的、光滑的、粗糙的、热的、冷的、湿的、干的。

2 每次都要准备两种反差较强的物品，如木球和海绵球、丝绸和粗麻布等，让宝宝去抚摸和抓握，通过皮肤和触摸的感觉去感受不同事物的不同属性。

Tips

通过感受不同的事物，可以认识不同事物质的不同属性。

育儿要点

爸爸在哪儿

妈妈坐在床上盘着腿，让宝宝面对面坐在她的腿上，一手扶着宝宝的髋部，另一只手扶着宝宝的腋下让他保持平衡。爸爸要坐在妈妈的背后，让宝宝一只手抓着妈妈的手指，另一手抓住爸爸的胳膊，爸爸先拉一下被宝宝抓住的胳膊，当宝宝朝这边看过来的时候，爸爸就从妈妈背后的另一方向突然伸出头来热情地叫“宝宝”（宝宝的名字），当宝宝转过头看到爸爸的时候就会“咯咯”地笑起来。

Tips

当宝宝听到别人叫他名字时知道转头，这个游戏才可以进行。

育儿要点

表扬和批评

在宝宝把玩具放进嘴里或者伸手拿不该拿的东西的时候，妈妈要一面摇头摆手做出不许的表情，一面跟宝宝说“不”。若是宝宝听懂了妈妈的意思停下动作，妈妈要马上说“好宝宝，真乖”；若是宝宝仍然继续做就表示他没有听懂妈妈的话，妈妈就要马上制止他的动作，同时板起面孔说“不好”。

Tips

让宝宝学会约束自己是很重要的。在宝宝做了不该做的事情的时候，妈妈要注意自己的表情，一定不能嬉皮笑脸，否则宝宝就会以为做不该做的事情能让妈妈开心，就会挑不该做的事情做。

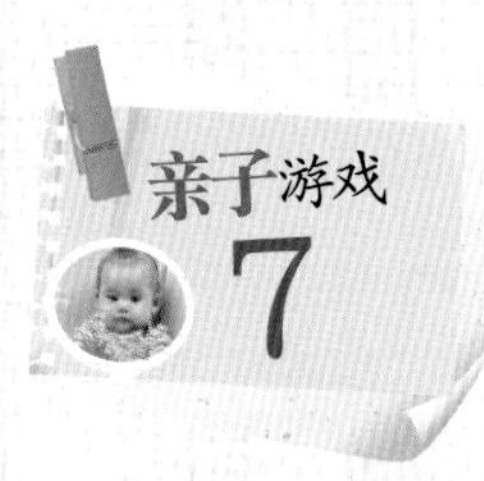

亲子游戏 7

很快就学会爬行

6～7个月

父母可以跟他玩手指游戏，也可以坐下来给他念一个小故事，或者跟他玩积木。要让宝宝知道父母任何时候都有时间，但是只有很短的时间。

育儿要点

握手游戏

引导宝宝与人握手。妈妈跟宝宝说“伸手”，然后引导宝宝伸出手来与妈妈的手相握。若是在妈妈说“手”的时候，宝宝懂得伸手，这样宝宝就认识了第一个身体部位。继续练习几天，让宝宝充分认识身体的第一个部位——手。

Tips

让宝宝通过声音的辨别，来认识自己的身体部位。

育儿要点

雨滴游戏

妈妈在容器盖上用剪刀戳一些小孔。在宝宝洗澡的时候，妈妈将容器盛满水，将盖子拧紧，然后教宝宝如何将装水的瓶子翻转过来洒水。宝宝可使用这个玩具给橡胶小鸭子或娃娃等玩具洗澡，也可以给自己洗澡，还可以玩“下雨”，“雨滴”落在水面的时候，妈妈可以指给宝宝看产生的圈圈涟漪。

Tips

通过这个游戏，加强了宝宝对因果关系的认识，知道“雨滴”是如何产生的。

育儿要点

翻滚游戏

让宝宝坐在地毯上玩耍，若是把玩具汽车从宝宝的一侧开到另一侧，宝宝会将身体转过去拿玩具汽车，但是因为够不着就会用力翻成俯卧再转身，然后才能够到小车。

Tips

越是全身的运动，越能对宝宝的感觉综合系统起到锻炼作用，越能对宝宝的大脑和前庭系统的发育起到促进作用。

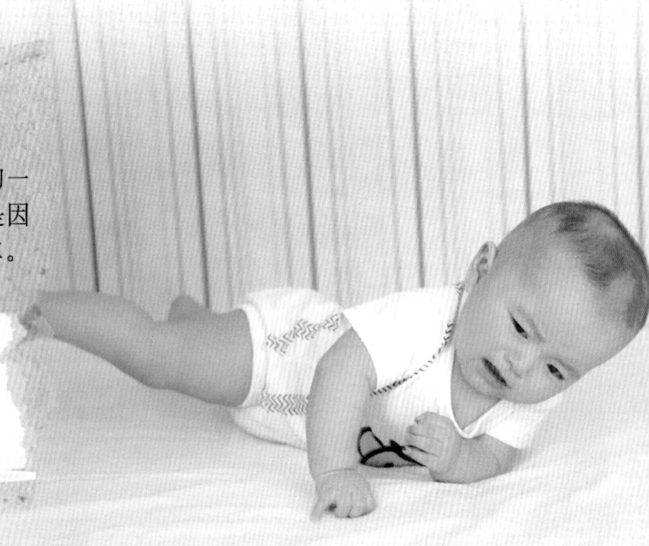

运动智力的发展从爬行开始

7～8个月

亲子游戏 8

宝宝大概在8个月大的时候对爬有兴趣，而且这个时间比较短暂，如果不在宝宝尝试着爬的时间里抓紧训练的话，以后再刻意去训练就会不太容易。

育儿要点

“八爬”

“七坐八爬”，指宝宝在7个月的时候能坐了，在8个月的时候会爬了。爬行是婴儿期最重要的感觉综合练习。宝宝在练习取玩具的过程中，常常会遇到玩具与手只差一步的情况，宝宝常常会将身体向前拱一下以便够取玩具。有时玩具距离自己比较远，宝宝会伸着手很困难地去够玩具，并可怜巴巴地盯着玩具，这时妈妈就可以出手帮宝宝练习爬行：用一条毛巾围住宝宝的腰部，将宝宝腰部向上提起，体重会落在宝宝的手部和膝盖上，宝宝就能轻松地向前爬行。

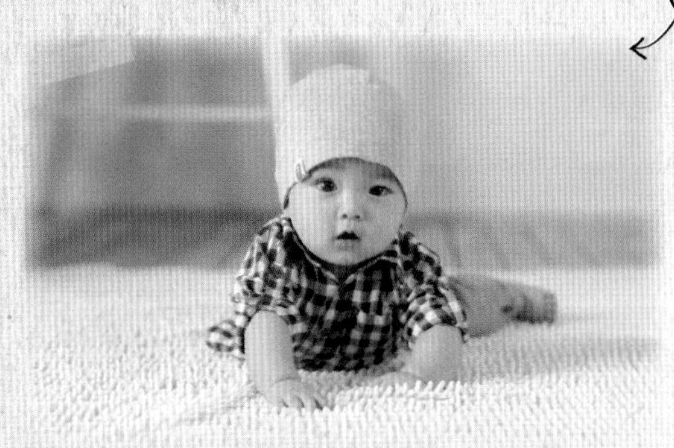

Tips

经常练习爬的宝宝会较早地将神经纤维联系成网，分辨能力高，视听动作协调灵敏，对以后的成长、学习产生深远影响。

育儿要点

碰碰头

与宝宝面对面，扶住宝宝的上半身，用自己的额头轻轻地顶住宝宝的额头，并愉快亲切地呼唤宝宝名字，说：“碰碰头”。重复几次后，当妈妈头稍向前倾时，宝宝就会主动把头凑过来，露出开心的笑容。

Tips

能促进宝宝对动作与语言的联系的理解，引起愉快的情绪。

育儿要点

手语示意

家长可以教给宝宝一些手语，比如把双手拱起，并上下运动，表示“谢谢”。再让宝宝摇摇小手，表示“再见”。每个宝宝的模仿动作、表达意思的方式都不相同，但经过不断地练习和重复就能学会。

Tips

让宝宝学习用动作表示情绪和意愿，让宝宝能同人进行简单交往。

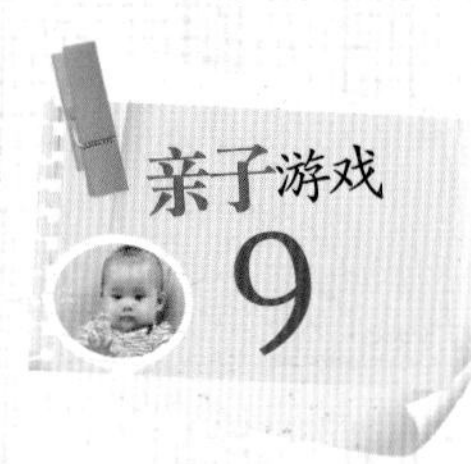
亲子游戏 9

已经具有初步的认知选择能力

8～9个月

如果你的宝宝在这之前都一直接受有效的训练，这时候他已经能够独自站立片刻，能迅速爬行，大人牵着手会挪着脚步走路了。

育儿要点

练习说话

父母可以每天用夸张的口型多次对宝宝重复说“妈妈”、“爸爸”，并在各种场景中让宝宝叫“爸爸”、“妈妈”。每个宝宝懂得叫爸爸妈妈的时间不一样，大部分宝宝是先听懂爸爸妈妈的话，然后才开始发音。

Tips

通过对父母口型的模仿，可以练习协调咽喉肌肉，有助于说话和发音。

育儿要点

拿和放

把积木放在筐里或脸盆里，妈妈和宝宝都坐在脸盆旁边，妈妈从盆里把积木拿出来，说“把积木拿出来”，宝宝也跟着妈妈一起把积木一块一块拿出来。等积木都拿出来之后，妈妈再把积木捡起来，放在盆的上方，慢慢松开手，说“把积木放进去”，“当啷”一声，积木掉进盆内，宝宝也跟着妈妈把积木放进盆里。宝宝从把积木胡乱扔进盆里慢慢学会轻轻地松手，仔细听积木掉进盆里的声音。

Tips

锻炼宝宝用手拿东西，是锻炼前臂背侧肌群的协调运动。

育儿要点

宝宝自己玩

让宝宝独自和自己的玩具玩耍，妈妈抽出时间在旁边做做自己的事情，如读书看报等，接着妈妈离开宝宝去另一个房间，留出一段时间，让宝宝看不见妈妈，宝宝仍可以安心地玩耍。因为宝宝明白妈妈在身边，只要自己有需要，妈妈就会过来帮助自己，所以宝宝会放心地继续玩自己的玩具，研究玩具的玩法。妈妈可以留心把宝宝自己玩的时间记录下来，并逐渐延长让宝宝自己玩的时间，从两三分钟延长到半小时。

Tips

让宝宝自己玩，把注意力集中到玩具上，学会用不同的方式和摆法玩玩具，能使手的技巧得到进步，同时延长集中注意力时间。

宝宝已开始有了观念和记忆力

9～10个月

亲子游戏 10

当宝宝成长到9个月的时候，就会由不久前还躺在地板上观察世界转变成了到处爬、满世界游玩的宝宝。

育儿要点

过山洞

妈妈帮助宝宝先用纸板和积木搭建一座桥，接着让宝宝坐在桥边，手里拿着小汽车从桥下开过来，再开过去。一边开汽车，一边与宝宝说话："汽车过隧道了，看不见汽车了，汽车又出来了，看见汽车了。"也可以先去掉纸板，看小汽车在两个积木中来回穿行几次，再帮助宝宝把大桥搭建好，让宝宝自己拿着小汽车过山洞。

Tips

训练宝宝认识物体永恒概念。

育儿要点

双手碰碰

让宝宝每只手握一根勺子或筷子，然后指导着宝宝怎样让这些东西碰到一起发出声音。开始时，宝宝通常手部的准确性不高，成功率不高，不过很快宝宝就能做得很好，并且每次勺子、筷子碰到一起时发出的声音会让宝宝感觉很满足。

Tips

这个阶段的宝宝，最有兴趣的事情就是试着把自己的双手放到一起。宝宝看看自己的一只手，动一动，再看看另一只手，摇一摇，然后两只手就可以碰在一起。

育儿要点

动物运动会

准备各种动物玩具，模拟一个动物运动会的场景。妈妈先给宝宝讲动物的故事，如："一天，森林要开运动会，动物们都来到运动场准备参加比赛。有小白兔、乌龟、鸭子、天鹅等。运动会有赛跑、游泳、飞行三个项目，动物们要根据自己的特长来报名。"妈妈可以在旁边帮助宝宝进行分类，用一连串的问题引导宝宝来观察和总结不同种类动物之间的差别，比如提示宝宝："小鸟有一双翅膀，它最喜欢在天空飞翔，所以，小鸟应该报名参加飞行比赛"等。

Tips

提高宝宝的分类能力，初步培养逻辑思维。

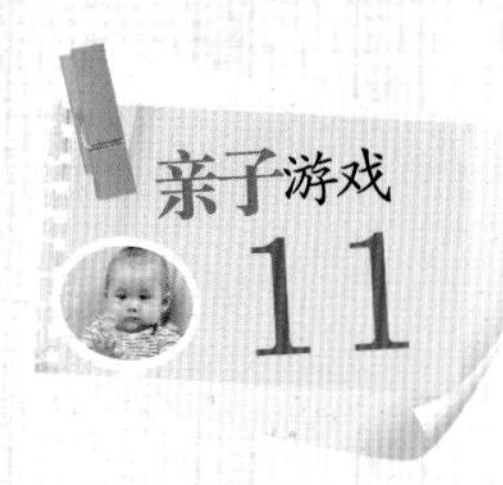

宝宝会在大人的帮助下尝试着迈步

10～11个月

随着宝宝语言能力的逐渐增强，他的联想能力也在增强，比如宝宝看到小狗，就会想到小狗的“汪汪”叫声，也已经能够想到在生活中见到的东西的读音。

育儿要点

小手拨电话

宝宝有玩具电话，电话上的号码是一个个的小坑，如果宝宝十分喜欢玩具电话，并将小手指伸进小坑去玩。妈妈就可以给宝宝做示范，帮助宝宝拨动号码。妈妈拿着宝宝的手一边拨动电话号，一边给宝宝念数字，并鼓励宝宝用一些力气来转动号码盘，反复几次后，宝宝就会自己转动电话盘。妈妈还可以让宝宝学着打电话：“宝宝想给爸爸打电话了，喂，爸爸你好，我是宝宝，宝宝想你了！”

Tips

可以促进妈妈、爸爸和宝宝之间的感情，而且讲电话的内容也是宝宝学习语言的良好时机。

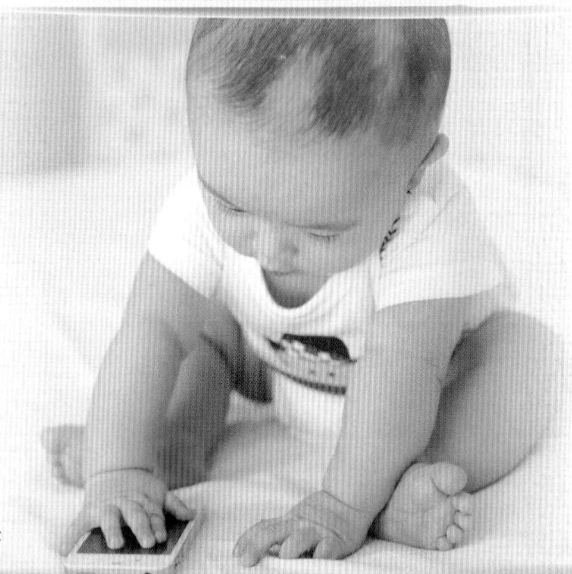

育儿要点

食物图形

把准备好的食物分别装在小碗里，比如肉丁在一个小碗，豆腐块放一个小碗。然后把一个平整、光滑的大盘子摆在宝宝面前，然后指导着宝宝用食物摆一张人脸模样。妈妈可以让宝宝自己拿着食物去摆放，妈妈在旁边观看指点，也可以手把手地帮忙放一下。如果宝宝不小心把食物捏坏时，就让宝宝把食物吃掉。

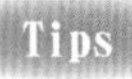

Tips

在宝宝吃饭时给宝宝一些又容易抓握又小的食物，比如：豆腐块、小肉丁、切成两半的樱桃西红柿或是葡萄、面条、切成小块的煮胡萝卜等。

宝宝总是会尝试着用自己的行为影响周围事物

11～12个月

亲子游戏 12

在这个重要时期里，“不能”、“不行”这样的话语比任何东西更能让宝宝的素质毁坏，并成为宝宝意识中的一部分，对宝宝一生产生长远的抑制效果。

育儿要点

宝宝1岁

妈妈询问宝宝：“宝宝几岁了？”问的同时妈妈将示指伸出来，然后宝宝会对妈妈的动作进行模仿，立刻也将自己的示指举起来。当宝宝拿积木、吃蛋糕、玩玩具时，妈妈都用一只手指告诉他：“这是一块积木，一块饼干，一个小熊”，让宝宝逐渐熟悉示指即表示1。

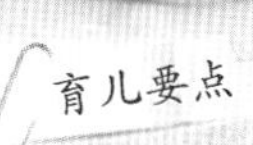

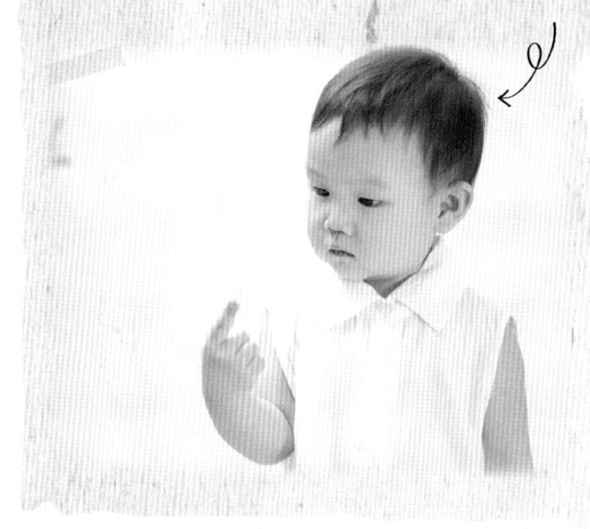

Tips

让宝宝把示指竖起来认识“1”，并知道用示指表示“1”。不仅能表示自己的年龄，也能表示某一件物品。

育儿要点

指认动物

妈妈将图片一张张地放在宝宝面前，让宝宝进行观察，告诉宝宝，第一个图片是小猫，小猫的眼睛很亮很大，在小猫嘴上有几根硬硬的胡须，小猫会喵喵地叫。还可以让宝宝学小猫叫，并在脸上比画一下小猫的胡须。然后拿出第二个小动物，同样地用语言、手势进行表演和描述，依次展示四个小动物，如小狗、小白兔、小鸡等。在反复练习后，妈妈就让宝宝去指认四种动物。

Tips

玩动物游戏能训练宝宝的记忆力和认知能力。

亲子游戏 13

说话早的宝宝也许能说出一两句三个字组成的语句

1岁1～3个月

这时的宝宝已经开始主动与外界交流。对于没有见过面的陌生人，宝宝会有警觉。但即使宝宝害怕陌生人，并不是宝宝就不敢直视陌生人。

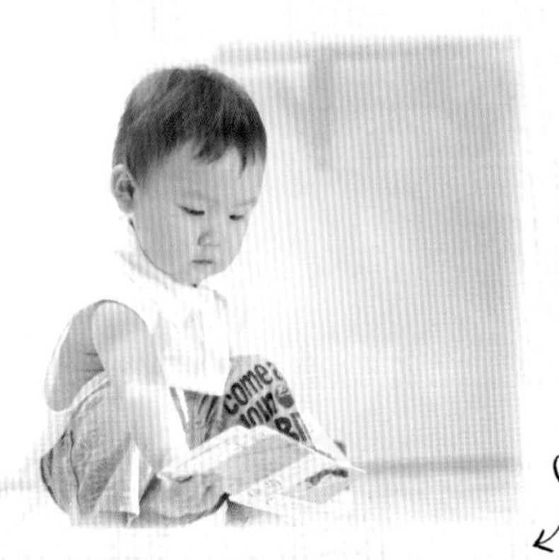

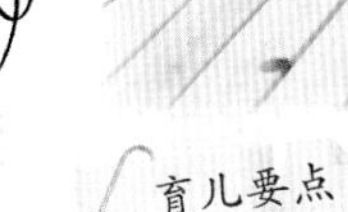

育儿要点

对识图卡进行配对

1 父母可以给宝宝买两盒识图卡，需要注意的是，这两盒识图卡一定要相同。把所有的识图卡都从盒子里倒出来，混在一块，都放在宝宝面前，让宝宝自己从这些识图卡堆里把相同的图卡找到，并进行配对。

2 对宝宝来说，识图卡可以增强记忆力，有助于宝宝认字认图本领的提高。宝宝对于卡片都很喜欢，还可以让几个宝宝一起玩，这样会使宝宝的兴趣更加浓厚。妈妈要对认得又好又快的宝宝进行赞美和夸奖，有利于增加宝宝的积极性。

Tips

这个时期的宝宝对各种各样的图案有很大兴趣，比如卡片上的图案，不管是小动物还是别的什么图案，都能让宝宝很兴奋。

育儿要点

知道“两个”

1 妈妈可以伸出右手的示指和中指，一面说“两个”，一边把两块饼干递给宝宝。如果宝宝吃完以后还想要，妈妈可以问宝宝要几个，看宝宝是不是会伸出中指和示指要两个。

2 如果宝宝在玩搭积木的游戏，妈妈就问宝宝“要几个”，若是宝宝只伸出示指那么就只给他一个，若是伸出中指和示指就给宝宝两个。宝宝要别的东西的时候也可以这样问宝宝要几个。

Tips

这个阶段宝宝对数量没有概念，他不知道1代表什么，2又代表什么。这时妈妈可以有意识地教宝宝。

这个时期是宝宝建立人际关系的关键

1岁4～6个月

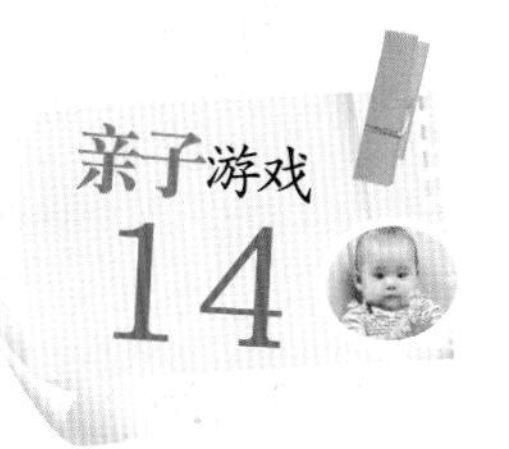

随着宝宝长大，家长对他的期望值也随着增高，对于宝宝的"错误"已经不能容忍。宝宝的错误就是没有听父母的话，成为家长眼里"不听话"的宝宝。

育儿要点

手指"偶"

1 妈妈可以把两个不一样的手指偶戴在自己的两个指头上。

2 妈妈首先舞动自己手指上的手指偶，进行情景对话："见面先要问声好，点个头弯个腰，再握握手。"进行一些礼貌而又简单的对话。

3 由于宝宝在刚开始的时候还不是很熟，妈妈可以和宝宝每人都戴一个手指偶，然后两个人之间再进行一些礼貌问候。

4 最后，等宝宝对此熟悉之后，就让宝宝把手指偶戴在他自己的手指上，让宝宝自己进行礼貌性的情景对话。

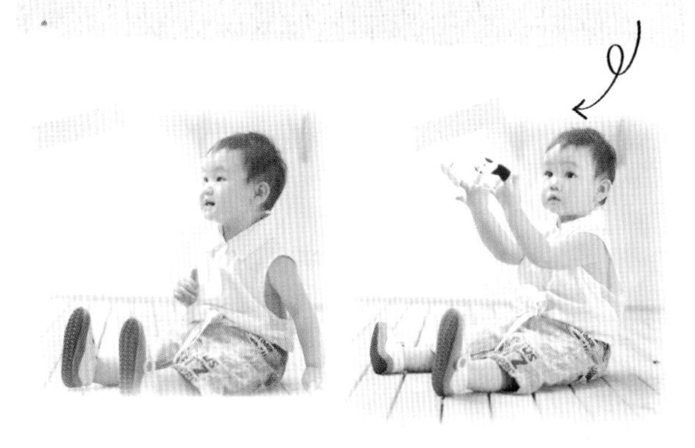

Tips

让宝宝学习礼貌性的情景对话，可以训练他与人交往的礼节。

育儿要点

追赶泡泡

1 冬季，泡泡在空气中能够保持的时间比往常都要更长一些。父母可以把家里不用的小肥皂块放到水里面浸泡，直至它充分融化，然后拿出一根吸管沾上肥皂水就可以吹出泡泡。这种方法比买的吹泡泡玩具更有难度，因此若是成功了的话，宝宝会很高兴。

2 父母在带着宝宝一起散步的时候，可以和宝宝一起玩"你吹泡泡，我来打"的游戏。父母可以先吹泡泡，等到吹出来的时候，引导宝宝让他追着泡泡，争取把泡泡击破；玩一会儿之后，可以互换角色，让宝宝来吹泡泡，然后父母击破泡泡。

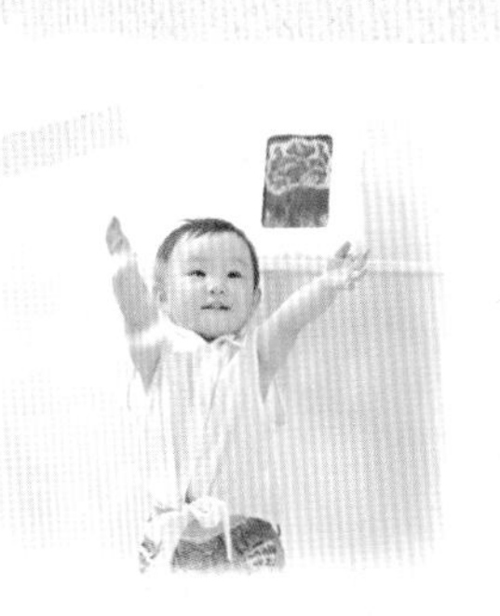

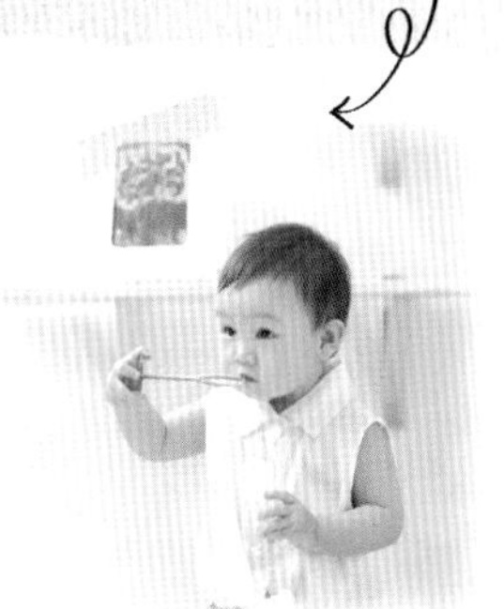

Tips

让宝宝追赶泡泡，可以训练宝宝的跑步能力。

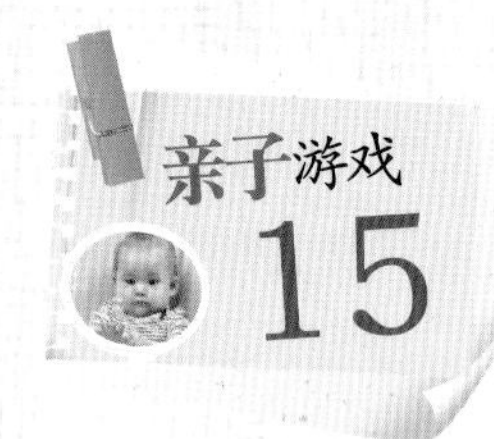

亲子游戏 15

任何限制对于宝宝能力的发展都很不利

1岁7～9个月

宝宝在1岁8个月的时候，他已经能将两个胳膊高高抬起，跑的时候向前倾斜，就像一只小燕子。

育儿要点

猜猜猜

这个月龄的宝宝没有很强的控制力，经常会流口水和鼻涕，这是每个宝宝在成长过程中的必经阶段。因此，妈妈为宝宝买的衣服应该要有口袋，每天都在宝宝的口袋里放一块干净的手绢，教宝宝打开手绢擦鼻涕和口水，擦完后把手绢再放到口袋里面，并告诉宝宝手绢只是用来擦鼻涕和口水，而不要把干净的手绢当作抹布一样到处擦；在包别的东西时不要用手绢；还有一点也很重要，就是不要随便用他人的小手绢。

Tips

宝宝在小的时候不知道讲卫生，因此，需要家长帮助宝宝养成讲卫生的好习惯。

育儿要点

知道“你”“我”“他”

妈妈可以拿着宝宝的衣服问：“谁的?”“宝宝的”，有时候也会以自己的名字代指“××的”，这个时候妈妈可以告诉宝宝说是“我的”；妈妈也可以指着自己的衣服问同样的问题，宝宝极有可能会用手指着妈妈或者说“妈妈的”，妈妈应该告诉宝宝说“你的”；同样，妈妈还可以指着丈夫的衣服，告诉宝宝是“爸爸的”，也是“他的”。这样，宝宝逐渐就会用“我、你、他”来称呼。

Tips

让宝宝知道用“我”来称呼自己，用“你”来称呼对方，用“他”来称呼第三者。

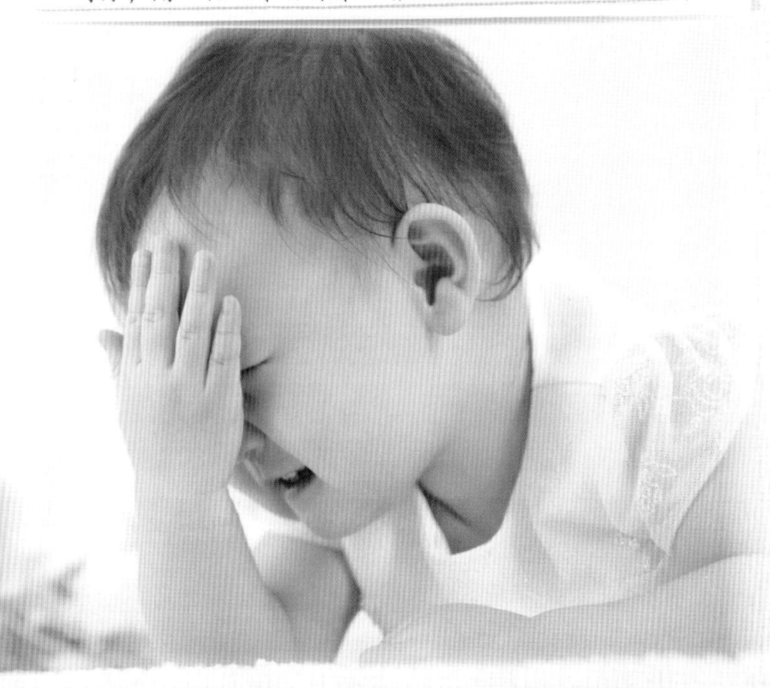

宝宝学会与别人分享快乐的开始

1岁10～12个月

亲子游戏 16

宝宝的感情更加丰富，会向父母表达爱意，对于比自己小的宝宝懂得谦让，当别人难过的时候，他会将关心表达出来。宝宝开始喜欢跟自己年龄差不多的伙伴一起玩耍。

育儿要点

闭眼尝味道

妈妈在吃饭之前告诉宝宝："今天在吃饭前我们先来做一个游戏，游戏的名字是尝味道。"妈妈把宝宝的眼睛蒙上，为宝宝戴上围裙，用筷子夹取一种菜放到宝宝的口中，过一会儿的时候，再让宝宝说出他吃的是什么，味道是什么，若是宝宝猜对了，给他多吃一些他平时候喜欢吃的食物作为奖励。

Tips

通过让宝宝闭上眼睛品尝食物的味道，让他知道怎样形容味道。

育儿要点

你的工作是什么

为了增长宝宝的社会知识，家长可以告诉他，医生的职责是给人看病，护士的职责是为病人打针，农民的职责就是种地，邮递员的职责就是每天送报、送信，老师的职责就是教学生知识等。除此之外，还可以把家里所有人的职业名称及工作内容都告诉宝宝。比如，妈妈的工作是什么，爸爸的工作是什么，姑姑的工作是什么等。

Tips

让宝宝认识不同职业及其职责，知道社会存在不同的分工。

育儿要点

不让水洒出来

妈妈可以找来两个酸奶瓶，在其中的一个酸奶瓶中装多半瓶水，而另一个瓶子则不装，将这两个瓶子放到宝宝面前，让他把瓶子里的水倒入到没有水的瓶子中，尽量不要把瓶子里的水洒出来。熟练之后，就可以把瓶子里装满水，然后再让宝宝把瓶子里的水倒入空瓶内而不让水洒出来。

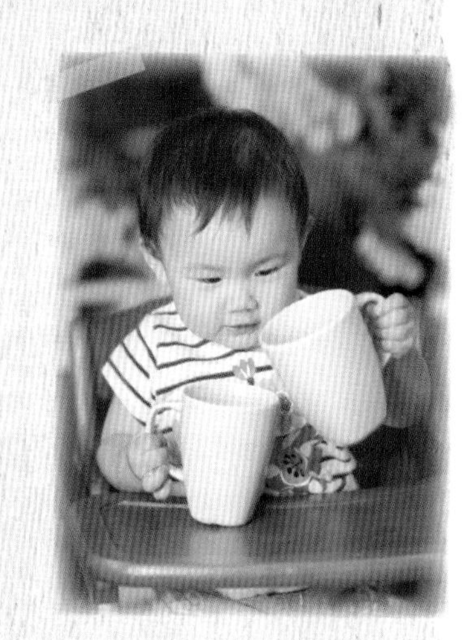

Tips

宝宝已经能够将一个碗里的米倒到另一个碗里，宝宝的手眼协调能力提高以后就可以做倒水的练习。

亲子游戏 17

宝宝已经有较强的自我意识

2岁1～3个月

宝宝的变化可以说是一日千里，也许有一天当你下班后，会突然发现宝宝能够将家里的电话号码背出来，看着他认真地背诵，家长会对他大加赞扬。

育儿要点

“小鸡”出壳

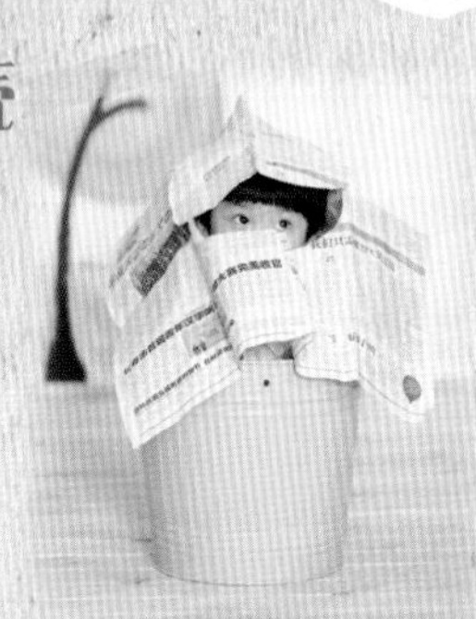

首先，家长在报纸的中心剪出一个洞，但不可以剪下来。然后，让宝宝在箱子里面坐着，在宝宝头上盖上报纸。

这时，家长要喊：“小鸡小鸡快出来”。同时，掀开报纸，让宝宝将头露出，代表小鸡的头露了出来，接着拉出宝宝的手，表明小鸡的手露了出来。最后，从箱子里将宝宝拉出来，这样，小鸡也就出来了。

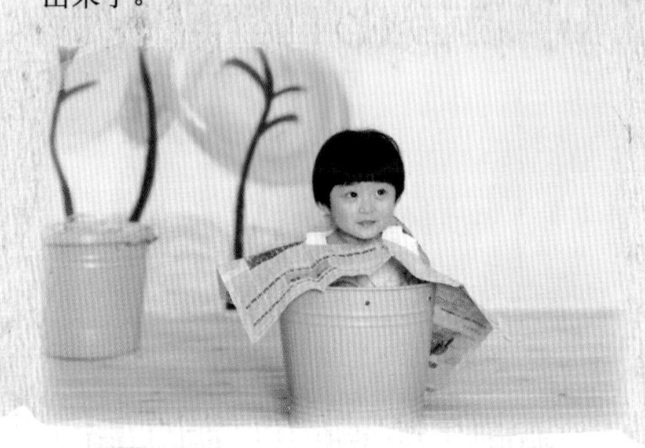

Tips

通过小鸡出壳的游戏，可以使宝宝的求知欲得到满足。

育儿要点

学会夹豆豆

1 首先分好豆豆，准备好秒钟。

2 宝宝认真地夹豆豆。

3 让爸爸和宝宝一起比赛，看谁可以先夹好豆豆。

Tips

让宝宝练习夹豆豆的动作，可以锻炼宝宝的手部力量，使其手眼更加协调地工作。

育儿要点

令行禁止

请宝宝进行不同类别的活动，如请他绕圈走动，或者假装抹窗，不过当你一声令下，就必须马上停止不动，维持刚才的姿势。

Tips

锻炼宝宝的定力，促进体格发展。

让宝宝尽早建立起独立意识

2岁4～6个月

亲子游戏 18

和宝宝交谈也是家长每天都必须实施的一项教育内容，现在对宝宝进行词汇教育就是一个不错的选择。

育儿要点

拼火柴游戏

做游戏的时候，家长为宝宝摆一些简单的图形，如三角形、长方形、正方形等。让宝宝先模仿，接着就可以让宝宝自己去创造图案。

Tips

发展宝宝的形象思维、想象力以及创造性思维的能力，满足宝宝的求知欲。

育儿要点

和宝宝对歌

小羊叫——咩咩咩！小猫叫——喵喵喵！
小狗叫——汪汪汪！小鸭叫——嘎嘎嘎！
老牛叫——哞哞哞！小鸡叫——叽叽叽！
下雨啦——哗啦啦！老虎叫——呜呜呜！
刮风啦——呼呼呼！摁喇叭——嘀嘀嘀！
天打雷——轰隆隆！

Tips

让宝宝了解周围经常出现的声音，促进母子之间情感的交流。

育儿要点

列车玩具

当你准备对宝宝玩具进行清理的时候，就可以将“火车”拖出来，并给宝宝一个哨子，让宝宝当列车长，到各处去将玩具运回来。当玩具装满火车回来以后，可以把玩具连同纸箱一个个地叠起来，堆在房间角落，宝宝想要玩耍的时候，可以随时拿下来玩。若是家里来了小朋友，可以把玩具倒出来，或是将整列火车拖出来玩，若是宝宝比较小，可以将宝宝拖在里面玩耍。

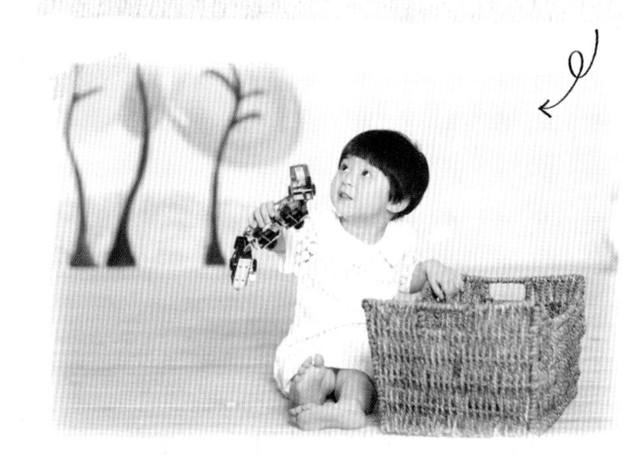

Tips

使宝宝善于利用不需要的物品，强化其节俭意识，同时还可以促进人际交往。

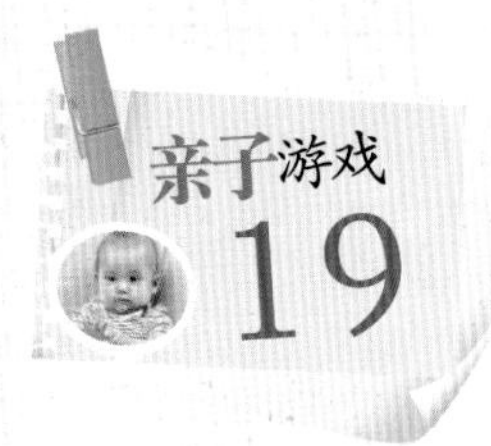

亲子游戏 19

家长要真正学会倾听并鼓励宝宝大胆地说话

2岁7～9个月

和宝宝交谈也是家长每天都必须实施的一项教育内容，现在对宝宝进行词汇教育就是一个不错的选择。

育儿要点

修补破书

宝宝长大了，不再像小时候那样喜欢撕书，但也会有不小心将书撕坏的时候。这个时候，家长不可以将书扔掉，应该和宝宝一起将书用剪刀、透明胶、胶水等工具修补好。宝宝学会修书后，对书本的爱惜程度就会加大。修补好书本后，还必须将书整齐地摆放在书架上，想要观看的时候再取下，养成井井有条地收拾物品的习惯。

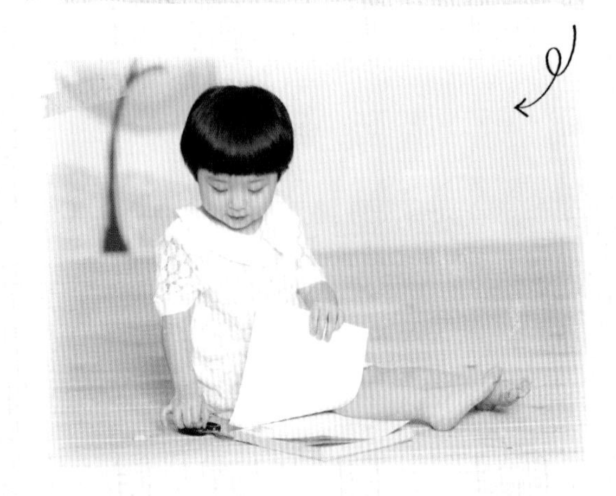

Tips

养成不随意破坏东西的好习惯。

育儿要点

飞机游戏

1 宝宝的手在爸爸肩上放着，爸爸的手将宝宝的腰抱着，如同飞机一样旋转。
2 宝宝将爸爸的手腕握住，接着如同飞机一样旋转。
3 爸爸从后面举起宝宝，宝宝用手将爸爸脖颈抓住，接着如同飞机一样飞行。

Tips

爸爸可以经常和宝宝玩这个游戏，宝宝对此会很高兴。

育儿要点

宝宝扩音器

现在宝宝说话水平已经相当好了，家长可以使用一个纸制的扩音器，使声音提高。将一张大厚纸卷起来，给宝宝演示怎样利用锥体的小口使音量改变。用纸制扩音器反复低声或大声与宝宝说话，或用它使笑声和歌声更大。

Tips

宝宝天生就是一个表演者，这个纸制扩音器可以帮助宝宝创造力更好地发挥。

宝宝到了人生第一反抗期

2岁10～12个月

亲子游戏 20

随着自我意识的萌芽出现，宝宝也会产生一些新的情感萌芽，如自尊心、自豪感、同情心、羞愧感等。

育儿要点

学会盖手印

1 爸爸妈妈先将水彩涂在自己的手掌上，然后在白纸上面盖印。

2 让宝宝自己涂抹，也可以让爸爸妈妈协助宝宝在手掌上涂上喜欢的色彩。在涂水彩的过程中，宝宝会对于毛刷刷过，以及水彩冰冰凉凉的感觉感到好奇。

3 宝宝小手张开，在爸爸妈妈的手印旁边盖手印，是一幅好看的作品。

4 当然，除了色彩的选择外，家长还应该和宝宝讨论，除了手掌以外，还可以利用哪些物品来盖印，增加作品的创作变化，让宝宝对艺术创作感兴趣。

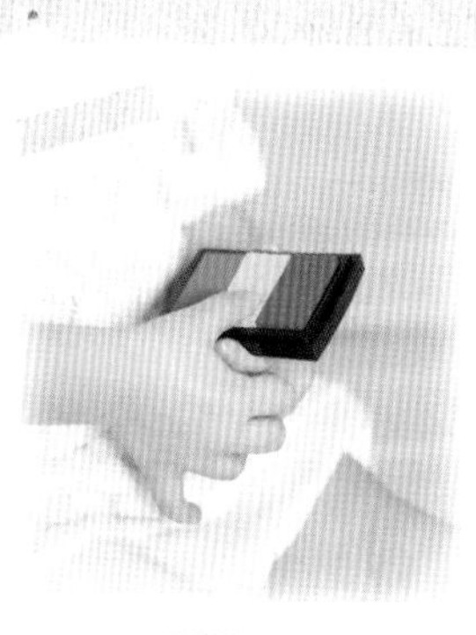

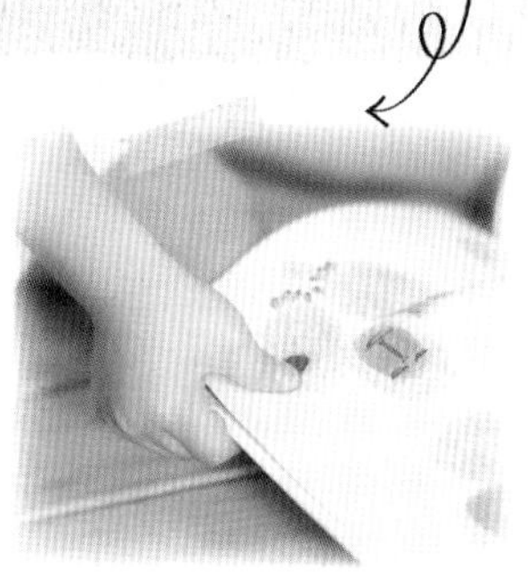

Tips

和宝宝一起创作，通过线条和色彩增强宝宝的视觉感受，满足宝宝的求知欲。

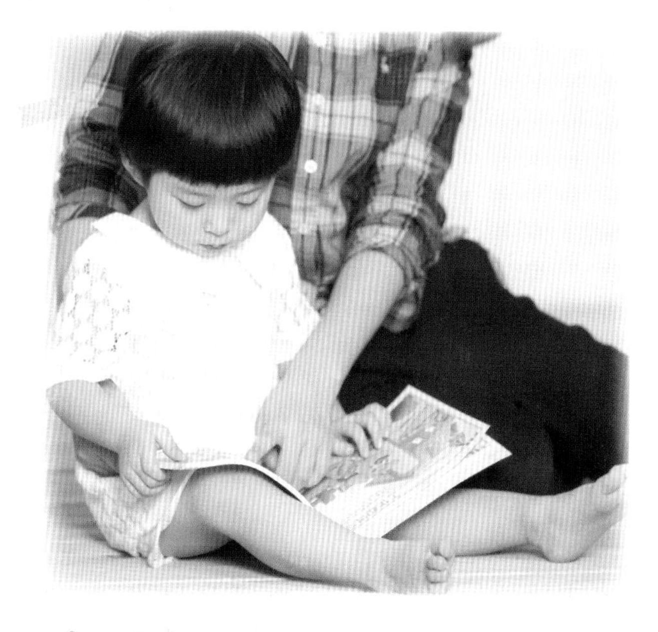

育儿要点

换位讲故事

拿出平时家长为宝宝讲的故事书，让宝宝作为主讲，家长来听。看宝宝会挑选哪个故事来说，能讲出多少重点。

Tips

家长可以尽量多问问，引导宝宝找出要讲的内容。这个游戏可以使宝宝的口头表达能力得到锻炼。

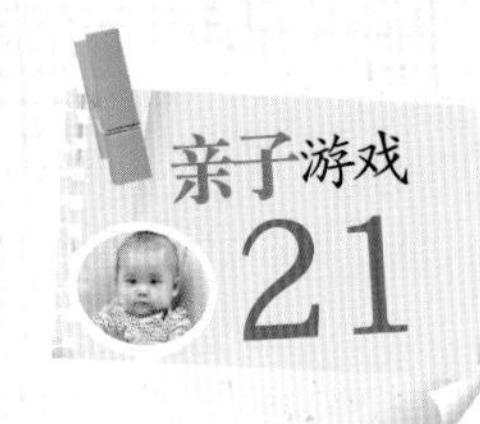

亲子游戏 21

宝宝到了3岁以后变得不听话起来

3岁1～6个月

到了3岁以后，绝大多数宝宝都会出现将近一年的“反抗期”，这个反抗期是宝宝心理发展必须经历的阶段。

育儿要点

敲打听声响

1 家长敲打着三种不同的罐子，让宝宝仔细去倾听这三种罐子所发出的不同响声，接着让宝宝将眼睛闭上，家长敲打罐子，让宝宝猜一猜是哪一个罐子的声音。

2 让宝宝用棒子敲打任何东西，包括桌子、椅子、窗、门等，了解音色的不同。

3 请宝宝站在中间，接着让家长从远处敲打其中一个罐子，让宝宝眼睛闭上并将声音的方向指出来。

4 用大纸箱及各种瓶瓶罐罐当成乐器，配上音乐，请宝宝来一场即兴的演奏。

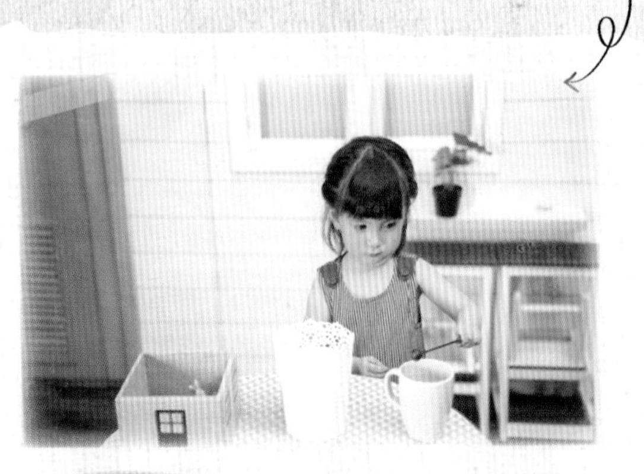

Tips

让宝宝用手敲打、用耳朵听，认识不同质料的不同音色。

育儿要点

互相拍照片

家长将双手在体前交叉，两小拇指相勾，示指和拇指相点，放在眼睛上，就像照相机一样，给宝宝假装照相。一边照一边说：“小宝宝，看看我，坐坐好，笑一笑，妈妈给你拍张照。”接着还可以让宝宝给自己拍几张照片，并且也需要将歌词改为：“好妈妈，看看我，坐坐好，笑一笑，宝宝给你拍张照。”宝宝熟练以后，可以试着给家庭的其他成员拍照，要求宝宝根据拍照的对象变换自己的歌词。

Tips

通过拍照片，培养宝宝家庭理念。

多交流让宝宝成为交际达人

3岁7～12个月

亲子游戏 22

只要有机会，就应该创造出条件，让宝宝和其他小伙伴在一起相处和玩游戏，让宝宝可以深切地体验到和同伴合作的乐趣。

育儿要点

量的相对性

1 妈妈拿一本书，问宝宝“这里有一本书，看它是薄？还是厚？”
2 妈妈随意指一棵树，问宝宝“这里有一棵树，你看它是矮还是高？”
3 妈妈随意拿一个西瓜，问宝宝“这里有一个西瓜，你看它是小还是大？”告诉宝宝，判断物体的大小、高矮、厚薄等必须要通过比较。如比较线的长短，和这根短的线比它就长，和这根长的线比，它就短，这就是量的相对性。

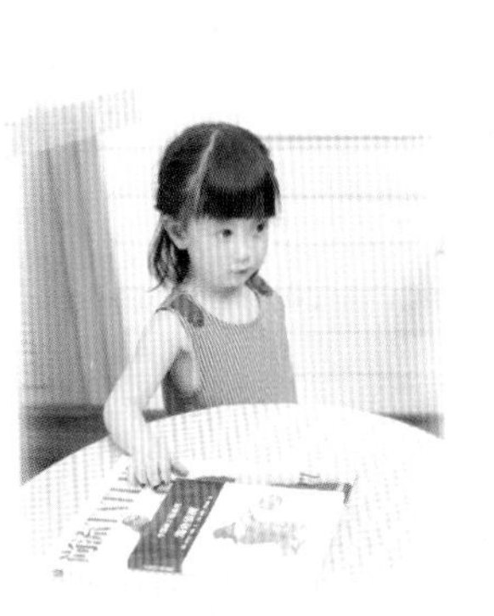

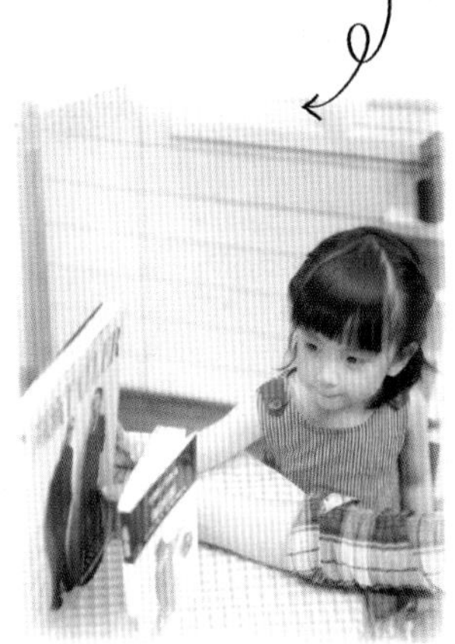

Tips

通过比较，初步了解量的相对性。

育儿要点

看动作连词组

妈妈做“亲”的动作，宝宝说：“亲，亲宝宝。”妈妈接着说：“亲，亲小手。”宝宝可以说：“亲，亲小狗”……爸爸也可以参与进来，最好可以连出更多的词组。

Tips

使宝宝语言变得更加连贯，思维更加丰富。

育儿要点

小番茄跳舞

1 将雪碧打开注满玻璃水杯。
2 将一些小番茄放置于杯子里面。观察小番茄是否先沉入水底，然后马上浑身带着气泡一边旋转，一边在杯子中上下舞动。

Tips

让宝宝对水中上下舞动的小番茄进行仔细观察，观察它们周围的小气泡出现哪些变化，使宝宝的思考能力得到启发。

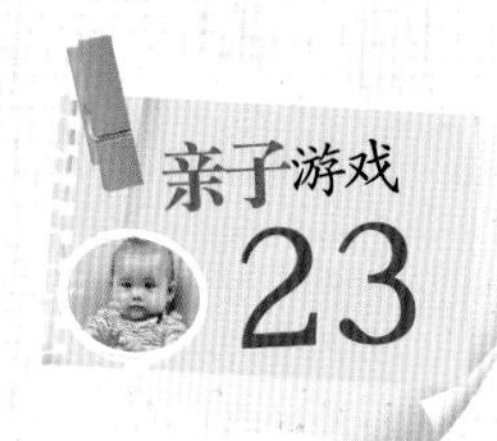

鼓励宝宝在心烦时来找你倾诉

4岁1～6个月

学龄前期宝宝智力的发展极为迅速，主要表现在口头语言及随意运动的发展，这个时期宝宝的特点就是好奇多问，这也是学前儿童智力开发的一个基础条件。

育儿要点

转转小陀螺

让宝宝站好，可以伸直手臂，不可以依附任何东西，也可以将手放在腿两边，原地进行旋转。宝宝在转的时候家长可以这样说："转转转，宝宝像个小陀螺……好，停下来，看看宝宝可不可以站稳而不倒下来。"让宝宝静静地站立一会儿，一直到头不晕为止。用这种方法，连续做5次，而且每天都应该坚持下来。

Tips

通过和宝宝一起互动，使亲子间的感情得到促进。

育儿要点

喜怒哀乐

父母可以在纸上画几张较大的，没有鼻子、眼睛和嘴的女孩（或男孩）的脸形图。让宝宝在脸形图上添上嘴、鼻子和眼睛，分别画出哭的、笑的、愤怒的、惊奇的、生气的以及满不在乎的表情。让宝宝根据这些脸谱来对各种表情进行模仿。接着可以问宝宝："什么是喜欢、高兴、吃惊、害怕、厌恶、悲伤、好奇、气愤？""高兴时心里有什么感受？""悲伤的时候心里有什么样的感受？"

Tips

让宝宝理解喜怒哀乐的表情。

育儿要点

观察影子

1 和宝宝一起背对太阳在空地上站着，比一比两个人的影子。
2 用手做出不同的手势，当然也可以随便做出一个姿势，看看影子会出现哪些变化。
3 让宝宝的影子和你的影子相接触的时候，其实你们没有出现接触，让宝宝对影子的特性有所了解。

Tips

让宝宝从活动中观察并了解影子的特性。

这个时期的宝宝什么事情都喜欢尝试

4岁7～12个月

亲子游戏 24

迅速成长所造成的混乱和偏差，在4岁宝宝身上普遍出现，家长应该用宽容的心来面对此类问题。

育儿要点

颜色总是变化无穷

准备5个白色盘子和蓝、黄、红三种颜色的颜料，在1个盘子里加一定量（如10滴）的红色颜料，再加黄色颜料。从1滴开始，逐渐增加，每次加一定量的时候就去调匀，接着用笔蘸调好的颜色涂抹在纸上，看看颜色会出现哪些变化，变化都有着哪些规律，了解过渡色的变化。按上述方法可在橙色中逐渐加入蓝色，黄色中逐渐加入蓝色，红色中逐渐加入蓝色等，将调配出变化无穷的色彩来。

Tips

激发对色彩的兴趣，进一步了解颜色的变化。

育儿要点

变化的小手

1 宝宝和爸爸妈妈都将手在各自身体的后面藏起来。
2 宝宝和爸爸妈妈一起说“小手小手变变变，小手小手藏起来！”
3 鼓励宝宝做出不相同的动作，如变成一只小狗、一个三角形、小兔的耳朵、数字8等。宝宝还可以和爸爸妈妈相互学习各自的动作。

Tips

锻炼小肌肉的灵活与协调，使思维反应能力得到训练。

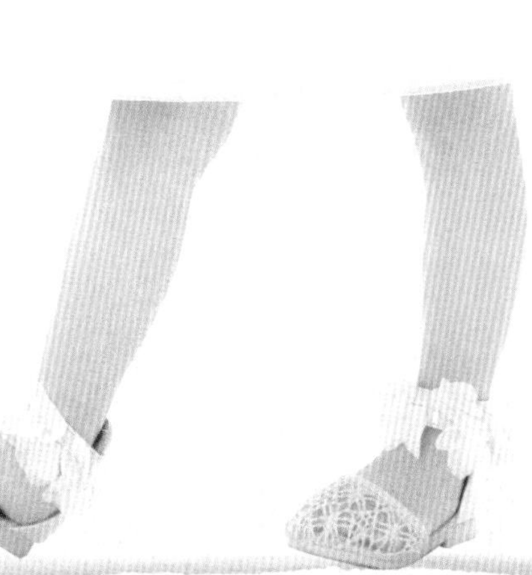

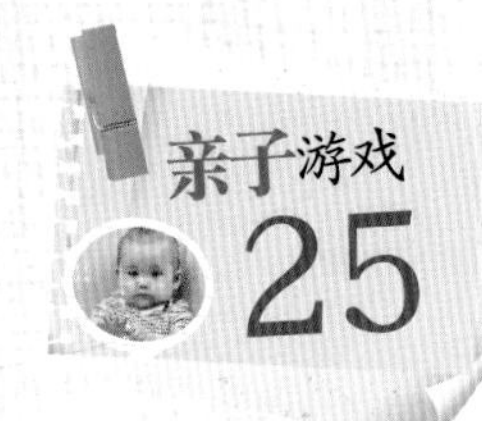

宝宝经常打闹是一件很正常的事情

5～6岁

爸爸妈妈应该为宝宝营造一个舒适、温暖、宽松、稳定的成长氛围，让宝宝轻松愉快的成长。

育儿要点

打拍子

这个游戏需要一组人或两个人一起玩。一开始先拍手，先快拍一下，再慢拍一下。可以在中间加一个轻拍，如，轻拍、轻拍、拍手，或者拍手、拍手、轻拍。选哪种方式由宝宝来决定。宝宝也可以使用双手同时拍地板。现在大家的节奏是不是一致？若是双手换着拍的话，听起来有什么不一样？这个游戏还可以使用简单的工具来玩，如奶粉罐、积木、自制摇铃等。可以和宝宝尽情地玩。

Tips

这个游戏需要全家人一起配合才能玩起来，因此可以培养宝宝和家长的默契。

育儿要点

头顶气球

1 家长和宝宝一起吹气球。将吹气的技巧教给宝宝，还可以教宝宝使用打气筒为气球打气，使宝宝的臂部肌肉得到锻炼。

2 将一个吹好的气球拿出来，宝宝和家长合作，轮流用头将气球往上顶，不可以让它掉到了地上。若是气球掉到了地上就算是失败。

3 两人一边顶着气球一边赛跑，看谁可以顶着气球既快速又安全地到达终点。

Tips

训练宝宝的动作灵敏性和快速反应能力。

育儿要点

小小灭火器

1 点燃小蜡烛，滴几滴烛油，将蜡烛在杯子里面固定住。

2 将少量小苏打放入另一只杯子中，再将少许食醋放进去。小苏打粉末开始冒泡，逐渐将杯子中的泡沫倒向燃烧的蜡烛。

3 这个时候就可以发现，就如同泡沫灭火器一样，只一瞬间，蜡烛就会熄灭。

Tips

在引导宝宝对科学知识的探索的同时，对宝宝进行消防知识教育。

潜能开发

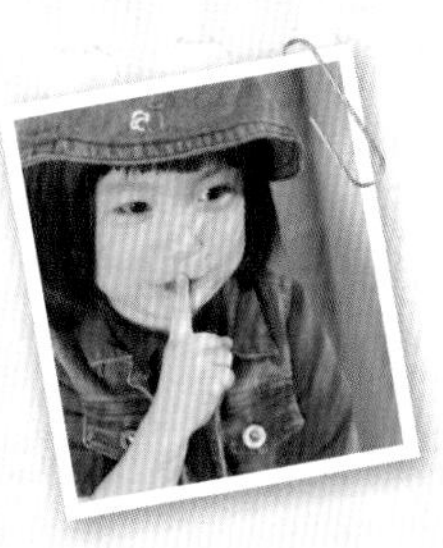

在玩的基础上培养艺术气息，玩是宝宝与外在世界沟通的桥梁，透过玩的过程中，不但可帮助宝宝发现自我、探索问题，也满足了宝宝与生俱来的好奇心，让他有机会表达自己对事物的看法及态度。

潜能开发 1

父母可以帮很小的宝宝选择学习的乐器

选择什么乐器去学习

根据宝宝的生理特征和认知特性，可以优先选择如钢琴、电子琴等键盘乐器。

育儿要点

年龄方面的因素

◎关键点：年龄 乐器…

序号	年龄
1	宝宝音乐发展的关键时期是3～6岁。但这个时候宝宝的听力还没有发育成熟，所以很多孩子无法很好地掌握音准问题，容易出现走音的情况。而键盘乐器具备固定音准，容易帮助宝宝形成正确的音准判断。至于弦乐器就要复杂得多，要求宝宝按手指的部位要准确，才能得到正确的音准，这对小宝宝来说是相当困难的
2	弹奏钢琴或者电子琴需要双目、双手的协调演奏，这样不仅能够培养宝宝的协调能力，还对开发左右大脑的功能发育有很好的辅助作用，对于右脑的增益更为明显
3	不到三岁的孩子，肺活量较小，吹奏乐学习起来较为困难，一开始要避免学习此类乐器。等到5岁半以后，可以考虑开始学习弦乐器，比如小提琴、古筝等。一般都是在先行学习一年左右的键盘乐器，等到宝宝掌握了音准和节奏以后，可以开始学习弦乐器

育儿要点

选择乐器的注意事项

◎关键点：轻型乐器　西洋乐器…

序号	乐器类型
1	不管选择何种乐器，都离不开视唱练耳。因为学习音乐不单是要学会演奏、演唱，还要学会欣赏演奏和演唱。音准固定的键盘类乐器是最佳选择
2	选择乐器时优先简便易携，方便宝宝在各个唱歌表演。宝宝可以通过登台演出来培养自己的自信心和自豪感
3	优先学习西洋乐器。因为它们使用五线谱，是国际标准，这样以后再学习民族乐器识别简谱就更加容易了

音乐教育适用于每一个孩子

发现宝宝的音乐潜质

潜能开发 2

每一个人先天都具有音乐细胞，只不过在成长过程中会有多少被发现、培养而已。

育儿要点

宝宝打小就喜爱唱歌吗

◎**关键点：爱好…**

由于宝宝年龄过小，可能无法很清晰完整地哼出歌曲的调子。但我们可以经常听到他的嘴里会发出哼唱歌曲的动静，如果是稍大的宝宝，不仅会哼唱别人教他的歌曲，还会无师自通地哼唱自己编的歌曲。

育儿要点

宝宝唱歌是否非常有乐感

◎**关键点：乐感…**

虽然由于小，宝宝不能够完全理解歌曲蕴含的内容，但是却可以自发地运用和歌曲相符的表情演唱，并且做到音调准确，不走调。

育儿要点

宝宝能够模仿唱出乐句吗

◎**关键点：模仿…**

有时候，大人在钢琴上弹奏一段曲目的时候，宝宝是否在听过一两遍之后就会较为准确地模仿哼唱出来，甚至大一点的宝宝，自己都能模仿弹奏出来。

育儿要点

宝宝平时很喜欢摆弄乐器吗

◎**关键点：乐器…**

不管是在家里还是在外面，宝宝是否看到乐器之后，就主动自发地表现出喜爱，上前摆弄他们甚至弹奏出好听的音乐呢。

育儿要点

宝宝听到音乐时表现专注吗

◎**关键点：专注力…**

平时表现出对音乐特别敏感，一旦有音乐出现，无论是哪种唱歌，也不管是声乐还是器乐，甚至不管是哪种风格的音乐，宝宝都会呈现出如痴如醉的表情，特别专注地聆听音乐，即使时间很长也不会出现懈怠的神情。

育儿要点

宝宝具备出色的音乐记忆力吗

◎**关键点：记忆力…**

对于那些听过一次或者很少次的音乐，宝宝是否能够很快地既清楚又准确地记住呢。

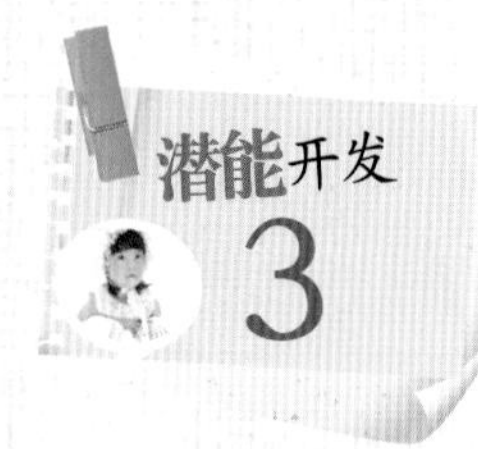

分清西洋乐器和民族乐器

认识乐器

钢琴是乐器之王，是比较基础的西洋乐器。学什么都可以，但是学习乐器都要持之以恒，要孩子有兴趣也要有毅力。家长也要耐心。

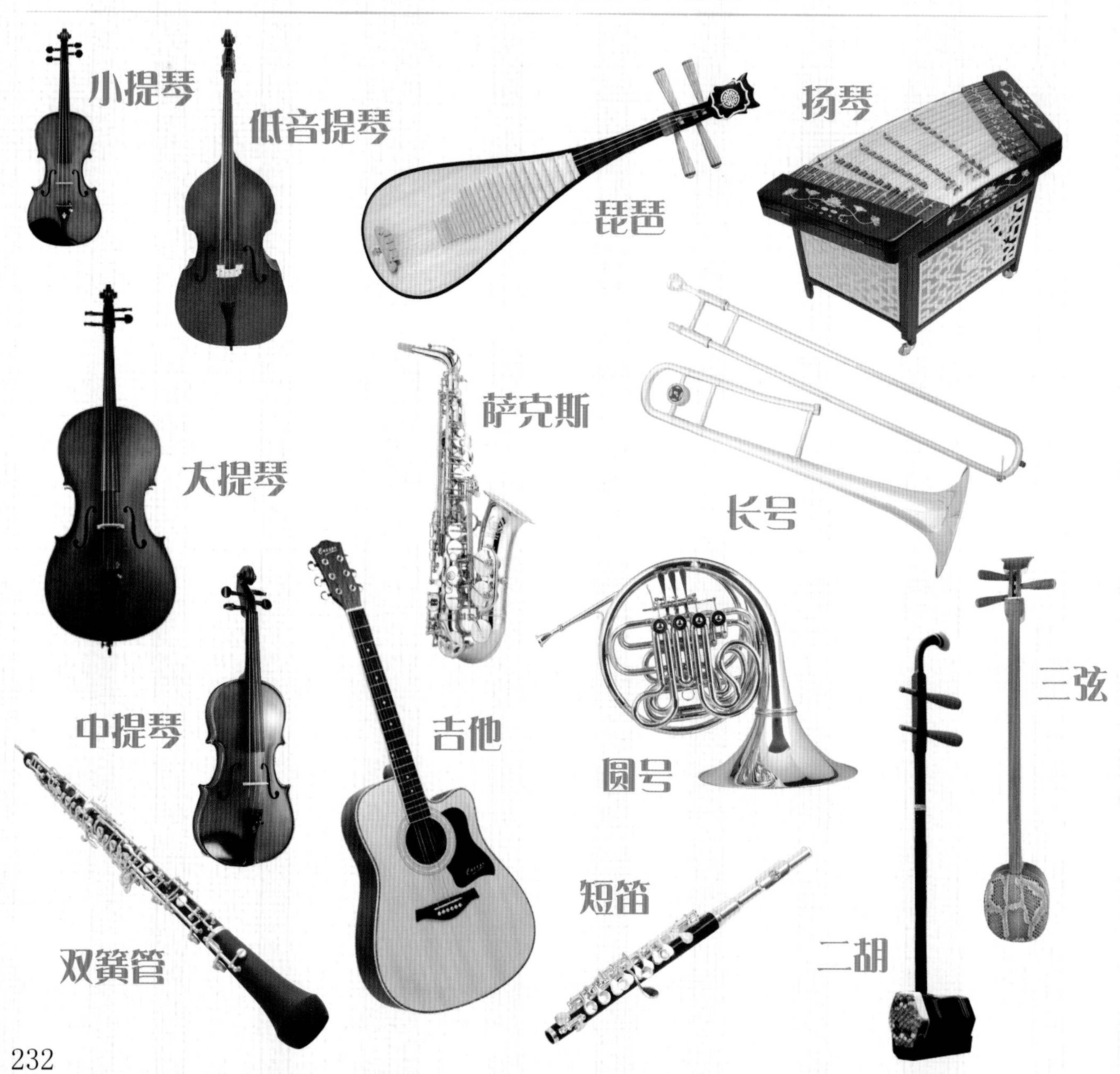

老师应该爱音乐更爱孩子

潜能开发 4

选择适合的老师

为孩子请一位有经验的真正内行的音乐教师，好的音乐老师应该是让孩子对音乐越来越有兴趣的老师。

育儿要点

科班出身的老师

◎关键点：专业老师…

经过专业训练的老师能够保证其钢琴基础扎实，更懂得怎么教孩子学琴，能够让孩子在音乐的路上少走弯路。

育儿要点

老师是不是强调节奏

◎关键点：想象力…

音乐感觉本身化比较抽象，容易意会，不易言明。但它必须通过具体的两个要素——声音与节奏来加以体现。好的老师是应该让孩子发挥想象力，如果节奏不对，音乐的美感就体现不出来，孩子长期练下去会形成坏习惯。

育儿要点

多交谈

◎关键点：沟通…

爸爸妈妈要在选择老师的阶段尽可能地与音乐老师进行面谈，询问他们教学目标、教学方法等。了解老师的特点，找到最适合自己孩子的老师。

育儿要点

能让孩子力争上游

◎关键点：竞争意识…

经验丰富的老师应该给学生引入一种竞争的机制，让孩子有更多的机会展现自己，了解自己和别人之间的差距，产生一种积极上进的心理，这样的孩子在将来练习的路上能更加认真。

选择一位能够鼓励孩子个性的老师，要知道适合是最好的，拥有许多证书的教师并不一定适合你的孩子。

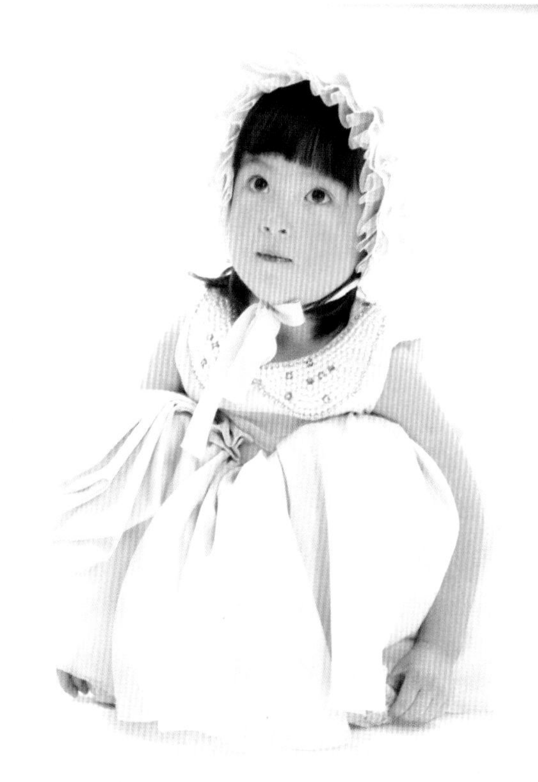

了解音乐首先要了解音乐大师

了解音乐大师

当孩子真正地了解了大师的作曲特点，就能够更加轻松地弹奏乐曲，也能更加领悟音乐的真谛。

育儿要点

巴赫

◎**关键点：现代音乐之父…**

约翰·塞巴斯蒂安·巴赫（1685～1750）巴洛克时期的德国作曲家，杰出的管风琴、小提琴、大键琴演奏家，被尊称为西方“现代音乐”之父。巴赫在音乐艺术上的最大成就是将复调音乐推上一个空前的高度，在这个领地里，可以说他已达到了炉火纯青、登峰造极之境地。由于他具有人道主义的崇高信念和对美好生活不屈不挠的追求，他的音乐往往生气勃勃，富有人情味。

育儿要点

勃拉姆斯

◎**关键点：古典作曲家…**

约翰奈斯·勃拉姆斯（1833.5.7～1897.4.3），勃拉姆斯是德国浪漫乐派最后一位作曲家也是最后一个有重大影响的古典作曲家，被视为19世纪浪漫主义音乐时期的“复古”者。但他没有进过音乐学校，靠他自己的勤奋好学而成才。勃拉姆斯的音乐既反映出他德国北部故乡的朴实无华，又反映出维也纳的妩媚动人。他一生未婚。重要作品还有《D大调小提琴协奏曲》，《匈牙利舞曲》第五、第六，管弦乐《学院典礼序曲》及《摇篮曲》等优秀曲目。

育儿要点

舒伯特

◎**关键点：浪漫主义…**

弗朗茨·泽拉菲库斯·彼得·舒伯特（1797～1828）是奥地利作曲家，他是早期浪漫主义音乐的代表人物，也被认为是古典主义音乐的最后一位巨匠。年仅三十一岁的舒伯特患伤寒，因没有钱医治，离开了人间。亲友们按照舒伯特临终时的嘱托，把他安葬在贝多芬墓的近旁。创作了600多首歌曲，18部歌剧、歌唱剧和配剧音乐，10部交响曲，19首弦乐四重奏，22首钢琴奏鸣曲，4首小提琴奏鸣曲以及许多其他作品。

育儿要点

莫扎特

◎**关键点：古典音乐　歌剧…**

沃尔夫冈·阿玛多伊斯·莫扎特（1756～1791），是欧洲最伟大的古典主义音乐作曲家之一。35岁便英年早逝的莫扎特，留下的重要作品总括当时所有的音乐类型。在钢琴和小提琴相关的创作，他无疑是一个天分极高的艺术家，谱出的协奏曲、交响曲、奏鸣曲、小夜曲、嬉游曲等成为后来古典音乐的主要形式，他同时也是歌剧方面的专家，他的成就至今不朽于时代的变迁。

育儿要点

亨德尔

◎**关键点：英雄史诗…**

乔治·弗里德里希·亨德尔（1685～1759)的曲风雄伟、崇高，所创作的清唱剧是戏剧性的英雄史诗。作为一位多产的音乐家，亨德尔的清唱剧质朴感人，把高度的艺术性和虔诚的宗教信仰融入了一个个音符之中。

育儿要点

瓦格纳

◎**关键点：歌剧　浪漫主义…**

威廉·理查德·瓦格纳（1813～1883），德国作曲家。他是德国歌剧史上一位举足轻重的人物。前面承接莫扎特的歌剧传统，后面开启了后浪漫主义歌剧作曲潮流，理查德·施特劳斯紧随其后。同时，因为他在政治、宗教方面思想的复杂性，成为欧洲音乐史上最具争议的人物。

育儿要点

柴可夫斯基

◎**关键点：作曲家　教育家…**

彼得·伊里奇·柴可夫斯基（1840～1893），19世纪伟大的俄罗斯作曲家、音乐教育家，被誉为伟大的俄罗斯音乐大师。他的作品反映了沙皇专制统治下的俄国广大知识阶层的苦闷心理和对幸福美满生活的深切渴望；着力揭示人们的内心矛盾，充满强烈的戏剧冲突和炽热的感情色彩。

育儿要点

舒曼

◎**关键点：浪漫主义　评论家…**

舒曼（1810～1856）德国作曲家、音乐评论家。舒曼的作品，以钢琴曲和歌曲居多，他的钢琴作品有很强的文学功底，常表达人和事在心中激起的反响，他继舒伯特之后发展了浪漫主义的钢琴音乐风格。作为音乐评论家，他热情推崇巴赫、贝多芬，赞誉肖邦、勃拉姆斯的天才；他的积极评论，对浪漫主义音乐起到了重要的推动作用。

育儿要点

贝多芬

◎**关键点：乐圣…**

路德维希·凡·贝多芬（1770～1827）德国著名的作曲家、音乐家、指挥家，维也纳古典乐派代表人物之一。贝多芬被尊称为乐圣，他26岁时听力开始减弱，老年耳朵失聪。他的《第九交响曲》取材于德国诗人席勒的《欢乐颂》，如今已经成为欧盟的盟歌了。

育儿要点

海顿

◎**关键点：古典音乐…**

弗朗茨·约瑟夫·海顿(1732～1809)，维也纳古典乐派的奠基人，是世界音乐史上影响巨大的重要作曲家。他是维也纳古典乐派的第一位代表人物，一位颇具创造精神的作曲家。海顿被公认为交响曲和弦乐四重奏之父，并且是钢琴协奏曲和钢琴三重奏的开创者。

数学智能的培养则是孩子智力开发的关键

宝宝天生就是数学家

每个宝宝出生时都是高智商的天才，爸爸妈妈对宝宝的不断的教育过程，其实就是一种激发宝宝潜藏的智能的方式。

育儿要点

要培养宝宝的数学能力

◎关键点：天生…

宝宝在3个月大的时候，对数字就已经有了一定的认知能力，在对宝宝的脑电造影成像显示中，能观察到宝宝的大脑神经元对于数字的变化有异常反应。这就说明宝宝的数学智能教育，需要及早进行。宝宝5岁时，在没有经过数学教育的情况下，自己就能够掌握数字的抽象概念和简易运算，人们对数学的意识是天生的。

育儿要点

数学让宝宝更聪明

◎关键点：认知能力…

从小就对宝宝进行良好的数学教育培养，对于促进宝宝的认知水平、逻辑推理能力和智力发展都是非常重要的。数学能力渐渐成为一种独特的逻辑和智慧的心理特征，成为判断宝宝智能高低的一个因素。

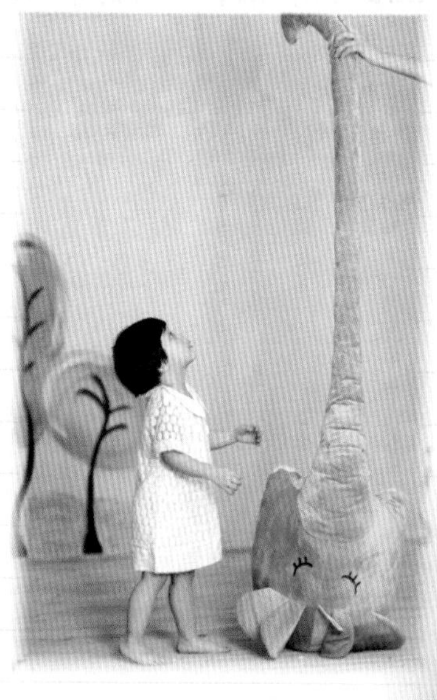

←对于实物的数量和测量的认识。

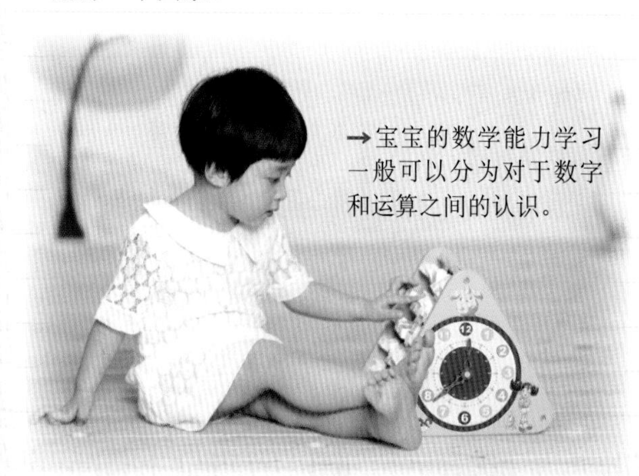

→宝宝的数学能力学习一般可以分为对于数字和运算之间的认识。

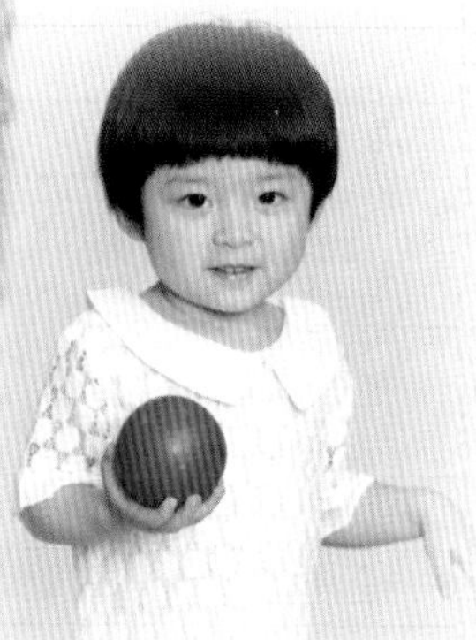

→对于图形的形状和空间的认识以及对于事物逻辑推理关系的认识几个方面。

帮助宝宝建立数的概念

潜能开发 7

培养宝宝数的概念

父母可以在吃饭的时候，告诉宝宝，每个人需要一个碗、一双筷子，然后让宝宝协助发碗、发筷子，让宝宝通过自身实践去体会数的概念。

育儿要点

数的基本概念

◎关键点：数数字…

宝宝两岁以后，掌握的词汇量飞速增长。另一方面，数的概念也在这个时期开始渐渐萌芽。父母要及时抓住这个数字概念的第一敏感期进行教育，便能够取得事半功倍的效果。数字概念的教育与算术、数学完全不是一回事。父母经常喜欢教宝宝几加几等于几，还为自己的宝宝能够快速算出加减法而津津乐道。其实，宝宝们并没有真正理解其中的内涵，只是像背唐诗一样记住了那些固定的东西罢了。

在最初的阶段，实物才是宝宝能够快速理解的唯一事物。只有在一遍遍的重复与教育之后，他才能够真正了解，原来“1”代表的并不一定是一只橘子，还可以是一个玩具、一台电视机、一位小朋友等。在接触了那么多的单个物体之后，他才能触类旁通，明白了数字真正的含义。

育儿要点

数的概念是什么

◎关键点：多和少 大和小…

什么称为数的概念？这对于一个两岁左右的宝宝而言，最简单而最直接的概念就是，能够清楚多与少和大与小。当你问他“8和4哪个多”时，他可以不假思索地回答你“8”，那么，这个宝宝已经具备了初步的数字概念，而这，比他知道“1+1=2”更为有意义。

育儿要点

数数练习

◎关键点：背诵…

不要觉得“会数数又能怎么样呢？就算会数了，宝宝也不会做题”，可是父母要知道，只有数数才是做加减法的关键所在。你知道在宝宝的眼里“5+2”是什么意思吗？他们所认识的“5+2”，就是有了五块糖果之后妈妈又给了两个，那么数一数糖果就是啦！

父母要帮助宝宝掌握“数”的含义，培养宝宝“数”的概念。让宝宝了解“1”和“许多”及区别。

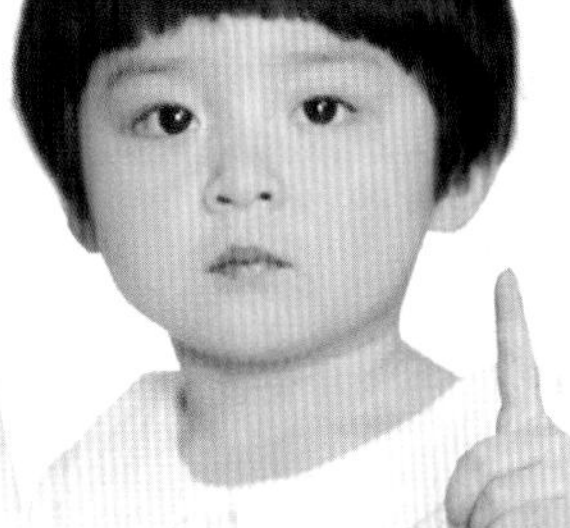

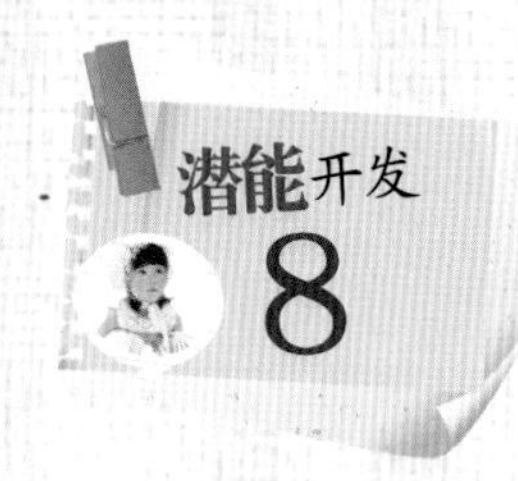

潜能开发 8

兴趣是学习最好的老师

培养宝宝学习数学的兴趣

在培养宝宝数学智能时，爸爸妈妈也要根据宝宝的兴趣，在日常生活中抓住时机去教育宝宝，才能取得事半功倍的效果。

育儿要点

激发宝宝的好奇心

◎关键点：环境 自信…

给宝宝营造一个良好的学习环境

妈妈跟宝宝在超市的时候，看到饼干的标价，就加以引导，问问宝宝："你喜欢吃的饼干是3块钱，妈妈喜欢吃的饼干是2块钱，哪一个价格比较高呢？妈妈买了这两盒饼干，要花多少钱呢？"

同宝宝一起学习

要想培养宝宝的学习兴趣，爸爸妈妈就要在生活中和宝宝一同参与学习，聆听宝宝的心声，不断和宝宝进行沟通。

增强宝宝的自信心

在宝宝学习数学的过程中，爸爸妈妈可以经常对宝宝说："宝宝，你真聪明，能从1数到10了。""宝宝，再仔细想一想，你一定能想到的。"让宝宝在学习中增强自信心。

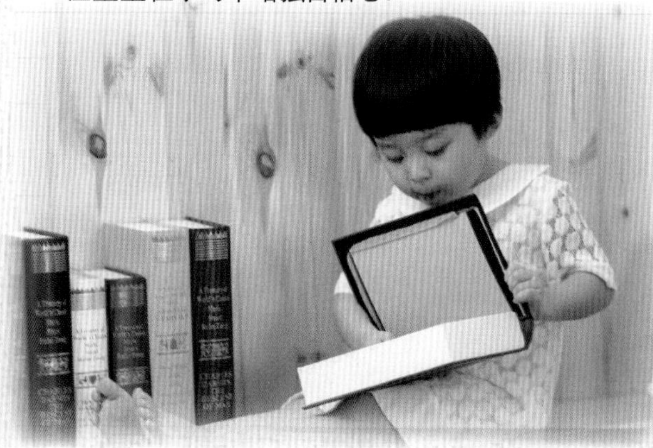

育儿要点

让宝宝爱上学数学

◎关键点：积极 思维…

拓展宝宝的数学思维

数学的枯燥很容易让宝宝在学习中感觉到厌烦，那么此时爸爸妈妈就应该让宝宝了解，其实数学还包括着其他有意思的方面。比如，当你带着宝宝回家换鞋时，可以跟宝宝说："宝宝，妈妈的鞋子是那双大的，宝宝的鞋子是那双小的。"在相互比较中，给宝宝渗入数学概念。

给宝宝一个计算器

许多的爸爸妈妈都反映，说宝宝喜欢玩小手表、闹钟等东西。其实，爸爸妈妈就可以利用这点，给宝宝一个计算器，来教宝宝学习数学，还可以让宝宝跟着计算器学习简单的加减运算。虽然宝宝并不能理解计算器是怎么运行的，但是小小的计算器对于提高宝宝学习数学兴趣的帮助还是很大的。

经常让宝宝回答

善于抓住机会，让宝宝开动脑筋回答小问题，对于数学智能的培养也有很大的帮助。例如，当你给宝宝准备小点心时，就可以问问宝宝："宝宝，妈妈一共有五块小蛋糕，给了宝宝一块，爸爸一块，那么还能剩下几块？"让宝宝自己得出答案，而且要给宝宝鼓励，让宝宝感觉到成就感。要是宝宝回答正确，记住要给宝宝点小奖励。

别让孩子学画进入误区

宝宝会用画来表达想法

发展宝宝学画，现在来看不仅仅只是一种情趣爱好的培养，在已经渐渐成为培养宝宝的观察力、创造力、想象力的重要途径。

育儿要点

正确看待宝宝的作品

◎关键点：想象力 创造力…

很多的爸爸妈妈对于宝宝的画不像而感到忧心忡忡，甚至常常以老师的示范为准，不断让宝宝模仿。其实，并不是要画得像才算是画得好，千万不要用像不像的问题来框住孩子想象力与创造力。爸爸妈妈应正确地看待宝宝的画，可以通过以下的几个方面。

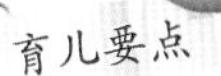

育儿要点

在绘画中开发宝宝空间视觉智能

◎关键点：依据…

3岁以后的宝宝会吵着向爸爸妈妈要画画的材料，其实大部分的宝宝的画不过是一些涂鸦。他们对于事物的认识一般还停留在物体外表的色彩形状上，对于美的理解度并不够。宝宝模仿和画出的东西大多数都仅仅以他感兴趣作为评判的依据。所以，爸爸妈妈一定不要错过这个训练孩子绘画能力的良机，激发他们的兴趣，让宝宝用画画来表达自己的想法，开发他的空间视觉智能。

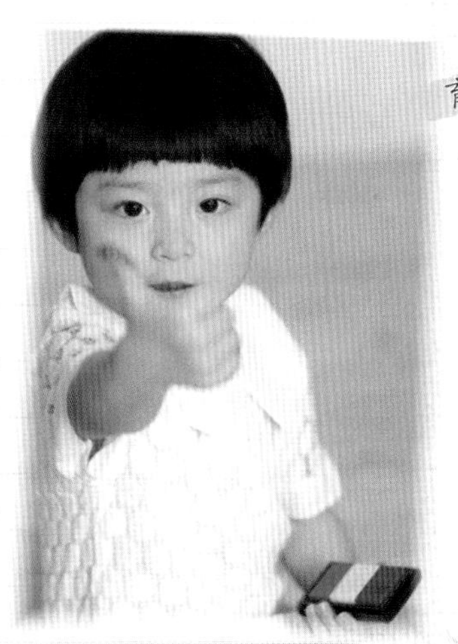

育儿要点

让孩子学会用画来表达

◎关键点：色彩 图像…

我们来翻看一些世界闻名的专业人士的笔记，比如达·芬奇、爱因斯坦等，他们的笔记，都是图文并存，并且经常用图案、色彩、影像来表达思路。因此，爸爸妈妈也可以让宝宝图文并茂地去记录生活，把文思勾画成图画，来帮助他们培养视觉智能。

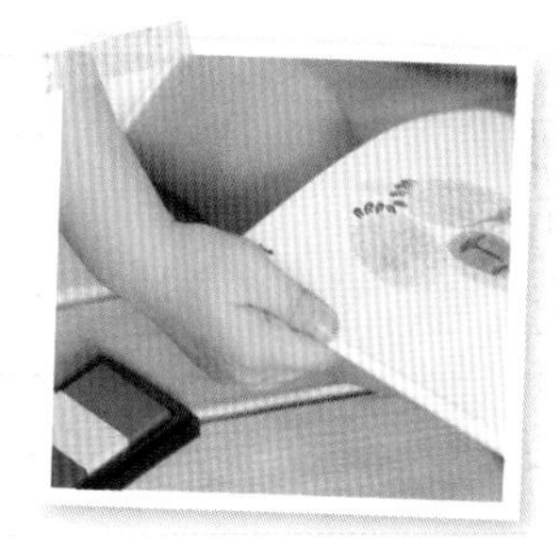

育儿小提示

◎给宝宝提供画画的准备工具

爸爸妈妈可以到文具店给宝宝买些蜡笔及彩色铅笔做绘画工具。一般3～4岁的宝宝比较适合油画棒，蜡笔和水彩笔涂色面小，容易折断，但宝宝使用起来比较方便。至于纸张，一般8开的画纸更合适。爸爸妈妈在教宝宝画画时，要先训练他们控制笔的能力，从易到难，由简单到复杂。根据宝宝的认识程度，一步步地进行教导。